W0229518

Die Krankheitsfalle

Wie Sie sich befreien und wieder gesund werden

Stefan Schaub

1. Auflage Oktober 2009, 5 000 Ex.

Copyright:	© 2009 Verlag *Pro Salute* Kruseckgasse 8 CH-7304 Maienfeld
Vertrieb:	**Schaub Institut** für Ernährung und Naturheilverfahren Postfach 320 CH-7310 Bad Ragaz Tel. +41 81 330 17 00 Fax +41 81 330 17 02
Praxis:	**Schaub Institut** Am Platz 1 CH-7310 Bad Ragaz Tel. +41 81 330 17 00 Fax +41 81 330 17 02 www.schaub-institut.ch
Bestellungen:	bestellung@schaub-institut.ch Tel. +41 81 302 60 40
Lektorat:	Simone Steiger, Meggen
Layout/Druck:	Casanova Druck und Verlag AG, CH-7000 Chur

ISBN 978-3-907547-12-0

Die Krankheits-falle

Wie Sie sich befreien und wieder gesund werden

von Stefan Schaub,
kantonal geprüfter Naturheilpraktiker SG, ZG
Leiter des Schaub Institut in der zweiten Generation

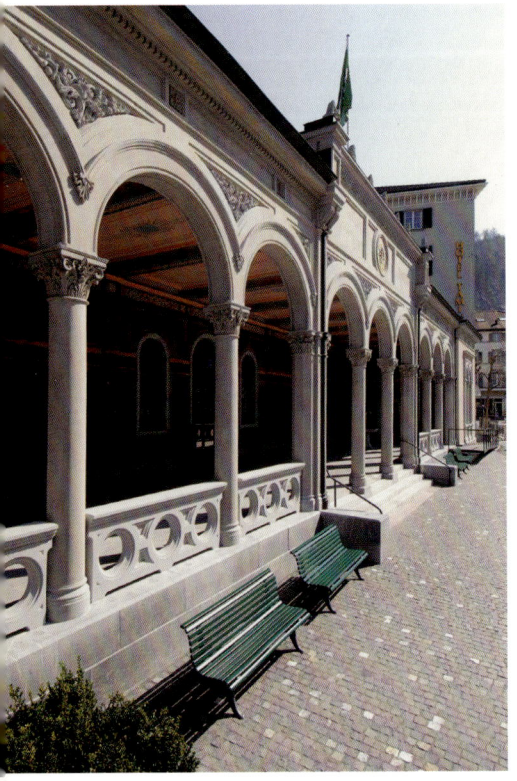

Das Schaub Institut in Bad Ragaz

Das Schaub Institut ist das grösste Zentrum für Naturheilverfahren in Bad Ragaz. Wir sind ein spezialisiertes Team von Naturheilpraktikern und Naturheilpraktikerinnen und verfügen über ein breites Angebot an Therapie- und Diagnosemöglichkeiten. Alle unsere Beratungsleistungen und therapeutischen Leistungen können über die Krankenkasse (Zusatzversicherung für Naturheilverfahren) abgerechnet werden.

Inhaltsverzeichnis

Theoretischer Teil

Praktischer Teil

Danksagung

Er gebührt vor allem meinen Eltern Milly und Paul Schaub, die mich gelehrt haben, aufmerksam durch das Leben zu gehen und genau zu beobachten, besonders aber Simone Steiger, Heilpraktikerin in Meggen LU und Lektorin die mich beim Schreiben tatkräftig unterstützt hat. Bedanken möchte ich mich bei meinen Lehrern an den verschiedenen Heilpraktikerschulen, unter ihnen ganz besonders bei Friedemann Garvelmann, die mich viel über den Menschen und die Natur gelehrt haben. Insbesondere danke ich auch Günther Köhls vom Internationalen Therapeutenverband für Akupunkt-Massage nach Penzel e.V., der mir gezeigt hat, dass ein couragierter Einsatz für die Mitmenschen sich lohnt, auch wenn man aneckt. Hierbei ganz besonders zu nennen ist Udo Pollmer, der mit seinem Beitrag das Buch bereichert hat und mit seiner grosszügigen Art Wissen zur Verfügung zu stellen, vielen Menschen Aha-Erlebnisse bescheren wird. Dank auch meinem Langjährigen Freund Martin Wiederkehr, dem ich wesentliche Erkenntnisse für mein persönliches Weiterkommen zu verdanken habe. Bedanken möchte ich mich natürlich auch bei den Mitarbeiterinnen des Schaub Instituts für ihre tatkräftige Unterstützung: Brigitte Möhr, Manuela Zaugg und Silva Urfer. Ebenso bei den Praktikantinnen und Praktikanten sowie den Studierenden an den Heilpraktikerschulen, die mich mit ihren kritischen Fragen oftmals gefordert haben. Ganz besonders ist zu erwähnen Vicente Iborra, der mir mit seinen Kenntnissen in der Analytik bei den Grafiken weitergeholfen hat. Ganz lieben Dank meinem Zahnarzt Oren Kalkstein, der mit mir zwar kein Geschäft macht, dafür mit seiner dezidierten Meinung viel zum Gelingen des Buches beigetragen hat, und ebenfalls meinen lieben Freunden und Heilpraktiker-Kollegen Thomas John, Heiner Becker und Dietrich Kümmerlen. Vielen Dank an meine liebe Frau Brigitte Büsser-Schaub die auch Heilpraktikerin ist und mich beim Schreiben tatkräftig unterstützte. Bedanken möchte ich mich auch bei Dr. med. Beat Schaub, Binningen und Dr. Ralph Benedetti, Glarus die mit ihrer sehr dezidierten Meinung und kritischen Fragen oft ins Schwitzen gebracht haben. Aber genau das hat es für das Gelingen des Werkes gebraucht.

Stefan Schaub
Bad Ragaz, im Herbst 2009

Einleitung

Sie halten ein Buch in den Händen, das Ihr Leben und Ihre Gesundheit zum Positiven verändern wird. Sofern Sie dieses zulassen. Stellen Sie sich ein Leben ohne Krankheit, Gewichtsprobleme und Ängste vor? Hier halten Sie den Schlüssel dazu in der Hand. «Ziemlich grossspurig diese Ankündigung!» werden Sie denken. Kann schon sein, unter dem Strich läuft es jedoch genau darauf hinaus. Vorab aber eines: Mein Leben ändert sich nicht, ob Sie sich an die Empfehlungen in diesem Buch halten oder nicht. Sie haben jedoch die grosse Chance, Ihrem Leben und Ihrem Gesundheitszustand eine tiefgreifende Wendung zu geben. Denn lassen Sie sich eines gesagt sein: Die Fähigkeit zur Heilung ist in Ihnen drin. Das war schon immer so und wird immer so bleiben.

Zur Handhabung dieses Buches. Wenn Sie ein gesundheitliches Problem haben und daran interessiert sind, wie dieses praktisch zu lösen ist, dann überspringen Sie den theoretischen Teil und gehen direkt zu den praktischen Anleitungen (grau schraffierte Seiten). Befolgen Sie diese genau. Mit halben Sachen machen Sie sich keinen Gefallen, und bei genauer Befolgung werden Sie gesund werden. Woher ich das weiss? Ich konnte es schon viele tausend Male beobachten.
Ein nicht unwesentlicher Teil der Einführung befasst sich mit dem Thema des heutigen Medizinalsystems. Wie es gemacht ist, wer es kontrolliert. Dabei wird auch darauf eingegangen, ob darin auch tatsächlich Heilung zu finden ist. Machen Sie sich auf einiges gefasst. Hier wird schonungslos aufgedeckt, wer am grossen Geschäft teilnimmt und wie es aufgegleist wurde, dass Sie zwar überleben, aber ganz sicher nicht gesund werden.
Der anschliessende Teil setzt sich mit den Erkenntnissen aus dem Schaub Institut auseinander. Es wird erklärt wie das von Paul und Milly Schaub entwickelte Gesundsystem funktioniert und aufgebaut ist. Hier findet sich die theoretische Basis der Hypothese des Schaub Gesundsystems. Am Schluss finden Sie Ergebnisse unserer Arbeit. Diese sind in dieses Buch einbezogen worden um Ihnen Mut zu machen, den Schritt zu wagen und den Weg Ihrer Heilung zu gehen. Wir vom Team des Schaub Instituts wünschen Ihnen das von ganzem Herzen.

Wie es dazu kam
1943 eröffnete Paul Schaub, Physiotherapeut, med. Masseur, Heilgymnast und Krankenpfleger, das «Schaub Institut für physikalische Therapie und Rehabilitation» in Zürich. Diesem angeschlossen war ein Pflegeheim für chronisch Kranke. Die meisten seiner Klienten litten unter rheumatischen Krankheiten. Damals wie heute sind Arthrose, Arthritis, Fibromyalgie und andere Krankhei-

ten, die diesem Formenkreis zugeordnet werden, schmerzhafte Leiden – und es gab und gibt keine Therapie, die Heilung bringen kann. Früher existierte lediglich eine symptomatische Behandlung, die wohl Schmerzen linderte, die schleichende Invalidisierung aber nicht aufhalten konnte. Zu jener Zeit waren die erhältlichen Medikamente auch noch wesentlich nebenwirkungsreicher als heute.

Paul Schaub erlebte diese Schicksale hautnah und tagtäglich mit. Sie liessen ihm keine Ruhe, und so machte er sich auf die Suche nach Alternativen. Als Physiotherapeut stand er im Brennpunkt von Gesundheitsfragen. Für Paul Schaub war bald klar: Chronische Erkrankungen von Organen müssen eng mit der Ernährung zusammenhängen. Durch kühne Experimente mit sämtlichen populären Ernährungstheorien bewies er, wie einfach es ist, sich krank zu essen. Also musste es auch einfach sein, sich gesund zu essen. Denn die Substanz unseres Körpers entsteht durch nichts Anderes als durch das, was wir ihm zuführen. Wir sind, was wir essen. 1953 heiratete Paul Schaub die Physiotherapeutin Milly Schurter. Von da an führten Paul und Milly Schaub das Institut gemeinsam. Sie setzten sich immer intensiver mit Ernährungsfragen auseinander. 1965 lag das Grundkonzept für eine verdauungsfreundliche, kohlenhydrat- und säurearme Ernährung vor. Der Gesundheitszustand von Milly und Paul Schaub sowie der ihrer Kinder verbesserte sich in dieser Zeit erstaunlich. Die früheren Unpässlichkeiten traten nur noch auf, wenn sie von den eigenen Richtlinien abwichen. Zudem hatte Milly Schaub zehn Kilogramm abgenommen. Ermutigt durch diese Resultate wagten sie, ihren Klienten von der neuen Lebensweise zu erzählen. Viele machten mit, und oft zeigten sich erstaunliche Erfolge. Mittlerweile stecken im Schaub Gesundsystem über 40 Jahre Erfahrung.

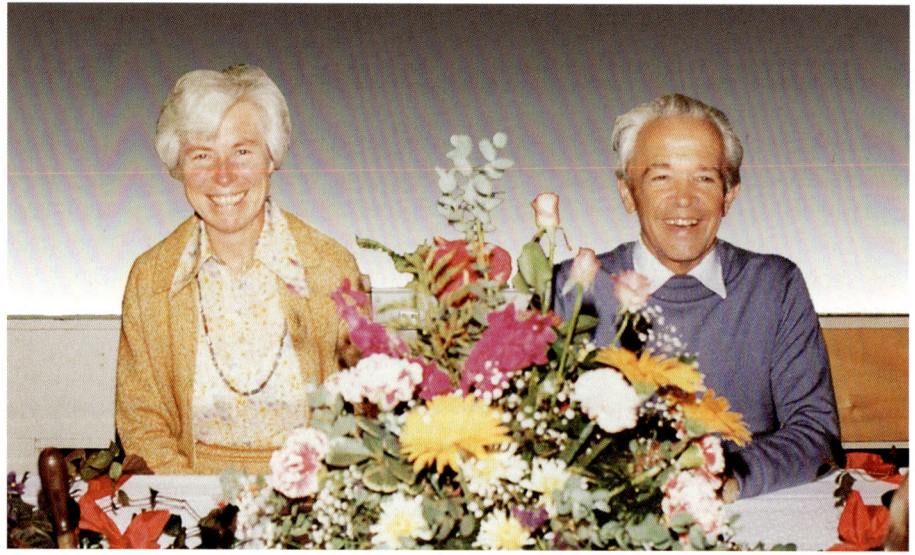

Die Entwickler des Schaub Gesundsystems Milly und Paul Schaub.

Unzählige Menschen haben mit diesem System zahllose Beschwerden verloren. Und so ganz nebenbei stellten die Schaubs und ihre Kundschaft fest, dass sich bei dieser Lebensweise auch die Figur idealisiert: Fettpolster verschwinden, die Konturen verändern sich – jeder Mensch (auch Kinder) findet seinem Alter und seiner Konstitution entsprechend zu seiner Bestform. Für das Schaub Gesundsystem brauchen Sie keine Waage. Sie müssen auch nicht Buch führen über die Kalorien, die Sie zu sich nehmen. Zwei Dinge müssen Sie allerdings, wenn Sie diese Lebensweise erfolgreich durchführen wollen: ehrlich sein zu sich selber und auf Ihren Körper hören.

Ab heute brauchen Sie also keine Kalorien mehr zu zählen und keinen Gedanken mehr daran zu verschwenden, ob Ihre Ernährung tatsächlich «gesund» ist für Sie oder nicht. Denn ab heute haben Sie einen absoluten Massstab für Ihre Gesundheit: Ihr Wohlbefinden. Fortan sagt Ihnen Ihr Körper unmissverständlich, was und wie viel gut für ihn ist – vorausgesetzt, Sie befolgen die Empfehlungen gemäss dem Schaub Gesundsystem.

Der menschliche Körper ist nach geltenden Erkenntnissen eine sehr eigenwillige Konstruktion, und die Theorien der Ernährungswissenschaft interessieren ihn nicht. Er lässt sich nicht betrügen. Es beeindruckt ihn überhaupt nicht, wenn der Geist ihn beschwört, ein bestimmtes Nahrungsmittel doch endlich als gesund anzuerkennen: Was ihm nicht passt, passt ihm nicht. Dann reagiert er, so gut er kann. Und das kann er sehr gut! Um uns darauf aufmerksam zu machen, dass wir ihm Dinge zumuten, die er nicht mag, verfügt er über ein reichhaltiges Register an Symptomen, Schmerzen und Störungen im System.

Die Erkenntnisse in diesem Buch sind das Resultat von 50 Jahren experimenteller Gesundheitsforschung. In all den Jahren, in denen sie Patienten behandelten, machten Milly und Paul Schaub so manche Erfahrung und setzten sich mit unzähligen Teilaspekten einer gesunden Lebensweise auseinander – auf der Suche nach dem Einen, was jeder Mensch letzlich in seinem Herzen trägt: dem Wunsch nach einem Leben frei von Krankheit, degenerativen Leiden und Gewichtsproblemen.

Mein Name ist Stefan Schaub. Ich bin der jüngste Sohn von Milly und Paul Schaub und mittlerweile selber Vater eines Sohnes. Bei meiner Empfängnis lebte meine Mutter bereits nach dem Schaub Gesundsystem. Ich bin das jüngste von sechs Kindern. Meine Eltern liessen mir die freie Wahl, welchen Beruf ich erlernen wollte. Ich wurde Kaufmann, und meine erste Anstellung hatte ich beim Schweizer Generalimporteur von Harley-Davidson-Motorrädern. Meine Interessen lagen wirklich weit weg vom Gesundheitsbereich. Während dieser Zeit lebte ich noch zu Hause und bekam am Mittagstisch mit, was in der Praxis meiner Eltern geschah und welche Patienten mit welchen Leiden sie behandelten. Der eindrücklichste Fall – er veränderte mein Leben – war die Geschichte der kleinen Elisabeth. Das Mädchen erkrankte mit viereinhalb Jahren an Polyarthritis, einer äusserst schmerzhaften, rheumatischen Entzündungskrankheit der Gelenke. Elisabeth konnte nicht rennen und hüpfen wie andere Kinder. Selbst ganz normales Gehen und Bewegen oder das Halten des Essbestecks bereiteten ihr starke Schmerzen. Ich bin im Besitz einer Fotografie, die sie im Hausflur auf dem Boden sitzend zeigt. Sie hat den Beutel für den Kindergarten umgehängt und weigert sich zu gehen, weil ihr die Füsse bei jedem Schritt Qualen bereiten. Weil es damals wie heute keine Therapie für dieses Leiden gibt, prophezeiten die Ärzte ihr ein Leben im Rollstuhl. Meine Eltern führten zu jener Zeit Gesundheits- und Erholungswochen in den Flumserbergen (unweit der österreichisch-deutschen Grenze) durch. Elisabeth kam mit ihren Eltern zu Besuch. Nach zwei Jahren Einhalten des Schaub Gesundsystems war sie vollständig schmerzfrei. Damals war sie sechs Jahre alt, und ihre Mutter achtete auf die Einhaltung dieser von meinen Eltern entwickelten Richtlinien. Elisabeth ist heute 30 Jahre alt und Mutter zweier schulpflichtiger Jungen. Ihr Leiden ist nie wieder aufgetreten. Die Geschichte von Elisabeth beeindruckte mich so sehr, dass ich mich nach Abschluss der Handelsausbildung entschloss Heilpraktiker zu werden, um die Arbeit meiner Eltern fortzuführen.

In diesem Buch wird auf viele Themenkreise der heutigen Ernährungslehre eingegangen. Ein nicht unwesentlicher Teil des Buches beschäftigt sich damit, Gegenargumente zu den allgemein gültigen Ernährungsempfehlungen anzuführen. Es ist mir ein grosses Anliegen die grössten Ernährungsfehlinformationen richtig zu stellen und aus der gängigen Literatur zu korrigieren. Vermutlich werden sie jetzt denken, es sei reichlich anmassend, dass ein Heilpraktiker Fehler in der Ernährungswissenschaft richtig stellen will. Es kann doch nicht sein, dass sich eine Unzahl Hochschulprofessoren irrt. Leider ist genau dies der Fall. Zwischen der Theorie und der ernährungsphysiologischen Praxis klafft eine riesige Lücke. Das liegt im Wesentlichen in der Systematik und der falschen Fragestellung der Ernährungswissenschaft, wie sie noch sehen werden. Zudem haben nicht die Schaubs die Irrtümer entdeckt, das waren andere Wissenschaftler. Leider wurden sie nicht gehört oder sie entdeckten nur Teilaspekte, die zuerst zu einem grossen Ganzen zusammengefügt werden mussten. Mehrheitlich waren und sind diese Erkenntnisse gar nicht erwünscht, weil ganze Wirtschaftszweige zusammenbrechen, wenn die Wahrheit eine grosse Verbreitung findet. Die Arbeit von Milly und Paul Schaub war, diese Erkenntnisse zusammenzufassen und daraus taugliche Ernährungsempfehlungen zu gestalten. Schliesslich sollte man das, was da erkannt wurde, auch in der Küche umsetzen können.

Warum niemand ein Interesse daran hat, dass Sie gesund sind – ausser Sie selber

Was jetzt kommt wird für Sie vermutlich starker Tabak sein. Ich unterstelle, dass in der heutigen Zeit diejenigen, die am Gesundheitssystem beteiligt sind, im Grunde gar kein Interesse daran haben, dass es gesunde Menschen gibt. Allen voran die Pharmaindustrie, die Ärzte, aber auch die Krankenkassen nicht.

All diese verwalten und lenken gewaltige Summen an Gelder. Und dabei geht es um Erwerbserhalt. Wenn es also keine Krankheiten mehr gäbe, was würden dann all die Mediziner den lieben langen Tag machen? Womit würden all die Pharmafirmen ihr Geld verdienen und so weiter. Sie sehen sicher sofort, dass wir hier von einer Revolution reden, die es so einfach nicht geben darf, ohne die Erde komplett zu verändern. Im Verlaufe dieses Buches werden Sie Dinge erfahren, bei denen Sie sich immer wieder fragen werden: Kann das denn wirklich sein? Ist der Mensch tatsächlich so menschenverachtend, wenn es um seine Interessen geht?

Alle Welt versucht uns glauben zu machen, dass man ohne Abhängigkeiten einzugehen nicht heil werden kann. Sei dies die Kirche oder etwas anderes für das Seelenheil Zuständiges. So sagt uns auch die Medizin, es gäbe ohne blindes sich Ausliefern keine Hoffnung: «Wenn Sie diese und jene Medikamente nicht einnehmen, haben sie keine Chance auf Heilung.» Und dies, obwohl gerade mal ein einziges Medikament der Schulmedizin die Ursachen von Krankheiten wirklich tatsächlich beseitigt. Die meisten Medikamente sind dazu gemacht, Patienten in eine Abhängigkeit zu führen, die möglichst lange andauern soll. Schmerzmittel gegen Rheuma heilen Rheuma nicht. Betablocker bei zu hohem Blutdruck heilen den hohen Blutdruck nicht. Cortison bei Neurodermitis beseitigt die Neurodermitis nicht. Der Asthmaspray beseitigt das Asthma nicht. Auf der anderen Seite: Funktionieren die Ernährungsempfehlungen, die man Ihnen gegeben hat? Vermutlich haben Sie schon alle möglichen Diäten ausprobiert und haben trotzdem nicht dauerhaft abgenommen. Sie versuchen sich cholesterinarm zu ernähren und haben immer noch zu hohe Cholesterinwerte? Ebenfalls will der Harnsäurespiegel einfach nicht sinken, obwohl Sie schon lange auf Fleisch weitestgehend verzichten. Und so weiter und so fort.

Das Schaub Institut ist ein unabhängiges Institut für Forschung, Entwicklung und Anwendung in den Bereichen «Ernährung» und «Naturheilverfahren». Unsere Forschung dient allein dem Erkenntnisgewinn für unsere Arbeit mit den Patienten. Denn nur dadurch, dass wir erfolgreich bei der Behandlung verschiedenster Leiden sind, können wir existieren. Die Grundversicherungen bezahlen unsere Dienstleistungen nicht, nur die Zusatz- bzw. Privatversicherungen – und das ist gut so! Dies zwingt uns gut und erfolgreich zu sein, denn sonst will niemand unsere Dienste in Anspruch nehmen. Das Schaub Institut ist komplett eigenfinanziert und damit unabhängig. Wir sind nur unseren Patienten, der Wahrheit und uns selbst gegenüber verpflichtet. Auch müssen wir keine allgemeingültige Lehrmeinung vertreten, weil uns sonst der Geldhahn zugedreht würde. Wir müssen uns auch nicht anpassen, weil das, was wir tun, Politikern, der Krankheitsindustrie und dem Medizinalestablishment nicht gefällt. Wir können unpopuläre Meinungen und Erkenntnisse in unsere Arbeit aufnehmen und praktisch in der Behandlung der Patienten umsetzen – und wir tun dies auch! Dies macht uns seit 60 Jahren erfolgreich. Ihnen wurde dieses Buch mit einer Wahrscheinlichkeit von 98 Prozent von jemandem empfohlen, der Erfolg mit dieser Methode hatte. Wir leben von der Empfehlung, weil Menschen anhand der Erkenntnisse aus dem Schaub Institut Krankheiten verloren, die gemäss dem gegenwärtigen Stand der Wissenschaft als unheilbar gelten. Sie glauben das nicht? Brauchen sie auch nicht. Lesen sie die Patientenberichte nach und probieren sie es aus. Ihr Körper wird ihnen zeigen ob wir Recht haben.

Als Heilpraktiker wird einem oft unterstellt, dass man mit Therapiemethoden und Medikamenten, deren Wirkung nicht nachgewiesen sei, Krankheiten behandle. Man lebe sozusagen mehr vom Glauben an die Behandlung als von klinischen Fakten. Nicht so die Therapien im Schaub Institut. Wir stellen uns eine ganz andere Frage, nämlich die, wie eine Heilung überhaupt zustande kommt. Die Antwort ist verblüffend einfach: Die Fähigkeit zur Heilung ist mit der Fähigkeit zu leben identisch. Ja, sie bedingen sich gegenseitig: Leben wäre nicht möglich ohne die in jedem Lebewesen wohnende Möglichkeit, fehlgeleitete Prozesse zu korrigieren und Schäden zu reparieren. Ein Beispiel? Sie haben sich schon mit einem Küchenmesser geschnitten? Der Schnitt verheilte. Das Überwinden einer jeglichen Grippe ist Zeugnis davon, dass ihr Körper wusste, was zu tun ist. Wenn sich jemand einen Knochen bricht, dann muss man in der Regel nur die Enden wieder aufeinander legen. Egal wo und wie der Bruch entstand, der Organismus heilt diesen in den meisten Fällen. Der beste Chirurge könnte nicht operieren, wenn er sich nicht zu hundert Prozent auf diese Selbstheilungskräfte des Menschen verlassen könnte. Es sind also eine Kraft und ein Wissen in jedem von uns, welche heilen. Und das geschieht, solange wir leben. Denn ein weiteres Naturgesetz ist, dass alles Leben in der Form, wie wir es kennen, endlich ist und irgendwann eine neue Form annehmen wird.

Die Fähigkeit zur Heilung ist also in jedem angelegt. Nun stellt sich die Frage, warum dieser Prozess nicht einsetzt. Warum Degenerationen der Gelenke oder der Wirbelsäule weiter gehen, warum Entzündungen aufflammen und was Schmerzen uns sagen wollen. Genau diesen Fragen gehen wir im Schaub Institut mittlerweile seit über 60 Jahren nach. Dabei wurden ganz andere Antworten gefunden, als die populäre Wissenschaft akzeptieren will. Nämlich Antworten, die genau aus den oben erwähnten Abhängigkeiten hinausführen. Antworten, die Ihnen, sehr geehrte Leserin und sehr geehrter Leser, die Instrumente in die Hand geben, um viele Krankheiten und Unpässlichkeiten selber zu überwinden. Das Geheimnis liegt darin, ein Lebensumfeld zu schaffen, in welchem die Selbstheilungskräfte aktiv werden können. Eine Situation zu kreieren, in der sich die Kraft zur Eigenregulation entfalten kann. Alles andere ist in uns und um uns herum. Es ist nie der Arzt oder Therapeut, der sie heilt. Er kann im besten Falle Impulse geben. Auch der Chirurg gibt lediglich Impulse, verheilen muss die Wunden der Organismus selber. Also geht es darum, möglichst optimale Lebensumstände herzustellen, und die Ernährung ist einer der wichtigsten Schlüssel dazu. Es ist ein Naturgesetz: stimmt das Umfeld für Mensch, Pflanze und Tier, entwickeln diese sich in der Regel prächtig. Sie sind gesund, vital und voller Lebensfreude.

Gemeinhin wird für dieses Phänomen der Begriff der Salutogenese verwendet (salus lat. = Gesundheit, Heil, Glück; genesis lat. = Entstehung). Es gibt dieses Fach im Medizinstudium nicht. Nicht eine einzige Lektion beschäftigt sich damit wie der Mensch heil wird. Doch lassen Sie mich zurückkommen zu dem Punkt, warum wir uns grundsätzlich selbst heilen können. Ganzheitliche Ärzte und Heilpraktiker sprechen immer wieder davon, dass wir unsere Selbstheilungskräfte mobilisieren müssen. Doch was bedeutet das im Detail? Sind diese etwa verschollen oder verloren gegangen? Nein, natürlich nicht, aber wir haben den Glauben daran verloren, weil wir schon vor Jahrzehnten das Wissen über die Selbstheilungskräfte gegen das Wissen über die «moderne Medizin» eingetauscht haben. Wenn wir heute Medikamente einnehmen und wieder gesund werden, dann waren es die Medikamente, die geholfen haben. Wenn wir «trotz» der Medikamente krank bleiben und sogar noch kränker werden, dann ist halt die Krankheit stärker. Merken Sie, dass in diesem System die moderne Medizin niemals verlieren kann? Egal ob Sie gesund werden oder krank bleiben, jedes Mal sind SIE und niemals die Medizin daran schuld.

In weniger als zwei Jahrhunderten hat es eine Handvoll Ärzte geschafft, die ganze Welt auf eine Art und Weise zu belügen und gleichzeitig ein System so zu erschaffen, dass diejenigen, die darin arbeiten, immer die Gewinner sind. Ärzte sind übrigens nicht die einzigen, die solche Systeme erschaffen haben. Rechtsanwälte bekommen ihr Geld, egal ob sie vor Gericht verlieren oder gewinnen. Politiker, Pfarrer, Bankiers und so weiter bekommen ihr Geld, egal was immer sie tun oder sagen. Die wirklich Mächtigen kreieren grundsätzlich Lebenssysteme, in denen sie immer gewinnen, egal was passiert. Die Ehrlichen sind die wirklich Dummen – zumindest in diesem Leben.

Dazu kommt, dass man auch noch durch das System reich wird. So, dass es heute absolut keinen Grund gibt, irgendetwas daran zu ändern. Sozusagen ein fast perfektes System, gäbe es da nicht immer wieder diese Quacksalber und Scharlatane, welche den armen Patienten da draussen erzählen, dass zwar die Ärzte gute Menschen, sie jedoch mittlerweile selber Opfer des eigenen Systems geworden sind. Die von ihnen verordneten Therapien dienen in Wahrheit der Selbsterhaltung des Systems und nicht dem Patienten. An dieser Stelle möchte ich ganz klar festhalten, dass es hier nicht um chirurgische Leistungen oder diejenigen der Notfallmedizin geht, die sind in der Menschheitsgeschichte einzigartig. Nein es geht um die medikamentöse und diätetische Behandlung der Patienten. Diese dienen einzig dazu, die Kranken in eine möglichst lange Abhängigkeit zu führen und nicht sie zu heilen. Am rentabelsten sind die bis an ihr Lebensende Kranken mit wechselnden Symptomen.

Wenn Sie das Wissen aus diesem Buch verinnerlichen, dann wird es Ihnen helfen in Zukunft Ihr eigener Arzt zu sein. Ich bin mir sehr wohl bewusst, dass die meisten Menschen die nächsten Seiten ungern lesen werden. Oftmals lebt man lieber mit einer Lüge als mit der schmerzlichen Wahrheit. Ich habe dieses Buch aber auch nicht für Positivdenker gemacht, sondern für Menschen, die ihre Probleme loswerden wollen und bereit sind, ihr eigenes Schicksal in die Hand zu nehmen. Und da gibt es keine faulen Kompromisse. Dieses Werk ist für Menschen, die mit offenen Augen durch die Welt gehen und verstanden haben, dass kleine Änderungen keine Änderungen sind. Oder glauben Sie wirklich, es macht einen grossen Unterschied für Ihre zukünftige Gesundheitsproblemen, ob Sie SP oder SVP wählen? Glauben Sie wirklich, dass die Massnahmen, die zur Kostensenkung im Gesundheitswesen erwogen werden, langfristig auch Ihr Kosten senken werden? Glauben Sie immer noch, dass wir mehr Forschung brauchen, egal ob mit oder ohne Tierversuche?

All diese Dinge sind nichts anderes, als unsere Gesellschaft zu unterhalten. Ja, zu unterhalten und nichts anderes. Natürlich glauben viele daran, dass sie mit diesem Tun etwas verändern. Was sie jedoch nicht verstehen, ist, dass dies nur Änderungen innerhalb des Systems sind. Was wir brauchen ist ein neues System. Es reicht nicht aus, am bestehenden ein bisschen herumzuschrauben. Das ist das, was Politiker und die Managements fast aller Krankenkassen und Pharmafirmen tun. Beide Gruppen sind jedoch nicht an tiefgreifenden Änderungen interessiert, da sie ja durch das gegenwärtige System ihre durchaus nicht bescheidenen Einkommen erzielen. Bitte halten Sie sich immer vor Augen: Die Menschen, die das Sagen haben, sind nicht an einschneidenden Änderungen interessiert. Damit würden Sie sich den Ast absägen, auf welchem sie sitzen. Ein Beispiel: Um wirkliche Änderungen hervorzubringen, benötigen wir absolut ehrliche und unbestechliche Politiker. Doch anstatt sie streng zu bestrafen, wenn sie lügen, geben wir ihnen auch noch Immunität. Was glauben Sie, was passieren würde, wenn es ein Gesetz gäbe, welches Politiker hart bestrafen würde, wenn diese lügen? Die meisten von Ihnen werden sich noch erinnern, wie die damalige Gesundheitsministerin Ruth Dreifuss bei der Volksabstimmung 1994 über die Einführung der obligatorischen Krankenversicherung versicherte, mit der Annahme des Krankenversicherungsgesetzes würden die Kassenprämien nicht steigen. Seitdem sind sie weit über 100 % gestiegen.

Das gleiche Phänomen gilt auch für den Filz in der Schweizer Politik. Solange unsere Volksvertreter sich einen Sport daraus machen, in möglichst vielen Vorständen von Firmen zu sitzen und Honorare dafür zu beziehen, solange werden sie in erster Linie für das Wohl dieser Firmen politisieren und nicht zugunsten der Wähler.

Aber was machen all die Menschen, die heute krank sind? Sollen sie darauf warten, dass Politiker ehrlich werden und für Firmen und Aktionäre die eigene Kasse nicht mehr an erster Stelle steht? Hier gibt es zwei Wege: Wachen Sie auf oder spielen Sie weiter mit und tragen Sie die Konsequenzen. Ich begegne immer mehr Menschen, die ihr Leben selber in die Hand nehmen wollen und damit auch ihr Lebensglück. Vielleicht werden es ja schon recht bald so viele, dass eine Lawine losgetreten werden kann und das System kippt. Ich bin sicher, dass dieses Buch dazu beitragen wird, dass sich Menschen nicht mehr so von geldgierigen Pharmakonzernen und Politikern an der Nase herumführen lassen.

Vorwort

Das Vorwort eines betroffenen Fachmannes zur ersten Fassung dieses Buches welches «Ernährung + Verdauung = Gesundheit» hiess.

Als ich 10 Jahre alt war, erkrankte meine Mutter an Polyarthritis. 20 Jahre später starb sie im Alter von 60 Jahren. Von den 20 Leidensjahren war sie 10 Jahre ans Bett gefesselt. Während 5 Jahren musste ihr das Essen eingegeben werden. Alle ihre Gelenke waren total versteift. Hätte sie damals etwas vom Schaub Gesundsystem gewusst, wäre es vermutlich nie so weit gekommen. Mein Vater starb mit 61 Jahren an einem Magen-Karzinom. Ich selbst litt infolge einer latenten Niereninsuffizienz täglich an Kopfschmerzen. Vor ca. 50 Jahren spürte ich zum ersten Mal ziehende Schmerzen in meinen Beinen, die sich nachts ins Unerträgliche steigerten, was sich später als die Krankheit «Restless legs» herausstellte. Zudem litt ich ab dem 40. Lebensjahr an der Parkinsonschen Krankheit (Schüttellähmung). Meine Frau hatte vor ca. 25 Jahren einen fachärztlich diagnostizierten Morbus Crohn, eine klinisch unheilbare Darmerkrankung. Zu dieser Zeit machte mich eine Kollegin auf das Ernährungskonzept von Milly und Paul Schaub aufmerksam.
Ihr Buch «Fundamente des Gesundbleibens» öffnete mir die Augen. Auf ihre Empfehlung las ich auch das Buch «Leben ohne Brot» von Dr. med. Wolfgang Lutz sowie die Bücher über den Säure- und Basen-Haushalt des Chemikers F. W. Koch, von Dr. med. K. Rumler und Dr. med. und Dr. nat. F. Sander. Ebenso beeindruckte mich in den Schriften von Herrn Prof. Dr. med. Karl Pirlet, dass unter anderem jeder Bissen zu viel, den wir an eiweisshaltigen Nahrungsmitteln essen, fault und jeder Bissen zu viel, den wir an kohlenhydrathaltigen Nahrungsmitteln essen, im Darm durch Bakterien zersetzt wird und gärt.
Milly und Paul Schaub haben das Wissen dieser Autoren in jahrelanger Arbeit in ihrer Ernährungslehre zur Grundlage gemacht und ihre praktischen Erfahrungen durch das Schaub Gesundsystem vervollständigt, was ich in vielen Ernährungskursen bei ihnen miterleben durfte.
Dass meine Frau und ich heute gesund sind und ich mich in meinem sechsundsiebzigsten Lebensjahr körperlich und geistig in sehr guter Verfassung befinde, sodass ich meinen Beruf als Heilpraktiker noch ausüben kann, haben wir Milly und Paul Schaub zu verdanken.
Durch die Überarbeitung dieses Buches durch ihren Sohn Stefan Schaub hat diese Neufassung eine weitgehend wissenschaftliche Erweiterung und Erklärung des Schaub Gesundsystems gefunden. Ich wünsche dem Autor einen grossen Erfolg zum «Gesundbleiben» und «Gesundwerden» von kranken Menschen.

D-Denzligen, 30. September 2003
Heinrich Becker, Heilpraktiker

Anmerkung des Autors zur ersten Auflage von «Die Krankheitsfalle». Heinrich Becker ist im Jahr 2005 an den folgen eines seit Jugend bestehenden Herzfehlers verstorben. In Erinnerung an diesen Weisen und edlen Heilpraktiker der mir ein grosses Vorbild war, lasse ich sein Vorwort hier stehen. Ich gedenke seiner in Dankbarkeit, Stefan Schaub.

Eine Analyse der heutigen Ernährungslandschaft

In der zweiten Hälfte des vergangenen Jahrhunderts hat man der Bevölkerung die Roh- und Vollwertkost, Körner-, Leinsamen- und Kleiebrote, Getreideflocken und Vollkornteigwaren, Sojaprodukte, Joghurt und Quark, Buttermilch und Molke, teure, kaltgepresste Öle und Diätmargarine, Orangen, Zitronen, Grapefruits und deren Säfte, Obst- und Traubensaft und vieles mehr schmackhaft gemacht. Das Birchermüsli ist zum Volksgericht geworden. Menschen, die sich mit Ernährungslehren auseinander setzen, sind Begriffe wie Kruska nach Waerland, Leinölquark nach Dr. Budwig, milchsaure Gemüse- und Getreidegerichte nach Dr. Kull, Trennkost, Makrobiotik, Ernährung nach den fünf Elementen, die Blutgruppen-Diät, Montignac, die Glyxdiät bestens vertraut. Man hat den Menschen mittels viel Werbeaufwand und Aufklärungsarbeit klar gemacht, dass sie mit dem Verzehr tierischer Fetten ernährungsmässigen Selbstmord begehen und sich den Herzinfarkt förmlich anessen – und dass ein Frühstücksei mindestens so schlimm sei für die Gesundheit wie eine Zigarette.

Wie sieht die Volksgesundheit nach 40 Jahren Ernährungs- und Gesundheitsberatung aus?

Die Gesundheitskosten explodieren. «Die Weltwoche» titelte im April 2003: «Die Schweizer – ein Volk von Invaliden». Die Recherche-Ergebnisse dieses Artikels waren in der Tat besorgniserregend für Herrn und Frau Schweizer – für die Medizinindustrie ein Traumresultat. Betrug 1992 die Zahl der IV-Rentner noch 140 000, waren es bereits 200 000 im Jahr 2005 bei einer Population von 7,2 Mio. Einwohnern. Zurzeit bezieht in der Alterskategorie der 50- bis 54-Jährigen bereits jeder zehnte Bewohner dieses Landes eine Leistung der Invalidenversicherung; bei den über 60-Jährigen bald jeder vierte Mann und jede sechste Frau. Können Sie sich vorstellen, wie viele medizinische Dienstleistungen erbracht werden mussten, bis die Menschen in den Invalidenstand kamen? Wie viel die Menschen litten und wie viele unwirksame Therapien zur Anwendung kamen?

Während in der Öffentlichkeit über eine Erhöhung des Rentenalters diskutiert wird, läuft im Alltag still und leise eine ganz andere Geschichte ab: Immer mehr Menschen sind nicht mehr bis zum Rentenalter arbeitsfähig. Unfreiwillig, wohl bemerkt, denn die meisten werden aus medizinischen Gründen als erwerbsunfähig bezeichnet. Betroffen sind keineswegs nur Ältere. Am markantesten steigt die «Invalidisierungs-Wahrscheinlichkeit» bei den 30- bis 44-Jährigen an. Lagen die Ausgaben der Invalidenversicherung 1990 noch bei vier Milliarden Franken, war der Zwischenstand 2005 auf rund zehn Milliarden aufgelaufen, und ein Ende dieser Entwicklung ist nicht abzusehen. Die jährlichen Zuwachsraten schwanken zwischen fünf und acht Prozent (Lit. 22).

Das schweizerische Bundesamt für Statistik (BFS) hat eine Zeitreihe der Kosten im Gesundheitsbereich für die Periode von 1960 bis 2000 berechnet. Der Anteil der Gesundheitskosten am Bruttoinlandprodukt (BIP) ist während der vergangenen 40 Jahre stetig gewachsen. Laut Schätzungen des BFS lagen die Kosten des Gesundheitswesens im Jahr 2000 bei 43,3 Milliarden Franken, während sie 1960 mit geschätzten 1,9 Milliarden Franken ins Gewicht fielen. Diese Beträge entsprechen einem Anteil am BIP von 4,9 % im Jahr 1960 und von 10,7 % im Jahr 2000. Mit 7,3 % liegt die durchschnittliche jährliche Kostensteigerung stark über jener der Konsumentenpreise, die in derselben Zeitspanne um lediglich 3,4 % angestiegen sind. Damit liegt die reale Kostensteigerung im Gesundheitswesen bei 3,9 %. Dabei handelt es sich um ein soziales Phänomen, das neben Patienten sowohl Leistungserbringer wie Krankenversicherer und Behörden umfasst. Im Jahr 2003 stimmte das Schweizer Volk über eine Vorlage ab, die eine einkommensabhängige Krankenkassenprämie verlangte. An den gestiegenen Medikamentenpreisen allein kann das wohl nicht liegen. Was ist in den letzten zwölf Jahren mit Herrn und Frau Schweizer passiert, dass sie heute öfter krank sind als früher? Wer denkt, das Problem betreffe nur die ältere Generation, täuscht sich. Die Boulevard-Zeitung «Blick» titelte ziemlich unschmeichelhaft: Weicheier! Jeder vierte Rekrut macht schlapp. Die Zahl derjenigen, die für den Militärdienst nicht mehr gesund genug sind, hat sich in den letzten zehn bis zwölf Jahren verdoppelt. Bei der Aushebung wird inzwischen jeder Fünfte für untauglich erklärt. Vom Rest muss nochmals jeder Fünfte heimgeschickt werden, um später mit 75 % Wahrscheinlichkeit auch noch ausgemustert zu werden (Lit. 22).

Die Gründe für diese epochale Zunahme der Leistungsunfähigkeit sind an erster Stelle psychische Leiden und zweitens orthopädische Probleme, also Erkrankungen des Bewegungsapparats. Das Skelett junger Leute weist bereits so starke Schäden auf, dass angehende Rekruten dienstuntauglich werden. Dabei sollte uns dieses Skelett ein Leben lang tragen und bewegen. Das sind nicht gerade rosige Aussichten für ein gesundes und beschwerdefreies Leben. Da fragt man sich zu Recht, welche Ursachen diesem Desaster zu Grunde liegen. Was läuft schief, wenn jeder zweite Teenager in der Schweiz unter einem mehr oder weniger starken Morbus Scheuermann leidet, einer Degeneration der Wirbelsäule, und dies bereits im Wachstum? Bei den verantwortlichen Präventivmedizinern sieht man mehrheitlich ratlose Gesichter und Schulterzucken. Bewegungsmangel wird ins Feld geführt, Turnschuhgeneration ist ein Schlagwort. Das erinnert an die Zeiten Napoleons. Damals sagte man, krumme Beine kämen von den zu engen Hosen, die damals in Mode waren ...

Die Beeinträchtigung der Arbeits- und Leistungsfähigkeit und somit auch der Lebensfreude durch Beschwerden, Krankheiten und Zerfallserscheinungen ist unnatürlich und unphysiologisch. Zudem sind das Krankheitsproblem und die krankheitsbedingte Invalidität nicht nur ein körperliches, sondern ein ebenso schwerwiegendes finanzielles, soziales und volkswirtschaftliches Problem. Hallo, aufwachen! Die Zahlen sprechen eine sehr deutliche Sprache. Hören Sie auf sich für dumm verkaufen zu lassen und nehmen Sie Ihre eigene Gesundheit in die Hand. Sie können es!

Ihr Leiden ist «wertvoll»

Um es klar zu sagen, da draussen herrscht ein Krieg um jeden Patienten, denn Medizin ist weltweit die grösste Einnahmequelle, die es gibt. Insbesondere in den reichen Nationen ist für die Abzocke noch reichlich Potential vorhanden. Im Vergleich dazu sind die Auto- und Computerindustrie allerhöchstens eine kleine Unterabteilung, und wenn es zum Beispiel um Rheuma oder Krebs geht, haben Therapien, die wenig oder gar nichts kosten, keine Chance. Sie haben jetzt zwei Möglichkeiten. Entweder Sie akzeptieren dies und somit auch die Welt, wie sie nun einmal ist oder aber Sie verdrängen wie bisher diese Tatsache und machen weiter wie gehabt. Sie müssen verstehen lernen, dass fast alle Medien und auch fast alle grossen Organisationen zuerst einmal bestimmte Ziele verfolgen, die nicht kohärent sind mit dem, was in ihren Statuen steht. Ich möchte hier keine Namen nennen, sondern einfach ein paar Beispiele. Viele Menschen glauben, dass die Schweizer Krebsliga daran interessiert ist, weltweit die besten Krebstherapien für Krebskranke zu finden. Doch haben Sie jemals den Jahresbericht dieser Organisation genauestens durchgelesen und angeschaut, wofür die Schweizer Krebsliga eigentlich jedes Jahr all das Geld ausgibt? Die Krebsliga ist zwar daran interessiert Menschen zu helfen, aber nur auf eine Art und Weise, die von vornherein von wenigen Menschen festgelegt wird, frei nach dem Motto: Wir wollen Krebskranken helfen, solange diese mit den Therapien gesund werden, die wir bei der Behandlung von Krebspatienten für richtig halten. Es geht nicht darum die beste Krebstherapie zu finden, sondern auch darum Herrn und Frau Schweizer klar zu machen, dass es nur ganz bestimmte Wege gibt Krebs zu behandeln. Alternative Krebstherapien haben keinen Platz, dürfen keinen Platz haben und werden deshalb auch nicht unterstützt.

Gleiches sehen wir bei der Schweizer Rheumaliga. Gemeinnützige Organisationen werden dafür missbraucht, Paradigmen zu zementieren und alternative Forschungsresultate, wie wir diese im Schaub Institut erhalten haben, zu unterdrücken, obwohl diese an entscheidenden Stellen bekannt sind. Es darf nur einen Weg geben Rheumakranke zu behandeln und dieser wird von Rheumatologen bestimmt, die damit Geld verdienen wollen und auch müssen. Es käme einer Katastrophe gleich, wenn jemand den Zusammenhang beweist zwischen rheumatischen Erkrankungen und Ernährung. Gar existenzbedrohend wird es, wenn dieser jemand den Patienten das Instrument in die Hand gibt, das Problem selber zu lösen und gesund zu werden. Es geht hier nicht darum die Mitarbeitenden in den Organisationen an den Pranger zu stellen, da sie ein Teil des Systems sind und vermutlich in der vollen Überzeugung leben, dass alles so seine Richtigkeit hat. Es geht darum Ihnen das System zu erklären.

Seit über 25 Jahren dieselbe Entwicklung

Die erste Auflage von «Fundamente des Gesundbleibens», dem ursprünglichen Titel dieses Buches im Jahre 1982, führt folgende Zahlen an: Bereits 1980 fielen allein durch rheumatische Erkrankungen in der Schweiz pro Jahr sieben Millionen Arbeitstage aus. Das entsprach einer Jahresleistung von 28 000 Arbeitern. Ärzte und Spitäler behandelten jährlich über eine Million Rheumakranke. 1980 starben weltweit 16 500 Menschen an Magenblutungen, die durch Rheumamittel verursacht wurden. Inzwischen haben sich diese Zahlen in etwa verdoppelt. Dabei wird öffentlich zugegeben, dass Rheuma eine in ihrer Schwere unterschätzte, heimtückische – da noch zu wenig durchschaubare – Krankheit ist. Dass gleichzeitig von medizinischer Seite erklärt wird, die Ernährung habe keinen Einfluss auf rheumatische Erkrankungen, ist unverständlich. Ehrlicher wäre wohl zu sagen, dass dieses Gebiet von der Medizin bis heute bewusst nicht erforscht wurde. Denn mit dem Resultat dieser Forschung ist kein Geld zu verdienen. Im Gegenteil, es wäre eine Katastrophe, würden solche Resultate veröffentlicht, wie sie sich bei uns gezeigt haben.

Und da liegt auch das Problem: Ernährungsforschung ist teuer, bedarf eines grossen logistischen Aufwandes und unterliegt vielen Einflüssen. Der Mensch lebt nicht von einem Nahrungsmittel allein sondern von vielen. Und täglich kommen neue Kreationen hinzu. Das heutige Paradigma in der Forschung heisst jedoch, einen möglichst einfachen Zusammenhang zwischen zwei Faktoren herstellen zu können. Als Beispiel folgende These: Leute, die viel Vitamin «45» zu sich nehmen, erkranken besonders selten am Leiden XY. Diese These soll nach Möglichkeit bewiesen werden können. Aus dem Forschungsresultat muss hervor gehen, dass das Vitamin «45» ein handelbarer Artikel ist, sonst rentiert die ganze Forschung nicht. Es spielt dabei keine Rolle, ob es sich dabei um ein einzelnes Präparat handelt oder am besten gleich um mehrere, welche über eine möglichst lange Zeit von möglichst vielen Menschen eingenommen werden müssen. Am rentabelsten ist es, wenn die Einnahme bis ans Lebensende dauern soll. Denn nur dann ist eine Forschung mit Garantie über Jahrzehnte hinweg gewinnbringend. Merken Sie sich das: Seien sie immer dann, wenn Ihnen jemand ein Präparat andrehen will, das Sie möglichst lange einnehmen sollen und das absolut unverzichtbar ist, misstrauisch. Er will Ihr Geld und nicht Ihre Gesundheit.

Das zweite rentable Forschungsresultat kommt zustande, wenn schädlichen Nahrungsmitteln, die zu Millionen Tonnen verkauft werden, Unbedenklichkeit attestiert wird, wie dies beispielsweise beim Zucker immer noch geschieht. Schon seit Jahren warnen unabhängige Experten vor Zuckerkonsum. Diese Substanz wird verantwortlich gemacht für viele Leiden wie Übergewicht, Diabetes, Fettstoffwechselstörungen, Hautentzündungen und vieles mehr. Trotzdem laufen keine nennenswerten Bestrebungen, dem Hauptkiller Nr. 1 der westlichen Welt Einhalt zu gebieten. Es ist schon lange bekannt, dass pharmazeutische Studien häufiger zugunsten eines Medikamentes ausfallen, wenn die Autoren von dessen Hersteller finanziell unterstützt werden. Nun hat ein amerikanisches Forscherteam 206 Studien zur gesundheitlichen Wirkung von Limonade, Säften und Milch, die zwischen 1999 und 2003 veröffentlicht worden waren, genauer unter die Lupe genommen. Dabei zeigte sich, dass Arbeiten, die vollständig vom Hersteller des jeweiligen Getränkes finanziert worden waren, fast achtmal häufiger von einer positiven Wirkung berichteten als Studien, die nicht vom Hersteller unterstützt worden waren (PloS Medicine 4, e5 2007). Dies hat noch verheerendere Auswirkung auf die öffentliche Gesundheit als die Beeinflussung pharmazeutischer Studien. Schliesslich wird über diese Arbeiten nicht nur in den Medien berichtet, sondern ihre Ergebnisse fliessen auch in die offiziellen Ernährungsempfehlungen mit ein. Man könnte auch von Prostituierten im Talar sprechen. Und der Wirtschaftskreislauf schliesst sich. Der Wissenschaftler attestiert weiterhin die gewünschten Resultate, die interessierten Kreise können weiterhin ihre Produkte verkaufen und so wiederum Wissenschaftlern Studienaufträge erteilen. Der Leidtragende ist der Konsument und zwar doppelt. Das erste Mal beim Kauf und Konsum der Produkte, die ihm schaden. Das zweite Mal, wenn er für die dadurch entstandenen Schäden beim Arzt bezahlen muss.

Eines der besten Beispiele finden wir in den USA. Obwohl nirgendwo auf der Welt so viele Light-Produkte und fettreduzierte Nahrungsmittel verzehrt werden wie in Amerika, machen genau dort Übergewichtige die Mehrheit der Bevölkerung aus. Ja, die Light-Produkte sind sogar eine Erfindung der Amerikaner. Im Kapitel über die Kohlenhydrate erklären wir Ihnen den Mechanismus, der dahinter steckt. Sie werden erfahren, warum mit dem Verzehr von Light-Produkten unter dem Strich das Gewicht steigt. Die Geschäftsidee ist genial: Sie bringen ein Produkt auf den Markt, das den Konsumenten suggeriert, sie könnten damit abnehmen, weil es weniger Kalorien habe. Der Effekt ist jedoch genau der gegenteilige, sie nehmen zu. Und so erhalten Sie als Verkäufer immer mehr Leute, die ihr Produkt kaufen, weil die Konsumenten statt schlank immer dicker werden. Einfach ein geniales Geschäft – nur nicht für die Patienten.

… und dann ist da noch die Kunst Krankheiten zu erfinden

Die Vertreter des Medizinsystems besitzen heutzutage mit Unterstützung von Politik und Pharmaindustrie die unglaubliche Arroganz zu behaupten, sie könnten Krankheiten heilen. Wenn Sie lieber Leser, liebe Leserin Arzt oder Ärztin sind, werden Sie das Buch jetzt vermutlich in die Ecke werfen. Wenn Sie es tun, werden Sie allerdings nicht erfahren, wie Sie betrogen worden sind. Die Wahrheit ist, dass das gängige Medizinsystem nur Krankheiten heilen kann, deren Namen es selbst erfunden hat und deren Symptome es selbst bestimmt. So kann anschliessend behauptet werden, Krankheiten seien erfolgreich behandelt worden. In Wahrheit wurden jedoch nur Symptome beschrieben und behandelt. Bitte beachten Sie, dass ich nicht sagte, Ärzte besässen die Arroganz, sondern das Medizinsystem. Natürlich sind Ärzte keine schlechten Menschen, nur weil sie keine Heiler sind, aber sie verstehen nicht, dass sie gefangene und missbrauchte eines Systems sind, das sich inzwischen verselbständigt hat, und von dem die meisten nicht einmal wissen, dass es dieses System gibt. Geld regiert die Welt und Geld ist Macht. Doch nur wenigen Menschen ist es wirklich bewusst, wie man mit Geld alles kontrollieren kann und vor allem, welche «Zutaten» man benötigt, um wirklich viel Geld zu verdienen. Wenn man nicht gerade ein Scheich ist, unter dessen Haus ein Ölfeld liegt, oder man in eine sehr reiche Familie hineingeboren worden ist. Man braucht also eine Zutat, mit der man innerhalb kurzer Zeit sehr reich werden kann und die heisst Angst. Angst und Kapitalismus sind Zwillinge, doch leider ist dies nur den wenigsten Menschen bewusst. Jeder Patient kennt doch Sätze wie: «Wenn Sie nicht…, dann…!»

Die Strategie Angst zu verbreiten und dann Sicherheit anzubieten ist allgegenwärtig. Denken Sie an die Bedrohungsszenarien der letzten Jahre: Meine Erinnerungen gehen zurück zum kalten Krieg, dann kamen der Saure Regen und das Waldsterben, von dem heute niemand mehr spricht, dann das Ozonloch, welches am Anfang der Klimadebatte stand und heute wieder völlig aus den Medien verschwunden ist. Nicht das ich nicht daran glaube, dass wir für unsere Umwelt ganz viel tun müssen. Für mich ist einfach die Orchestrierung des Ganzen sehr aufschlussreich. Etwas später sprach jeder von Terrorismus. Glauben Sie immer noch, dass Saddam Hussein Massenvernichtungswaffen besessen hat und deswegen 120 000 Iraker haben sterben müssen? Glauben Sie, dass die Terroristen vom 11. September in der Lage sind, die Welt in Schutt und Asche zu bomben? Wer weiss heute noch, was SARS ist, welches dann von der Vogelgrippe abgelöst wurde? Und pünktlich auf das Ablaufdatum der damals verkauften antiviralen Medikamente wie Tamiflu taucht nun die Schweinegrippe auf. Seltsame Zufälle gibt es. Alle diese Dinge dienen dazu den Menschen Angst zu machen und sie damit zu manipulieren. Nur über den Faktor Angst konnte die damalige Busch-Administration das Notrecht durchsetzen, das die Verfassung der USA aushebelte und im Land der Freiheit und Menschrechte Folter zuliess.

Das System der Angst am Beispiel der Medizin

Das Alter eines Menschen lässt sich an seinen Knochen ablesen. Ungefähr im Alter von 35 Jahren haben die Knochen eines Menschen ihre maximale Dichte erreicht. Ab dann geht es bergab mit der Knochenmasse. Sie reduziert sich nach und nach mit einer Geschwindigkeit von etwa einem Prozent pro Jahr, beginnend an der Wirbelsäule. Wenn also jemand seinen Siebzigsten feiert, hat er oder sie ungefähr einen Drittel seiner Knochenmasse eingebüsst. Übrigens auch seiner Muskelmasse. Dieser Knochenschwund ist natürlich und eine unangenehme Begleiterscheinung des Alterns, wie auch die Falten im Gesicht.

Die meisten älteren Menschen merken davon allerdings nichts. Bei einigen jedoch können die Knochen so porös werden, dass sie bestimmten Belastungen sprichwörtlich nicht mehr gewachsen sind und brechen. Das kann zu einer extrem gekrümmten Wirbelsäule führen. Obwohl es auch Männer trifft, spricht der Volksmund vom Witwenbuckel.

Jahrzehntelang wurde nur dann von Osteoporose gesprochen, wenn das Schwinden der Knochendichte auch zu einer Fraktur führte. Das war bei ca. 1,2 Prozent der über 74-Jährigen der Fall. Diese Zahl reicht nicht für das Etikett Volkskrankheit – deshalb wurde die Osteoporose auf Betreiben von Pharmafirmen völlig neu erfunden. Das Fundament dazu legte der amerikanische Arzt Fuller Albright, als er 1940 erklärte, die Osteoporose sei Folge eines Hormonmangels und deshalb mit Östrogenen zu behandeln – und das interessierte die Industrie.

Der Amerikanische Östrogenhersteller Ayerst Laboratories sponserte 1982 in den USA eine landesweite Kampagne, um Osteoporose als Bedrohung für Frauen in den Wechseljahren bekannt zu machen. Bis dahin war das Wort den Laien gänzlich unbekannt. Viele Beiträge in den Medien und Werbekampagnen änderten dies sehr schnell. 15 Jahre später war «Premarin», ein Östrogenpräparat aus dem Hause Ayerst, das am häufigsten verordnete rezeptpflichtige Arzneimittel in den USA.

Die Forscherinnen Marianne Whatley und Nacy Worcester von der Universität Wisconsins in Madison analysierten die Pharmakampagne und erklärten deren Erfolg damit, dass sie gezielt mit den Ängsten der Frauen spielte. Die Informationen seien so gehalten, dass sie Furcht einflössten. «In der verbreiteten Broschüre zur Osteoporose heisst es beispielsweise: «Die Konsequenzen von Oberschenkelhalsbrüchen können verheerend sein. Weniger als die Hälfte aller betroffenen Frauen erholen sich wieder vollständig. Fünfzehn Prozent sterben kurz nach der Verletzung, und beinahe 30 Prozent sterben innerhalb eines Jahres. Die Angst der Frauen besteht darin, dass sie, selbst wenn sie einen Oberschenkelhalsbruch überleben, lange Jahre der Abhängigkeit und Immobilität vor sich haben.

Nicht nur Ayerst Laboratories selbst, sondern auch andere Unternehmen profitieren von der aggressiven Marketingstrategie. Die Umsätze von Kalziumpräparaten stiegen zwischen 1980 und 1986 dramatisch.

Um die Osteoporose zu einem Massenphänomen aufsteigen zu lassen, bedurfte es einer offiziellen Neudefinition der Krankheit. Die Rorer Fondation sowie die Firmen Sandoz und Smith Kline-Beecham finanzierten 1993 das Treffen einer Kommission der Weltgesundheitsorganisation (WHO), auf der genau dieser Schritt vollzogen wurde. «Bereits der allmähliche Abbau der Knochenmasse im Alter», so die WHO, sei als Osteoporose anzusehen. Seither hat die Pharmaindustrie die Möglichkeit die Hälfte der Bevölkerung ab 40 Jahren bis ins hohe Alter mit Medikamenten zu versorgen. Die Ergebnisse der Knochendichte-Messung werden also mit den Werten eines 35 Jahre alten, gesunden

Menschen verglichen. Dieser Ausgangswert stellt bei beinahe jedem älteren Menschen eine verringerte Knochendichte fest. In der Folge wird ein Wert von 20% unter dieser Norm als pathologisch angesehen. Und schon nimmt das Krankheitsbild dramatische Ausmasse an.

Auf Geheiss der WHO sind im Jahre 1993 ganze Bevölkerungsschichten plötzlich krank geworden. 31 Prozent der Frauen zwischen 70 und 79 Jahren leiden seither an Osteoporose. Den Pharmaunternehmen bescherte diese WHO-Definition gewaltige Umsätze. Jede zweite Frau über 45 Jahren, bei der die Knochendichtemessung eine Osteoporose anzeigt, lässt sich binnen eines halben Jahres mit einschlägigen Präparaten behandeln. Eine wissenschaftliche Begründung für ihre Entscheidung blieben die WHO-Experten bis heute schuldig.

Wanderheiler ziehen durch die Lande. Sie kommen in futuristischen Fahrzeugen und bieten ihre Dienste obendrauf noch gratis an. Auf Dorfplätzen und in Shoppingzentren holen sie die Menschen in ihre Gefährte, checken sie darin tüchtig durch – und entlassen etliche von ihnen als Kranke. Das Osteoporose-Forschungsmobil tourte in Deutschland erstmals im Sommer 2002. Von Norden nach Süden wurden Frauen über 60 Jahren zur eingehenden Vorsorgeuntersuchung mit Knochendichtemessung in den Wagen gelockt. Auf diese Weise sollten jene Bürgerinnen aufgespürt werden, die unter dem altersbedingten Knochenabbau leiden: der sogenannten Osteoporose. Die Fahndung nach kranken Frauen war nicht frei von Eigennutz. Sie wurde gesponsert von einer Stiftung – und von 14 Pharmafirmen sowie Herstellern von Medizinprodukten. Ziel dieser Übung war bis vor kurzem, die von Osteoporose heimgesuchten Patientinnen sukzessive einer Hormonersatztherapie zuzuführen. Was geschieht dabei? Man verabreicht den Frauen die Pille und verpasst ihnen damit medikamentös einen Hormonspiegel, der dem einer 25-Jährigen, im dritten Monat Schwangeren entspricht.

Und der Schuss ging mächtig nach hinten los. Das Royal College of General Practitioners veröffentlichte 2003 eine Retro- und eine Prospektivstudie zu Herz-Kreislauf-Krankheiten in Grossbritannien, die jeweils 200 000 Frauenjahre umfassten. Danach wiesen Frauen, welche die Hormonersatztherapie durchführten oder früher die Pille genommen hatten, eine um 40 % höhere Todesrate auf als die nicht behandelten, vor allem infolge von Herz-Kreislauf-Erkrankungen oder Hirnschlag. Die Osteoporose konnte jedoch mit der Hormonersatztherapie nicht aufgehalten werden. Alles fauler Zauber. Leider kostete dieser einigen tausend Frauen das Leben oder brachte sie durch Hirnschläge in den Rollstuhl und machte sie zeitlebens zu Pflegefällen. Als die Ergebnisse – natürlich nur in der Fachwelt – bekannt wurden, verschwand die Hormonersatztherapie klammheimlich wieder aus den Arztpraxen. Ach ja, eine Entschädigung für die Krankgemachten gab es nie, weil das Risiko in den Beipackzetteln gestand hatte. Zudem waren die meisten ja schon tot und damit ausserstande zu klagen. Darüber hinaus liegt die Beweisführung ohnehin beim ungefährlichen, da nicht medizinisch gebildeten Laien. Und woher will dieser wissen, dass der Hirnschlag seiner Mutter etwas mit dem Medikament zu tun haben sollte, welches sie gegen Osteoporose einnahm? Verstehen sie den Mechanismus? Es muss niemand von den Pharmakonzernen oder der Ärzteschaft Angst haben je zur Verantwortung gezogen zu werden.

Männer wurden ebenfalls heimgesucht: von Mitarbeitern der Firma Pfizer, die in einem blau-weissen LKW durch rund 30 deutsche Städte tourten. «Der gesunde Mann» stand in grossen Buchstaben auf dem Laster. Darin befanden sich fünf Untersuchungskabinen sowie eine Informationstheke. In dem Truck wurden Passanten von medizinisch ausgebildetem Fachpersonal beraten. Dieses mass Cholesterinspiegel, Blutzucker und Blutdruck und kontrollierte das Gewicht. «Geht der Mann nicht zum Test, dann muss der Test zum Mann kommen», lautete das Pfizer Credo. Am Rande eines grossen Golfturniers beispielsweise wurden 6297 normale Männer durch das Diagnosemobil geschleust. Und siehe da: Die Hälfte der Untersuchten hatten einen erhöhten Blutdruckwert, und bei immerhin 44 Prozent waren die Blutdruckwerte ausserhalb der Norm. Pfizer ist der Weltmarktführer für Cholesterin senkende Medikamente.

Das Osteoporose-Mobil und der Pfizer-Truck sind die Realität einer Medizin, welche die ganze Gesellschaft zum Patienten erklären will. Wie herumziehende Medici und Quacksalber im Mittelalter gehen heute Krankheitshändler auf die Jagd nach Patienten. Herr und Frau Schweizer sind zwar munter und langlebig wie nie. Bloss: den Normen der modernen Heilkunde genügen die gesunden Helvetier dennoch nicht. Die medizinischen Risikofaktoren sind nämlich mittlerweile bewusst so festgelegt, dass jeder Mensch früher oder später – sich zwar pudelwohl fühlend – urplötzlich zum ernsthaft Kranken erklärt werden kann.

Und das kommt so: Beim Cholesterin etwa hat man vor einigen Jahren in Deutschland die Grenzwerte so definiert, dass Menschen mit «normalen» Werten in der Minderheit sind und dass jene mit «unnormalen» Werten die Mehrheit darstellen. Woher aber kommt eigentlich der Wert von 200 mg% Cholesterin als zulässige Obergrenze, auf die Ärzte und Patienten starren wie das Kaninchen auf die Schlange? Eine umfassende Studie an 100 000 Menschen in Bayern hat einen Durchschnittswert von 260 Milligramm Cholesterin pro Deziliter Blut (6,72 mmol/l) ergeben. Die «Nationale Cholesterin-Initiative», ein privater Interessenverbund von 13 Medizinprofessoren, schlug im Jahr 1990 dennoch einen Grenzwert von nur 200 mg% (5,17 mmol/l) vor und konnte ihn erstaunlicherweise durchsetzen. Die Mediziner der «Cholesterin-Initiative» repräsentierten Lobbyverbände, darunter die industrienahe «Deutsche Liga zur Bekämpfung des hohen Blutdruckes» und die «Lipid-Liga» sowie die «Deutsche Gesellschaft für Laboratoriumsmedizin». Per Dekret finanziell interessierter Mediziner wurde die Mehrheit der über 30-Jährigen zu Risikopatienten erklärt. In der Gruppe der 30- bis 39-Jährigen haben dem willkürlichen Grenzwert zufolge 68% der Männer und 56% der Frauen einen krankhaft erhöhten Cholesterinwert. Bei den 50- bis 59-Jährigen sind sogar 84% der Männer und 93% der Frauen betroffen (Lit. 24).

Zurzeit werden Weltweit 28 Milliarden Dollar (achtundzwanzigtausend Millionen) mit cholesterinsenkenden Medikamenten umgesetzt. Das ist mehr als das Bruttosozialprodukt aller afrikanischen Staaten zusammen, die Erdölexportierenden ausgenommen und etwas mehr als die Hälfte dessen, was das ganze Gesundheitswesen in der Schweiz kostet, das zu den besten der Welt gehört. Mit dem willkürlichen Absenken des Optimalwertes für Cholesterin werden praktisch jeder Mann und jede Frau ab 50 in der westlichen Welt behandlungsbedürftig. Bei diesen Summen ist jeder käuflich. Auch die Moral hat ihre finanziellen Grenzen und das erste, was man Ihnen als Medizinprofessor entfernt, ist Ihr moralisches Rückgrat.

Die heutige Ernährungslehre auf dem Prüfstand oder «Wie ich jeden Laien überfordere»

In diesem Kapitel widmen wir uns während einer längeren Passage dem Stand der heutigen Ernährungsempfehlungen. Wenn man ein neues Haus bauen beziehungsweise Menschen eine neue Erkenntnis vermitteln will, muss man erst das alte abreissen respektive das bestehende Wissen in Frage stellen. Lesen Sie das Kapitel, liebe Leserin, lieber Leser, auch wenn es etwas länger ist und manchmal an die Grenzen des für Sie Verständlichen geht. Warum wir das tun? Weil wir in 30 Jahren Seminartätigkeit festgestellt haben, dass die Menschen Antworten wollen, und zwar fundierte. Die Wissenschaft macht es sich da sehr viel einfacher. Sie bedient sich einer Sprache, die nur ein kleiner Teil von ebenfalls – Wissenschaftlern versteht und verschanzt sich hinter dem Argument, die Menschen verstünden nicht, worum es gehe. Deshalb brauche sich die Wissenschaft und insbesondere die Medizin nicht zu erklären. Es muss reichen, wenn ein Prof. Dr. das sagt. Nach dem Motto «je mehr Titel, desto mehr Würde, desto höherer Status, desto unfehlbarer». Mittlerweile blicken zwar selbst die Herren Doktoren nicht mehr durch, da sich das medizinische Wissen angeblich alle fünf Jahre verdopple. Wer also heute Medizin studiert, ist in sieben Jahren, wenn er fertig ist, bereits nicht mehr up to date. Sein medizinisches Wissen ist veraltet. Schön, dass es biologische Gesetze gibt, die immer gleich bleiben. In einem späteren Kapitel werden wir uns genau diesen widmen. Halte Sie sich jedoch vor Augen: In dem Moment, in dem das Nachfolgende Ihr Verständnis übersteigt, ist das im Ansatz so gewollt. Nicht von uns, sondern von den Leuten, die Wissen auf solche Weise in die Welt setzen um Macht über Sie zu erlangen.

Ernährungstipps oder «Die Gängelung des Geistes»

Heutzutage gibt es eine solche Vielzahl von Ernährungsempfehlungen, dass auch informierte Menschen den Überblick verlieren. Ziel und Zweck dieses Kapitels ist, die heutige Ernährungslehre kritisch zu hinterfragen. Stimmen die heutigen Vorgaben, um gesund und schlank zu bleiben? Die nachfolgenden Ausführungen sind weder überspitzt noch aufgebauscht. Sie spiegeln die traurige Realität. Wie Sie im Verlauf der folgenden Erklärungen sehen werden, sind die heute bekannten Ernährungsrichtlinien überhaupt nicht gesichert und klar, wie man es Ihnen weiszumachen versucht. Im Gegenteil, sie sind industriell gesteuert mit dem Ziel, sie krank zu machen. Denn erst dann werden Sie für das System «wertvoll».

Die gesunde Ernährung wird auf dem Reissbrett errechnet, beruhend auf Annahmen, Hypothesen, Schätzungen und Experimenten im Labor sowie an Tieren. Die meisten Empfehlungen entstehen in Einigungskonferenzen, werden also verhandelt. Wenn wir als gesundheitsbewusste Bürger/innen die Ernährungsratgeber konsultieren, soll für uns der Eindruck entstehen, dass wir nur die Zahlen der benötigten Substanzen auswendig kennen und uns jene täglich zuführen müssten, damit Gesundheit und eine gute Figur kein Problem seien. In der heutigen Landschaft der Ökotrophologie, das heisst der menschlichen Ernährungslehre, zeigt sich uns ein Bild, in der die Mathematik die Vorherrschaft hat. Unser Körper wird als komplexe Maschine betrachtet, die zum Funktionieren Eiweiss, Fette und Kohlenhydrate benötigt. Diese Nährstoffe nehmen wir über die Nahrung zu uns. Sie werden vom Organismus verstoffwechselt (umgebaut) und als Bausubstanzen und Energielieferanten verwendet. Unter Energielieferanten verstehen wir die Stoffe, die in Bewegung und/oder in Wärme umgewandelt werden können. Zudem benötigt der Körper Vitamine sowie Mineralstoffe und Spurenelemente wie zum Beispiel Kalzium, Magnesium, Phosphor, Eisen, Kupfer, Jod und so weiter. Das wäre dann auch schon alles. Nach der Lehrmeinung sollten wir wenig Eiweiss und Fett essen, weil zu viel davon ungesund sei, Kohlenhydrate könne der Mensch jedoch so viel essen, wie er mag. Damit der Vitaminbedarf gedeckt wird, sollten wir pro Tag fünfmal Früchte und Gemüse verzehren. Wir sollten uns ausgewogen und abwechslungsreich ernähren und wenig Salz konsumieren, so lautet die Botschaft der Ernährungsexperten. Achtung! Tierische Fette sind gefährlich wegen des Herzinfarktrisikos durch den erhöhten Cholesterinspiegel. Salz ist etwas weniger gefährlich, aber immer noch bedenklich, weil dadurch angeblich der Blutdruck steigen kann. Also wenig Fleisch wegen der Übersäuerung. Fleisch ist fast so gefährlich wie Fett – warum auch immer das so sein mag, haben sich doch die Menschen seit der Steinzeit bis vor ca. 6 000 Jahren praktisch nur von Fleisch ernährt. Nicht zu viel Alkohol – wenigstens da sind sich alle einig. Aber auf die Kalorienzufuhr sollten wir unbedingt achten, damit wir nicht zu dick werden. Um das alles auch für den letzten Deppen bildlich darzustellen wird das Ganze in die Form einer Ernährungspyramide gebracht und mit solch süffigen Slogans wie «fünf mal fünf» versetzt.

Das alles müssen wir tagtäglich berücksichtigen, um gesund zu bleiben. So sagen es uns auf alle Fälle die heutigen Ernährungsratgeber.

Vieles, was unsere Vorfahren für gut befunden haben, und was traditionell in vielen Küchen vorkommt und uns auch schmeckt, verzehren wir heute nur noch mit schlechtem Gewissen. Wenn wir uns gesundheitsbewusst ernähren wollen, benötigen wir Checklisten, anhand deren wir überprüfen können, ob wir heute auch genug Getreideflocken, Brot, Gemüse, Obst, Milch, Käse und Fisch gegessen haben. Kalorien, Joule, Vitamine, Mineralstoffe und Spurenelemente gehören zum täglichen Sprachgebrauch. Schon die Kinder im Kindergarten wissen längst, dass im Obst gesunde Vitamine stecken, auch wenn sie natürlich keine Vorstellungen davon haben, was sich hinter diesem Begriff verbirgt.

Fachleute können mit Computerprogrammen und Nährwerttabellen bis auf die Kommastelle genau berechnen, was in den Lebensmitteln steckt, und so zusammenstellen, was es angeblich zum gesunden Leben braucht. Nationale Gremien sagen uns, wie viel wir wovon essen sollen um gesund zu bleiben. Wobei interessant ist, dass sie in jeder Nation anders ausfallen. In den Tabellen sind Richtwerte, Schätzwerte und Empfehlungen für Eiweiss, Fett, Kohlenhydrate, Kalorien, 13 Vitamine und mindestens 11 Mineralstoffe enthalten. Doch bereits hier tauchen die ersten Probleme auf. Der Mensch isst nicht Nährstoffe sondern Lebensmittel. Den Tabellen gemäss einen halbwegs essbaren Speiseplan zusammenzustellen, ist nach unserer Erfahrung ein sehr schwieriges Unterfangen.

Von der Kunst, Diätpläne zu erstellen oder «Der Versuch den gordischen Knoten zu lösen»

Als fachlicher Leiter an verschiedenen Heilpraktikerschulen stellte ich einst die angehenden Heilpraktiker/innen vor die Herausforderung, mit Hilfe der besagten Nährstoff-, Vitamin- und Mineralientabellen einen Wochen-Menüplan zusammenzustellen. Von allen wichtigen Nährstoffen sollte genügend vorhanden sein. Die Nahrung sollte wenig Fett enthalten und kalorienbilanziert sein – das bedeutet, dass man damit abnehmen kann oder jedenfalls nicht zunimmt. Nach mehreren Wochen knochenharter Arbeit und selbst unter Zuhilfenahme von Computern – zwei der Studenten waren EDV-Experten und entwickelten eigens ein Computerprogramm für dieses Projekt – gaben die Studierenden frustriert auf. Es war ihnen nicht gelungen, die Speisepläne so zu gestalten, dass die Menüs danach auch gegessen werden können. Wie lange hält es wohl jemand aus, wenn er pro Tag 300 g Joghurt, 100 g Erdbeeren, 20 g Haferflocken, 100 g Gurken, 150 g Kabeljau, 200 g Champignons, 50 g Zwiebeln, 10 g Petersilie, 100 g Honigmelone, 10 g Knäckebrot, 30 g Bierschinken, 100 g Tomaten, 100 g Paprika und 10 g Schnittlauch essen darf (Lit. 26)?

Gehen wir der Sache anhand eines Beispiels auf den Grund. In den Nährwerttabellen fehlt es an allen Ecken und Enden. Ohne den Verzehr von Leber oder Fisch ist es kaum möglich, dem Körper täglich die erforderlichen 5 Mikrogramm Vitamin D zuzuführen. Wer kann schon täglich Fisch oder Leber essen, und die Alternative, der Esslöffel Lebertran zum Frühstück, ist auch nicht jedermans Sache. Um die empfohlenen Kalziummengen zu erreichen, müssten wir reichlich Milchprodukte konsumieren. Darin ist aber auch viel Eiweiss enthalten. Stimmt der Wert für Kalzium, dann ist schon zu viel Eiweiss in unserer Nahrung. Fleisch und Fisch müssten nahezu wegfallen. Fisch ist aber nicht nur für das Vitamin D, sondern auch für die Versorgung mit Jod wichtig. Soll die Nahrung auch noch schmackhaft sein und ein Salatsösschen für den vitaminreichen Eisbergsalat enthalten, gerät die Fettbilanz total durcheinander. Es sei denn, man beschränkt sich auf einen Esslöffel Öl oder verwendet ein kalorienarmes Salatdressing, das jedoch Zucker enthält.

Ein weiterer Knackpunkt ist das Vitamin B1. Eine ausreichende Deckung wäre mit Schweinefleisch oder Leber zu bewerkstelligen (Lit. 24). Leber ist aber problematisch wegen Medikamenten- und Schwermetallrückständen. Schweinefleisch sollten wir nicht essen wegen seines hohen Cholesterin- und Purin-Anteils. Man nimmt an, dass die Purine verantwortlich sind für zu hohe Harnsäurewerte im Blut, was Gicht verursachen kann. Abgesehen davon sind nach Ansicht der Experten maximal drei Fleischmahlzeiten pro Woche ohnehin ausreichend. Wer mehr Fleisch esse, gefährde sich, steht in den einschlägigen Broschüren. Auf welcher Basis diese Aussage gemacht wird, lässt sich jedoch nicht herausfinden. Eine Alternative könnte das Leberwurstbrot sein. Aus Vollkorn, versteht sich, um an das Vitamin B1 zu kommen. Doch die Wurst würde nicht passen wegen ihres hohen Fettanteils, und nur mit trockenen Brötchen allein, da fühlt man sich doch gleich wie ein Sträfling (Lit. 24). Selbst ein Hochschulabschluss reicht nicht aus, um dieses Rätsel zu lösen. Wie soll das eine Hausfrau beziehungsweise ein Hausmann mit drei Kindern in verschiedenem Alter lösen, wo je nach Alter der Bedarf vom einen zum andern schwankt? Aber das ist ja auch gar nicht das Ziel. Sie sollen es ja nicht mehr verstehen können. Sie sollen abhängig von Beratern werden. Mündige Konsumentinnen und Konsumenten sind für die Gesundheitsindustrie eine Gefahr höchster Güte.

Kalorienzählen – Sinn oder Stumpfsinn

Damit man schlank bleibt, sollte die Nahrungsaufnahme kalorienbilanziert sein. So lautet die Devise. Ein 70 kg schwerer Mann braucht demnach bei leichter körperlicher Arbeit 2 400 Kalorien pro Tag, wenn er in Deutschland lebt. Lebt er in einem anderen europäischen Land, darf er bis 3 500 Kalorien essen! So viel zum Thema exakte Mengenangaben. Was, bitte schön, ist leichte körperliche Arbeit? Nun gut, angenommen, wir wüssten es. Dann lautet die Regel: Will jemand abnehmen, dann muss der Maschine Mensch nur weniger Energie zugeführt werden, als sie verbraucht, und schon schmelzen die Pfunde. Also, her mit Nährstoff- Kalorientabellen und Taschenrechner und schön brav nachrechnen. Jede Kalorie wird aufgeschrieben und nachgezählt. Mit dem Erreichen der 1 600sten Kalorie ist Schluss, egal ob Sie noch Hunger haben oder nicht. Hand aufs Herz, wie lange halten Sie es aus, hungrig vom Tisch zu gehen? Solange nur Kalorien gezählt werden müssen, ist die ganze Rechnerei noch ziemlich einfach. Die Gretchen-Frage aber ist: Geht die Kalorienzählerei auch auf? Bringt das überhaupt etwas für die Gewichtskontrolle, ist sie ein probates Mittel um abzunehmen?

An der Wiener Universitätsklinik liess man Ökoptrophologen den Nährwert der Verpflegung für übergewichtige Jugendliche einmal genau berechnen. Als Gegenprobe wurde das berechnete Ergebnis auch im Labor nachgemessen. Das Resultat war ernüchternd. Der mit Hilfe der Nährwerttabellen errechnete Kaloriengehalt der Mahlzeiten lag um ein Drittel höher als der, den die Chemiker tatsächlich fanden. Die Abweichungen betrugen bei den Kohlenhydraten 44 %, bei den Eiweissen 50 % und bei den Fetten 60 %. Die Schlussfolgerungen der Wissenschaftler: Die Berechnung mit Hilfe von Nährwerttabellen ist aufgrund der grossen Fehlermöglichkeiten für die Beurteilung der tatsächlichen Nahrungszufuhr nicht geeignet (Lit. 24).

Sollten Sie also Ihr Schnitzel auf die Waage legen, dann können Sie aufgrund des Gewichtes nur einen Schätzwert der Kalorien errechnen. Das erstaunt eigentlich nicht. Unsere Lebensmittel kommen aus der ganzen Welt. Es ist naheliegend, dass sie unterschiedliche Nährstoffgehalte haben, abhängig davon, wie sie angebaut, in welchem Reifezustand sie geerntet und bei welchen Temperaturen sie transportiert und gelagert werden. Es kann nicht sein, dass die Produkte gleichviele Kalorien, Vitamine und Spurenelemente enthalten, egal ob sie aus Horssol- oder Bioproduktion stammen, oder ob sie frisch oder halb verwelkt sind. In den Nährwerttabellen sind alle Birnen gleich. (Lit. 24).

Durch die unterschiedlichen Produktionsmethoden veränderten sich im Lauf der Zeit auch die Nahrungsmittel und ihr Nährwertgehalt. Einflüsse wie Witterung, Bodenbeschaffenheit, Schädlingsbefall, Klima, Erntezeitpunkt, Düngung und so weiter ändern ständig. 1978 hatten 100 g Roggenvollkornbrot 240 kcal, 12 Jahre später waren es nur noch 80 % davon, nämlich 194 kcal (Lit. 24). Die Nährwerttabellen gaukeln uns eine Genauigkeit vor, die es in der Natur nicht gibt. Zudem werden die Analysemethoden immer besser. Was heute genau ist, ist morgen unter Umständen schon ungenau.

Manchmal verändern sich Nahrungsmittel wirklich. So gelang es Züchtern, den Fettgehalt von Schweinefleisch drastisch zu reduzieren. Beim Schweinebauch, dem fettesten Stück, finden wir in den Nährwerttabellen einen Fettanteil von 30 bis 40 %. Eine Nachmessung in neuerer Zeit durch die Bundesforschungsanstalt für Fleischforschung in Deutschland ergab noch einen Fettanteil von 20 %. Auch Rinder und Geflügel hat man fettärmer gezüchtet (Lit. 24). Damit sind die herkömmlichen Nährwerttabellen schlichtweg falsch. Aber das ist ja auch gar nicht so wichtig. Wichtig ist, dass Sie mit einer Mangelernährung gar nie dauerhaft abnehmen können und somit immer wieder ein Opfer des Jo-Jo-Effektes werden und damit auch immer ein Jo-Jo-Lieferant für Moneten in die Tasche Ihrer Ernährungsberaterin, wie wir noch sehen werden.

Sind Ballaststoffe gesund und kalorienfrei?

Interessant ist auch die Mähr von den Ballaststoffen. Lange Zeit hielt die Wissenschaft sie für unverdaulich, denn sie überstehen den Verdauungsprozess im Dünndarm unverändert. Sie sind resistent gegenüber unseren Verdauungsenzymen und können dort nicht in Einzelteile zerlegt und somit vom Körper auch nicht aufgenommen werden. Ergo gelangen sie nicht direkt in die Blutbahn. Aus diesem Grund wurden Ballaststoffe über Jahrzehnte als kalorienfrei in den Nährwerttabellen aufgeführt. Tja, schön wär's! Es ist zwar richtig, dass Faserstoffe wie zum Beispiel Pektin (in Äpfeln) und Zellulose (in Salat und Gemüse) unverändert den Dünndarm passieren und von dort in den Dickdarm gelangen und damit zu unserer Darmflora. Als Darmflora wird die bakterielle Besiedelung des Dickdarms bezeichnet. Dort gibt es Bakterien, die mit uns in Symbiose leben und sich von dem ernähren, was wir nicht verdauen können. Sie verwerten sozusagen unsere Resten und liefern dem Körper mit ihren Stoffwechselprodukten beispielsweise Vitamin K, eine Substanz, die wir zur Herstellung von Blutgerinnungsfaktoren brauchen. Bei der bakteriellen Zersetzung der Faserstoffe entsteht jedoch nicht nur das für den Organismus wertvolle Vitamin K. Neben den berühmt berüchtigten Gärgasen entstehen auch Fuselalkohole wie Methanol, Buthanol und Propanol sowie kurzkettige Fettsäuren. Diese Alkohole und Fettsäuren werden vom Dickdarm aufgenommen und vom Menschen als Energiequelle genutzt. Das ist das eine Problem. Zusätzlich bringen diese Vorgänge auch unseren Säure-Basen-Haushalt durcheinander. Wir werden im Kapitel über das Säure-Basen-Gleichgewicht noch darauf eingehen. In anderen Worten: Der Salat, den Sie bis anhin am Abend gegessen haben, weil er leicht sein sollte, liefert Kalorien. 200 g Zellulose von Salat oder Gemüse, früher einmal ohne Kalorien, enthält heute in den Nährwerttabellen immerhin 241 kcal. Das entspricht dem Kaloriengehalt von 100 g Camembert-Käse (Lit. 26).

Gehen wir jetzt noch der Frage nach, wie viele Kalorien der Mensch wirklich braucht, ist die Antwort ziemlich ernüchternd: Man weiss es nicht genau. Die meisten Daten zu diesem Thema stammen aus der ersten Hälfte des letzten Jahrhunderts. Amerikanische Forscher haben später nochmals versucht, Zahlenmaterial zu erhalten. Sie untersuchten Männer und Frauen und fanden heraus, dass der Energiebedarf sehr grossen individuellen Schwankungen unterliegt. Selbst bei gleichschweren Menschen waren die Unterschiede so stark, dass sich die bis vor kurzem angenommenen Werte als pure Spekulation herausstellten. Der Energieumsatz ohne körperliche Leistung schwankte unabhängig vom Alter zwischen 1 200 und 2 200 kcal. Fazit: Der genaue individuelle Kalorienbedarf ist unbekannt.

Wir müssen zur Kenntnis nehmen, dass der Mensch keine Maschine ist, die wie ein Auto gleichförmig läuft. Nein, der Mensch hat einen sehr komplexen, dynamischen Organismus, der seit Tausenden von Jahren darauf trainiert ist zu überleben. Das biologische System unseres Körpers ist sehr anpassungsfähig. Wird die Nahrungsaufnahme reduziert, dann reagiert der Körper darauf, wie er es vor 1 000, 10 000 oder 100 000 Jahren getan hat. Für den Organismus herrscht eine Hungersnot, und er weiss nicht, wann es das nächste Mal wieder etwas zu essen gibt. Er bekommt nicht mit, dass im Feinkostladen nebenan die Regale voll sind von allerlei Leckereien, und dass unsere Vorrats- und Kühlschränke fast überquellen. Für unseren Körper sind jetzt magere Zeiten.

Er macht das einzig Richtige und fängt an zu sparen, wo er kann. Er stellt Reparaturarbeiten zurück und veranlasst, dass Sie sich weniger bewegen: Sie werden müde. Die Körpertemperatur wird reduziert: Sie frieren. Unser System drosselt den Hauptenergieverbraucher, unser Hirn (20 % unserer Nahrungsenergie wird für die Hirnleistung benötigt), und das Denken fällt schwerer. Wir sind unkonzentriert, übellaunig und depressiv. Haben Sie solche Symptome festgestellt, während Sie eine Schlankheitsdiät gemacht haben, dann können Sie sich gratulieren. Ihr Organismus reagiert optimal. Er tut genau das, was er muss, nämlich fürs Überleben sorgen. Sollten Sie nach einer Diät noch mehr zugenommen haben, als Sie vorher auf die Waage brachten, dann tut der Körper wiederum das einzig Richtige: Er legt Vorräte an. Und sollten Sie sich während der Schlankheitsdiät krank gefühlt haben, dann war Ihre Empfindung ebenfalls richtig, Sie waren schlichtweg mangelernährt.

Der hungernde Organismus spart, das ist die biologische Realität. Und wir kämpfen gegen unsere eigene Biologie an, wenn wir versuchen, durch Hungern abzunehmen. Die Reaktion «Hunger» bei Mangelernährung hat uns Jahrtausende überleben lassen. Wer bleibt wohl der Gewinner: unser Kopf oder unser Organismus? Sollten Sie jemals eine Hungerkur durchgezogen haben, dann haben Sie Ihren Körper darauf trainiert, für magere Zeiten Vorräte anzulegen. Ach ja, ebenfalls sind Sie dadurch dankbarer Arbeitsvorrat für die nächste Ernährungsberatung. Und? Haben Sie das System wiederentdeckt? Es ist nicht die Ernährungsberaterin, die Ihnen untaugliche Ratschläge erteilt, sondern sie wird Ihnen unterstellen, dass Sie willensschwach, undiszipliniert und verweichlicht sind.

Kalorien, Joule – oder so?

Es ist spannend zu beobachten, wie die Nährwertzufuhr heute berechnet wird. Wenn wir in unseren Kursen bei den Teilnehmerinnen und Teilnehmern eine Umfrage machen, dann stellen wir fest, dass jede Frau und die meisten Männer die Begriffe Kalorien und Joule kennen. Es sind geläufige und häufig verwendete Ausdrücke. Wenn wir jedoch danach fragen, was sich dahinter verbirgt, was denn ein Kalorie oder ein Joule ist, dann erleben wir zu 95 % ratlose Gesichter und verstörtes Gestammel. Ja ja, lass die Leute Worte gebrauchen, die sie nicht verstehen, und das Ganze wird zum intellektuell überzeugend klingenden Blabla. Niemand gibt sich gerne die Blösse, dass er von dem worüber er gerade spricht eigentlich keine Ahnung hat. Besonders wenn es um's Schlank werden geht, da ist doch jeder Experte.

Eine Kilokalorie ist die Menge Energie, die benötigt wird, um einen Liter Wasser von 14,5 auf 15,5 Grad Celsius zu erwärmen, also ein physikalischer Wert. Der Begriff setzt sich zusammen aus dem griechischen Wort «kilo» (χίλιοι – khílioi) für tausend und dem lateinischen «calor», was soviel wie Wärme bedeutet. Ein Joule wiederum ist die Menge Energie, die es braucht, um einen Gegenstand von 102 Gramm einen Meter hoch zu heben. Noch spannender wird's, wenn wir die Methode anschauen, mit der der sogenannte physiologische Brennwert eines Nahrungsmittels berechnet wird. Darunter versteht man die Energie, die dem Körper durch ein Nahrungsmittel zur Verfügung gestellt wird. Zur Berechnung dient eine Höllenmaschine namens Bombenkalorimeter. In diesem Metallgefäss mit dicken Wänden werden Lebensmittel unter hohem Druck mit einem glühenden Draht entzündet und verbrannt. Wie bei jeder Verbrennung wird dabei Energie in Form von Wärme frei. Diese Wärmeenergie lässt sich exakt messen, indem man den Temperaturanstieg des Wassers misst, in dem der Behälter steht. Die Menge der Energie, die den Draht zum Glühen brachte, wird davon abgezogen.

Man vergleicht also allen Ernstes unseren Darm mit seiner Verdauungstätigkeit mit einem Metallzylinder mit Glühdraht. Unser Körper ist kein Ölofen, in dem ein Feuerchen brennt, das der Warmwasseraufbereitung dient. Der Organismus kann die zugeführte Nahrung nur in dem Masse nutzen, wie er sie auch verdauen kann. Unverdauliches fällt hinten wieder heraus. Diese ganzen Kalorien- und Joulezahlen sind lediglich eine weitere Gängelung des Geistes, die wiederum darauf abzielt Sie in eine Abhängigkeit zu führen. Diesmal könnten sich die Vertreter der Theorie Weight-Watcher nennen oder sich der Brigitte-Diät verschrieben haben. Wir halten sie als Grundlage für die Berechnung des Energiebedarfs des Menschen für absolut ungeeignet. Wie konnte die Menschheit ohne diese unseligen Tabellen bis heute überhaupt überleben? Ganz einfach mit einem Gefühl, dem Hungergefühl. Es taucht auf, wenn der Körper Nahrung braucht. Die Evolution musste Rückkoppelungssysteme entwickeln, die das Überleben unter allen Umständen sichern. Wenn das nicht funktioniert hätte, gäbe es die Menschheit längst nicht mehr. Aufgabe solcher Rückkoppelungsmechanismen ist es, die Nahrungsaufnahme sowie deren Speicherung und Freigabe zu regulieren. Diese Mechanismen sind uralt und arbeiten sehr zuverlässig, gerade weil sie sich unserem bewussten Willen entziehen. Ein gesunder Appetit steuert, wann und wieviel wir essen. Wenn wir diesen Mechanismus verstanden haben, können wir auch dafür sorgen, dass der Körper das bekommt, was er braucht. Und dass er nur dann den Hunger meldet, wenn er etwas braucht. Wie das geht, wird im Kapitel über die Kohlenhydrate beschrieben.

Aus all diesen Gründen werden Sie bei der Anleitung zum Schaub Gesundsystem selten Mengenangaben finden. Der Volksmund sagt sehr treffend: Die Kost des Schmieds zerreisst den Schneider. Die Betroffenen sollen wieder spüren lernen, wie viel Nahrung sie brauchen und wann sie genug gegessen haben. Dann erübrigt sich die ganze Kalorienzählerei.

Vitamine, die Lebenselixiere oder «Das Geschäft mit nutzlosem Zeug»

Eigentlich könnten wir Ihnen und uns dieses Kapitel ersparen. Das aus dem schlichten Grund, dass Vitamine in der menschlichen Ernährung nur eine sehr, sehr untergeordnete Rolle spielen. Genau gesagt eigentlich gar keine, wenn der Mensch seiner evolutionsgemässen Ernährungsform folgen würde. Da man die ganze westliche Welt aber seit über 80 Jahren erfolgreich einer Gehirnwäsche unterzogen hat, bleibt uns nichts anderes übrig als diese für die meisten unter Ihnen unverständliche Thema, breit zu schlagen. Bitte entschuldigen Sie diese Bemerkung, aber auf den Punkt gebracht verhält es sich genau so. Nicht einmal Ernährungsberaterinnen wissen genau, was für eine Substanz sich in der Regel hinter einem Vitamin verbirgt. Geschweige denn was seine biologische Funktion ist.

Jedes Kind weiss, der Mensch braucht Vitamine, um gesund zu bleiben. Vitamine machen aktiv, erhalten jung, fördern die Potenz und verleihen uns eine samtene Haut. Ohne sie altern wir vorzeitig, unsere Blutgefässe werden spröde, und wir werden Opfer von freien Radikalen. Seit man Vitamine kostengünstig synthetisch herstellen kann, haben diese Substanzen wundersame, ja nahezu medikamentenähnliche, lebensverlängernde, verschönernde und verjüngende Wirkung bekommen. Mit Vitaminen aufgepeppt werden selbst minderwertige Nahrungsmittel zu gesunden Produkten. Sogar die Milch, die bis anhin ausreichte, damit Kälber gross und stark werden, wird vitaminisiert angeboten. Den Göttern in Weiss sei Dank, können wir die Natur doch noch besser machen.

Die Werbung sagt uns täglich, wir nähmen zu wenig Vitamine zu uns – viel zu wenig! Weil wir zu wenig Vitamin C bekommen, sind wir ständig erkältet. Der Grund dafür, dass wir uns schlapp und müde fühlen, ist sicher der Mangel an B-Vitaminen, und weil wir zu wenig Vitamin E haben, droht uns der Herzinfarkt und so weiter und so fort. Die Industrie hat schnell entdeckt, dass mit Vitaminpräparaten, vitaminisierten Bonbons und aufgepeppten Joghurts und Fruchtsäften ein Riesengeschäft zu machen ist. Heute, wo wir an 365 Tagen im Jahr frisches Obst kaufen können, ja selbst Erdbeeren im Dezember bekommen, sollen wir Vitaminmangel haben? Wie konnten unsere Vorfahren bloss die Eiszeiten überleben wo es nur Mammuts zu essen gab? Ob sie wohl geschwächt vor sich hinvegetiert und ausgemergelt und entvitaminisiert auf das erlösende Ende gewartet haben?

Wenn wir den Vitamintheorien etwas auf den Zahn fühlen und in der Vergangenheit graben, tritt Erstaunliches zu Tage. Begonnen hat die Geschichte Anfang des 17. Jahrhunderts, als in Japan die Krankheit Beri-Beri auftrat und viele Menschenleben forderte. Die Symptome von Beri-Beri sind Gewichtsverlust, Appetitlosigkeit, Herzbeschwerden bei geringster Anstrengung, Brennen und Kribbeln in den Füssen, Konzentrationsschwäche und Reizbarkeit. 1860 war ein Drittel der japanischen Marinesoldaten davon betroffen. Man erkannte, dass die Krankheit etwas mit dem Essen zu tun haben musste. Denn immer, wenn Reis durch andere Nahrungsmittel ersetzt wurde, verschwand Beri-Beri wieder. Um 1890 untersuchte der holländische Arzt Christian Eijkman die Ursache der Krankheit. Die Hühner des Wissenschaftlers bekamen die Essensreste des nahe gelegenen Spitals verfüttert. Sie wurden krank und bekamen Nervenentzündungen, die Eijkman als Beri-Beri interpretierte. Das Krankenhausessen bestand mehrheitlich aus gekochtem weissem Reis. Bekamen die Vögel ungeschälten Reis, verschwanden die Symptome innert weniger Tage. Er suchte nach der Substanz in der Reiskleie und fand einen Stoff, den er Vitamin B1 nannte. Die Vitamine waren entdeckt. Man übertrug die Wirkung des Stoffes, den man im Hühnerfutter festgestellt hatte, auf den Menschen. Seither wird die Ansicht vertreten, polierter Reis und Weissmehl verursachten einen Mangel an Vitamin B1 (Lit. 24). Aufgrund der Beobachtungen vor über 100 Jahren werden heute noch Vollreis und Vollkornbrötchen empfohlen.

Wenn Beri-Beri tatsächlich eine Vitamin B1-Mangel-Krankheit wäre, müssten die Symptome mit dem Verabreichen dieses Vitamins verschwinden. Professor Elmadfa von der Universität Wien und Professor Leitzmann von der Universität Giessen geben jedoch an, dass die Verabreichung von Vitamin B1 Beri-Beri nicht zufriedenstellend heilt (Lit. 24).

Fünfzig Jahre später fand ein japanischer Forscher heraus, dass nicht der ungeschälte Reis das Problem war, sondern ein Gift, das von einem Schimmelpilz stammte. Dieser entsteht auf schlecht gelagertem Reis. Das Schimmelpilzgift Citreoviridin wurde als Ursache von Beri-Beri identifiziert, trotzdem hält sich die Vitamin B1-Mangel-Hypothese hartnäckig. Heute wird Vitamin B1 als Mittel gegen Abgeschlagenheit, Müdigkeit, Nervenentzündungen, Depressionen und Gereiztheit verkauft, obwohl nie ein Zusammenhang zwischen diesen Befindlichkeitsstörungen und einem Vitamin B1-Mangel hat hergestellt werden können (Lit. 24).

Beri-Beri ist nicht das einzige Beispiel. So dachte man, dass die Krankheit Pellagra (kranke Haut) durch einen Mangel an Niacin (Vitamin B3) verursacht werde. Aber auch da war es ein Pilzgift, nämlich T2-Toxin, das in verdorbenem Mais entsteht. Dieses Gift stört den Niacin-Stoffwechsel. Zudem wird Niacin vom Körper selber hergestellt und ist damit per definitionem kein Vitamin mehr. Vitamine sind nämlich nur Substanzen, die der Körper nicht selber herstellen kann und die von aussen zugeführt werden müssen. Wenn Ihnen also jemand Niacin verkaufen will, können Sie dankend ablehnen, Ihr Körper produziert es frei Haus. Sie können jedoch zu viel davon einnehmen. Die Symptome, die Sie sich damit einhandeln können, sind Gelbsucht durch Leberfunktionsstörungen, Hitzegefühle, starker Juckreiz, Quaddelbildung, Herzrhythmusstörungen und Nervosität. Ihr Körper kann sich zudem verfärben wie bei einem Sonnenbrand (Lit. 24).

Einen unüberbietbaren Helden-Status hat dank dem zweifachen Nobelpreisträger Linus Paulin Vitamin C (Ascorbinsäure) erreicht. Ohne Vitamin C erkrankt der Mensch angeblich an Skorbut. Eine Krankheit, die früher die Seefahrer bekamen, wenn sie sehr lange auf hoher See waren und wochenlang kein frisches Gemüse oder Obst verzehrten. 1933 definierte der ungarische Wissenschaftler Albert Szent Györgyi das Vitamin C als verantwortliche Substanz in den Zitrusfrüchten und der Paprika. Seither wird Vitamin C in Pulverform als genauso wirksam angesehen. Die Crux ist wiederum, dass man mit Ascorbinsäure (dem Pulver) keinen Skorbut heilen kann. Im September 1995 veröffentlichte das Fachblatt aktuelle Medizin folgenden Artikel: *«Das Vitamin C wurde bis jetzt als eine für die schwangere Frau harmlose Substanz aufgefasst, deren Einnahme man ihr sogar empfahl. Anlässlich des 5. Internationalen Pharmakologenkongresses in San Francisco wurde in Vorträgen von amerikanischen Wissenschaftler jedoch auf die Gefahren des Vitamin C hingewiesen: Man hat nachweisen können, dass es bei 16 von 20 schwangeren Frauen, die an drei aufeinanderfolgenden Tagen je sechs Gramm Vitamin C eingenommen hatten zu einer Fehlgeburt gekommen war. Bei Tierversuchen konnten die gleiche Beobachtung gemacht werden. Ratten die zwischen dem 7. und 14. Tag der Trächtigkeit mit Vitamin C behandelt werden, verwerfen in 100 Prozent der Fälle.»* Und was tun Ärzte und Gynäkologen? Sie verordnen frisch und fröhlich Vitamin C-haltige Präparate an Schwangere. Die Leute haben keine Ahnung mit welchen Substanzen sie herumfunktionieren. Und das ist das Problem. Man sagt ihnen, sie gehörten zur geistigen Elite des Landes und seien am besten ausgebildet. Damit denken sie nicht mehr über das eigene Handeln nach und fressen alles, was aus ihrer Kaste kommt. Naja, die Fortpflanzungsmedizin freut sich sicher über die frühzeitigen Aborte. Da gibt's was zu tun.

Die Lotterie mit den Vitaminmengen

An dieser Stelle lohnt es sich vielleicht einmal genauer hinzusehen, wie die empfohlenen Vitaminmengen zustande kommen. Es ist bemerkenswert, dass diese starke, nationale Unterschiede aufweisen. Die Mengenangaben stammen immer von staatlichen Stellen, sind also quasi immer wissenschaftlich sakrosankt und universitär abgesichert: Da braucht ein Amerikaner 60 mg Vitamin C pro Tag, für den Engländer genügen 30 mg, einem Franzosen werden 80 mg zugesprochen, seinem Nachbarn, dem Italiener, 45 mg und die Deutschen, Schweizer und Österreicher haben sich 2001 auf 100 mg pro Tag geeinigt (Lit. 24). Sie sehen, es gibt beträchtliche Unterschiede. Seltsam, nicht? Dies liegt aber in der Natur der Sache, wie wir gleich sehen werden.

Wie die einzelnen Zahlen der sehr detaillierten Empfehlungen entstehen, gehört zu den am besten gehüteten Geheimnissen der Ernährungswissenschaft. In den USA gibt man mittlerweile zu, die Zahlen auf der Basis von Annahmen festzulegen. Wie bitte, Annahmen? Ja, Sie haben richtig gelesen. Man weiss nicht genau, wie viele Vitamine der Mensch tatsächlich braucht. Was da als exakte Tabelle daherkommt, ist aufgrund von Spekulationen entstanden. Man nimmt an, dass der Mensch über einen Vitaminspeicher verfügt, der ständig überlaufen sollte, damit sicher genug vorhanden ist. Das Gewebe soll mit Vitaminen getränkt sein. Dann wird noch ein Sicherheitszuschlag dazugegeben. Zum Schluss trifft man sich an so genannten Einigungskonferenzen. Meistens werden diese von jemandem gesponsert, der Interesse daran hat, dass die Zahlen etwas höher ausfallen. So werden Empfehlungen herausgegeben.

Das im hohen Masse Ungenaue an diesen Empfehlungen können wir sogar den Schriften der Vitaminanbieter selbst entnehmen. So bestätigt der Chemiekonzern Roche, dass sich der «Vitaminbedarf nur annäherungsweise ermitteln lässt». Selbst in ausgedehnten Tierversuchen können die Resultate «nur für die speziellen Umstände des jeweiligen Experimentes gelten». Was für Tiere schon höchst unsicher ist, wird für den Menschen zur reinen Spekulation: «Beim Menschen lassen sich Vitaminbedarfszahlen nicht mit derselben Sicherheit angeben wie beim Tier.» (Lit. 24).

Damit wird auch verständlich, warum die Zahlen in den verschiedenen Ländern so stark schwanken. Sie sind abhängig davon, wer gerade auf dem Sessel sitzt und über den Daumen peilt. Die Frage, wie viele Vitamine der Mensch braucht, lässt sich also nicht so einfach beantworten. Dass die Speicher überquellen sollten, ist eine Annahme, die keinen Sinn macht. Schliesslich soll der Fettspeicher auch nicht überquellen. Fett ist auch eine Substanz, die wir zum Leben brauchen. Wieso gilt gerade das bei Vitaminen als optimal, was beim Fett verpönt ist?

Es ist ohnehin fragwürdig, dass man diesen Substanzen Unbedenklichkeit attestiert. Ist ein wenig davon gesund, dann ist viel davon offenbar noch gesünder und noch mehr ganz sicher unbedenklich. Was für eine Übertreibung! Mittlerweile wird die oben genannte Ascorbinsäure in der Lebensmittelindustrie als sogenanntes Antioxidativum zur Haltbarmachung von Lebensmitteln eingesetzt. Die Hausfrau nutzt sie ebenso, wenn sie Zitronensaft über den geriebenen Apfel träufelt, damit er sich nicht braun verfärbt. Worauf ich hinauswill ist: Angenommen, Sie nehmen ihre morgendliche Dosis von 100 mg Vitamin C in Form von Pillen ein und trinken den obligaten Orangensaft. Über den Tag verteilt trinken Sie eine Flasche (0,7 l) Multivitaminsaft, der 280 mg Vitamin C enthält. Zudem gibt es Gemüse, die schon von Natur aus Vitamin C enthalten. Wenn Sie vor dem zu-Bett-gehen sich noch ein paar Chips gönnen, deren Antioxidativum Ascorbinsäure ist, so kommen Sie auf Mengen an Vitamin C, wie sie in der Natur niemals vorkommen. Denken Sie wirklich, dies sei gesund? Der Schutz vor Infekten durch hohe Dosen Vitamin C ist übrigens nie bewiesen worden. Eines ist hingegen sicher: Vitamin C in hohen Dosen eingenommen blockiert das Vitamin B12. Dieses benötigen wir für die Blutbildung. In der Fachliteratur wird darüber berichtet, dass das Vitamin C das Vitamin B12 blockiert. Vitamin C als unbedenklich zu erklären, weil es wasserlöslich ist und wieder über die Nieren ausgeschieden wird, ist ein untaugliches Argument. Rattengift ist auch wasserlöslich (Lit. 24).

In unserer Praxis werden wir öfter gefragt, wie man denn zu Vitamin B12 komme, wenn man keine Vollkornprodukte essen solle, da sei doch besonders viel davon drin. Vitamin B12 benötigen wir zur Blutbildung. Es wird als so genannter extrinsischer Faktor bezeichnet. Während der Reformbewegung in den 50er und 60er Jahren stellte man fest, dass Langzeit-Vegetarier, insbesondere Veganer, die überhaupt keine tierischen Nahrungsmittel essen, eine perniziöse

Anämie bekommen. Das ist eine Blutarmut aufgrund eines Vitamin B12-Mangels. Im Pflanzenreich kommt dieses Vitamin nämlich gar nicht vor. Von dem Moment an, wo diese Menschen Fleisch essen, haben sie kein Problem mehr mit der Vitamin B12-Versorgung.

Auf der Suche nach einem vegetarischen Nahrungsmittel, das besonders viel Vitamin B12 enthält, ist man angeblich auf die Schale von Getreidekörnern gestossen. Auch im Sauerkraut und in der Spirulina-Alge glaubte man es zu finden. Das Vitamin B12 in den pflanzlichen Nahrungsmitteln entpuppte sich aber als optische Täuschung. Es sieht zwar dem echten ähnlich, bewirkt aber genau das Gegenteil: Es blockiert das Vitamin B12. Dennoch glaubt man heute immer noch, durch den Verzehr von Getreide könne man den Mangel ausgleichen. Wer schon einmal versucht hat, Körner roh zu essen, stellt fest, dass sie erstens scheusslich schmecken und zweitens mit unserem Kauapparat fast nicht zu bewältigen sind. Der Grund dafür ist, dass die Schale aus Silizium-Verbindungen besteht und diese sehr, sehr hart sind. Um sie zu zerkleinern, braucht es ein stabiles Mahlwerk. Eine Vitamin B12-Mangel-Anämie lässt sich mit dem Verzehr von Vollkornprodukten weder verhindern noch kurieren, weil gar kein Vitamin B12 darin enthalten ist. Auch mit Sauerkraut und Spirulina lässt sich eine Vitamin B12-Mangel-Anämie nicht beheben. Ein saftiges Steak schafft das schon.

Zusammenfassung zu den Vitaminen

Diese Erläuterungen zu den Vitaminen sind nur ein kleiner Teil der Wahrheit. Die Liste der Lügen, bewussten Fehlinformationen und Halbwahrheiten liesse sich beliebig verlängern. Verstehen Sie den Mechanismus der Manipulation jetzt? Man lenkt Ihre Aufmerksamkeit auf ein paar nutzlose Vitamine. Und sie glauben, Ihre Beschwerden kämen daher und Sie würden halt immer noch viel zu wenig Vitamine zu sich nehmen. Aus diesem Grunde seien Sie krank und würden immer kränker. Damit sind Sie und Ihr Kopf vollauf damit beschäftigt an den Vitaminen herum zu studieren und kommen somit nie auf eine taugliche Lösung Ihres Problems. Ihr immer schlechter werdender Gesundheitszustand wird zu einem sich selber multiplizierenden und unterhaltenden Verkaufsmotor für Vitaminpräparate. Im Buch «Prost Mahlzeit, krank durch gesunde Ernährung» von Udo Pollmer (Lit. 24), das hier mehrheitlich als Quelle dient, ist dieses Thema viel eingehender abgehandelt. Es würde den Rahmen dieses Werkes sprengen, auf alle Punkte einzugehen.

Abschliessend lässt sich sagen: Gesundheit lässt sich ganz sicher nicht mit Vitaminpräparaten herbeiführen, die in überhöhten Dosen geschluckt werden. Auch ist noch zu wenig über mögliche Nebenwirkungen dieser Substanzen bekannt. Der Körper braucht viel mehr zum Leben. Unser Organismus funktioniert erst durch das Zusammenspiel aller Wirkstoffe. Isolierte Zusätze fördern Fehlernährung und ungesunde Lebensweisen. Vitaminzusätze sind ein Geschäft mit der Gesundheit und dem schlechten Gewissen, ganz nach dem

Motto: Gestern habe ich zu viele Süssigkeiten gegessen, heute nehme ich dafür die doppelte Ration Vitamine. So funktioniert unser Organismus nicht. Gesundheit lässt sich nicht kaufen.

Mineralstoffe

In den letzten Jahren sind die Mineralstoffe weit hinter den Vitaminen zurückgeblieben, obwohl sie eigentlich für unseren Organismus bedeutungsvoller sind. Sie sind lebenswichtig und dienen als Strukturelemente im Organismus. Zum Beispiel bestehen unsere Knochen zu über 90 % aus Mineralstoffen. Zudem sind die Mineralien an verschiedensten Zellfunktionen beteiligt. Es kann Sinn machen, für eine Weile die Mineralstoffe zu substituieren (zuzuführen). Dies sollte jedoch mit Präparaten geschehen, die ohne Milch- respektive Fruchtzucker als Trägersubstanz auskommen.

Wenig Kochsalz?

Bluthochdruckpatienten wird nahegelegt, kochsalzarm zu essen. Würzen, aber nicht salzen, heisst die Devise. Selbst wenn wir keine Probleme mit dem Blutdruck haben, wird uns geraten, wenig Salz zu konsumieren. Eine tägliche Kochsalzmenge von fünf Gramm wird als ausreichend angesehen. Das ist die Hälfte der Salzmenge, die die meisten Menschen zurzeit verzehren. Ausgerechnet Salz, das Nahrungsmittel schmackhaft macht, soll ungesund sein. Früher wurden Kriege wegen Salz geführt, die Steuern damit bezahlt, und es gab eigens Salzhäuser, wo die wertvolle weisse Substanz zusammen mit Gold sicher und trocken gelagert wurde. Ohne Salz schmeckt das Essen fad. Kochsalz ist Natriumchlorid, also eine Verbindung zwischen Natrium und Chlorid. Beide Substanzen sind für den Organismus essentiell (unentbehrlich). Jede Aktion einer Körperzelle löst ganze Ströme von Natrium-Ionen aus. Zur Herstellung des Magensaftes brauchen wir erhebliche Mengen Chlorid. Im Gegensatz zu den Vitaminen sollen wir nun eine Substanz, die nahezu an jedem Zellvorgang beteiligt ist und uns hilft, den Wasserhaushalt in den Nieren aufrechtzuerhalten, meiden wie der Teufel das Weihwasser. Eine erstaunliche Logik. Man vermutet, dass zu viel Kochsalz das Ansteigen des Blutdrucks begünstigt. In einer weltweiten Studie mit 10 000 Personen in über 32 Ländern kam man jedoch nicht zu einem eindeutigen Ergebnis. Aus den Daten dieser Intersalt-Studie geht hervor, dass die Beziehung zwischen Kochsalzaufnahme und Bluthochdruck, wenn überhaupt, sehr schwach ist. Man fand keine relevante Beziehung zwischen Kochsalz und Blutdrucksteigerung (Lit. 24). Die Ursachen für zu hohen Blutdruck sind angeblich immer noch unbekannt. 90 % sind idiopathisch, das heisst, die Medizin weiss nicht, warum er zu hoch ist. Die Ursachen sind jedoch jedem Heilpraktiker bekannt. Es sind Angst und Stress, die den Blutdruck steigen lassen. Aber das ist zu einfach. Vor allem kann damit kein Geld verdient werden. Ein Zusammenhang mit dem Kochsalzkonsum ist reine Spekulation.

Freuen Sie sich also, das Leben ist doch nicht so fad, wie Sie bis anhin glaubten. Wir gehen dem zu hohen Blutdruck, und was Sie dagegen unternehmen können, beim Thema der Kohlenhydrate nach.

Eisen, der Stoff, der hart macht?

Wer kennt es nicht, das Loblied auf das Eisen? Eine Substanz, die der Körper braucht um den roten Blutfarbstoff, das Hämoglobin, zu bilden, damit der Sauerstoff mit den roten Blutkörperchen transportiert werden kann. Haben wir zu wenig davon, werden wir müde, bleich, schlapp und blutarm. Wir brauchen viel Eisen im Wachstum, beim Sport, wenn wir krank sind oder die Frauen, wenn sie Kinder bekommen. Besonders bei Infektionen und in der Schwangerschaft beobachtet man ein Abfallen des Eisenspiegels im Blut. Ausgerechnet die Schwangeren werden von der Natur arg gebeutelt. Da fällt ein Wert unter die Norm, und das wird dann als pathologisch (krankhaft) bezeichnet. So einfach ist das nicht! Wie so oft im Leben – in diesem Falle: im Tode – kommt uns Kommissar Zufall zu Hilfe.

Professor McFarlane berichtet aus Nigeria von einer sehr betrüblichen Beobachtung. Dort wurden Kinder, die an der Krankheit Kwashiorkor litten, mit einem Eisen-Vitamin-Cocktail behandelt: mit verheerendem Resultat. Die Kinder starben, kurz nachdem sie das Präparat bekommen hatten. McFarlane warnt aufgrund dieser Beobachtung: «Jedes Ansteigen des freien Serumeisens kann zu einer lebensbedrohlichen Infektion und zum Tode führen. Der Grund dafür ist darin zu finden, dass auch Krankheitserreger ziemlich viel Eisen brauchen, um sich zu vermehren. Der Körper schützt sich vor Infektionen, wenn er den Serumeisenspiegel senkt.» (Lit. 24)

Wir finden solche Mechanismen oft in der Natur. Das Absinken des Eisenspiegels in der Schwangerschaft ist das kleinere Übel als eine Infektion. Nur hat die Natur nicht mit übereifrigen Pillenverkäufern gerechnet, die zwar Zahlenwerte lesen können, aber nicht viel Verständnis für biologisch sinnvolle Mechanismen haben. Sollten Sie Ihre Kinder jemals wegen der Eisenversorgung gezwungen haben, Spinat zu essen, dann sollten Sie sich jetzt bei ihnen entschuldigen. Spinat enthält nämlich nur 3 mg Eisen pro 100 g. 1909 passierte beim Abschreiben einer Tabelle ein Kommafehler, deswegen wurde der Eisengehalt 50 Jahre lang mit 30 mg angegeben. Der Irrtum wurde 1962 festgestellt, doch die Botschaft war gestreut und ist heute noch in den Köpfen der Konsument(inn)en. Weil sich ein Nahrungsmittel, das nur wenige Leute wirklich mögen, besser verkauft, wenn ihm ein gesundheitlicher Wert unterstellt wird, hat man diesen Schreibfehler vertuscht und Spinat werbetechnisch mit der Figur Popeye vermarktet. Die wenigsten Menschen wissen jedoch, dass Spinat viel Oxalsäure enthält. Diese ist sehr aggressiv und greift innert Sekunden die Zähne an (Lit. 14). Sie können das spüren, wenn Sie ein rohes Spinatblatt kauen: Man bekommt auf den Zähnen ein pelziges Gefühl. In diesem Falle wird der Zahnschmelz von den Oxalsäuren aufgeweicht und ihm die Mineralstoffe entzogen. Wenn dies bei Ihnen der Fall sein sollte, müssen Sie Ihre Zahnbürste stehen lassen, sonst greift sie eines Tages ins Leere weil sie sich den aufgeweichten Zahnschmelz abgeschabt haben. Dadurch werden Ihre Zähne schutzlos.

Macht Kalzium wirklich starke Fingernägel?

Bleiben wir noch einen Moment bei den Mineralstoffen. Wenn die Fingernägel brüchig sind, sieht man darin ein klares Indiz für einen Kalziummangel. Nägel enthalten jedoch entgegen der landläufigen Meinung gerade mal 0,03 % dieses Minerals. Aber wen stört das schon, Hauptsache es dient als Verkaufsargument. Die Zehen- und Fingernägel verdanken ihre Stabilität dem Keratin. Es ist der Hauptbestandteil der verhornten Substanz, ein stabiler und trotzdem elastischer Eiweissstoff. Wenn sich Ihre Fingernägel verbiegen und den Dienst beim Öffnen von Dosen verweigern, ist dies nicht auf zu wenig Kalzium oder Kieselsäure zurückzuführen, sondern auf einen Eiweissmangel.

Es stimmt schon, dass unsere Knochen ziemlich viel Kalzium enthalten. Aus diesem Grund wird Frauen geraten, viele Milchprodukte zu konsumieren, um der Osteoporose vorzubeugen. Aber nur in unseren Breitengraden, bei unseren Temperaturen und technischen Möglichkeiten kann eine Milchverarbeitung überhaupt stattfinden. In wärmeren Gegenden ist es problematischer. Zudem vertragen nur wir Nordlichter Milch, und dies auch nur, wenn keine Milchzuckerunverträglichkeit (Laktoseintoleranz) besteht. Je tiefer wir in den Süden gehen, desto weniger wird Milch vertragen. Dennoch haben Völker, die keine Milch oder Milchprodukte konsumieren, nicht häufiger Osteoporose. Auch Eskimos müssten hochgradig Knochenzerfall aufweisen, das tun sie aber nicht. Milchprodukte stehen ihnen nicht zur Verfügung, und sie haben weniger Sonnenlicht als wir. Unser Körper stellt mit Hilfe von Sonnenlicht Vitamin D her. Nun, das Vitamin D steuert den Kalziumstoffwechsel. Es fördert die Kalziumaufnahme im Darm, den Einbau von Kalzium in die Knochen und das Zurückhalten von Kalzium in den Nieren, damit es nicht mit dem Urin ausgeschwemmt wird. Es hat daher eher Hormon- als Vitamincharakter. Man nimmt an, dass genügend Kalzium wie auch Vitamin D vorhanden sein müssen, um Knochenschwund zu vermeiden. Da das Vitamin D aber vom Körper selber hergestellt wird, ist es per Definition kein Vitamin mehr. Vitamine sind Substanzen, die der Körper nicht selber herstellen kann und die deshalb von aussen zugeführt werden müssen. Also auch hier: Wenn ihnen jemand Vitamin D3 verkaufen will, dann ist das fauler Zauber. An dem kann der Kalziummangel nicht liegen. Sparen Sie sich das Geld und lesen sie im Kapitel Säure-Basen, woher der Mineralstoffverlust kommt. Ach ja, die Eskimos erhalten ihr Vitamin D aus dem Fett der Fische, die sie essen.

Der Cholesterinspiegel als Risikofaktor für Herzinfarkt

Wenn wir schon beim Thema Prophylaxe sind, dann müssen wir zwangsläufig auf den Cholesterinspiegel zu sprechen kommen. Auch hier ist ein interessantes Phänomen zu beobachten. Die meisten Menschen kennen das Wort Cholesterin und assoziieren diesen Stoff mit Begriffen wie «schädlich» und «todbringend». Ein erhöhter Cholesterinspiegel wird gleichgesetzt mit dem Herannahen des letzten Stündchens. Ist der Cholesterinwert erhöht, ist der Herzinfarkt nicht weit, so wird uns gedroht. Diese Substanz ist so gefährlich, dass sie mit allen Mitteln aus der Blutbahn entfernt werden muss. Sind Sie über 50 Jahre alt und gehen zu Ihrer jährlichen Kontrolluntersuchung zum Arzt, dann kann mit an Sicherheit grenzender Wahrscheinlichkeit passieren, dass Sie sich eigentlich wohl fühlen bis zu dem Moment, in dem die Laborwerte vorliegen. Dann offenbart Ihnen der Arzt mit ernster, ja unheilvoller Mine, weil Ihr Cholesterinspiegel erhöht sei, stünden Sie hart an der Grenze zum Herzinfarkt. Von nun an müssen Sie nach Diät leben und Medikamente einnehmen bis an Ihr Lebensende – unausweichlich – Ultima Ratio. Es lohnt sich sicher, einmal genauer zu betrachten, was uns das Blut in den Adern gefrieren lässt, wenn das Thema aufs Tapet kommt, und was es mit dem Cholesterin tatsächlich auf sich hat.

Die Cholesterin-Angst

Kaum eine Ernährungshypothese hat den Speisezettel ernährungsbewusster Konsument(inn)en in den letzten vier Jahrzehnten stärker beeinflusst als die Angst, ja viel mehr Panik, vor zu einem zu hohen Cholesterinspiegel. Margarine statt Butter, wenig Rahm und Eier, dafür Halbfettkäse und entrahmte Milch, Magerquark, mageres Fleisch, Kochgeräte für eine fettarme Speisezubereitung – das waren die Leitsätze der Ernährungsspezialisten. Die Medizin weigert sich, diesbezügliche Berichtigungen zu veröffentlichen, denn das nachfolgende Zitat stammt aus einem Bericht des bereits 1977 in Hamburg durchgeführten Symposiums «Fette und Infarktrisiko» (Coop Zeitung Nr. 6, 10.02.1983):
«Wir müssen die Fetthypothese aufgeben, denn sie hat uns in der Arterioskleroseforschung keinen Schritt weitergebracht, und wir müssen auch den Mut haben, der Bevölkerung einzugestehen, dass wir zwanzig Jahre lang falsche Ernährungsratschläge gegeben haben. Wir müssen den Leuten wieder die Angst vor dem Verzehr von Butter, Eiern und Fleisch nehmen, Nahrungsmitteln, die jahrtausendelang gesund waren und es noch immer sind.»Doch weitere 25 Jahre später wird noch immer behauptet, dass Cholesterin die Blutgefässe,

die das Herz ernähren, verstopfe und die Cholesterineinlagerungen durch den Verzehr von tierischem Fett verursacht würden.

Worum geht es. Das Herz ist ein sehr empfindlicher Muskel, der auf eine konstante Sauerstoffversorgung angewiesen ist. Verschliessen sich die Blutgefässe, die zum Herzen führen (Koronargefässe), stirbt der Herzmuskel ab. Das nennt man Herzinfarkt. Wir verfügen über mehrere Koronargefässe, und oft sind bei einem Infarkt nur Teile des Herzens betroffen. Ist es nur ein kleiner Teil, kann das Herz weiter funktionieren, man hat Glück und überlebt den Infarkt. Ist ein zu grosser Teil betroffen, dann stirbt der Mensch, weil das Herz irreparabel Schaden genommen hat und kein Blut mehr zum Hirn pumpt. Auf der Suche nach Erklärungen für den Verschluss der Herzkranzgefässe hat man zahlreiche Experimente angestellt. Im Tierreich ist dieses Krankheitsbild nahezu unbekannt, weshalb man keine Experimente zur Behandlung des Infarkts an Tieren machen kann. Man müsste Tiere zuerst einmal an diesem Krankheitsbild der verstopften Blutgefässe erkranken lassen, damit man mit einer Behandlung experimentieren könnte die sich dann auf den Menschen übertragen lässt. Andersherum: Man versucht in der Wissenschaft, das gleiche Krankheitsbild bei Tieren hervorzurufen, um dann die Therapie als auch die Empfehlungen für eine mögliche Prophylaxe beim Menschen zu entwickeln.

Es war einmal in Russland ...

Begonnen hat alles vor ca. 120 Jahren im zaristischen Russland. Man verfütterte grosse Mengen Eigelb und Hirn an Kaninchen. Bei diesem Fütterungsversuch stieg das Serumcholesterin der Tiere innerhalb einer Woche dramatisch hoch an, weit über die Werte hinaus, die normalerweise beim Menschen angetroffen werden. Man hat die armen Tiere regelrecht mit Cholesterin vergiftet. Kaninchen sind Nager, und die leben in der Regel von Pflanzen. Gefressen haben Tiere das cholesterinreiche Futter aus purer Not. Jegliche andere Nahrung wurde ihnen vorenthalten, so dass ihnen nichts anders übrig blieb um nicht zu verhungern. An den Arterienwänden der bedauernswerten Kreaturen lagerte sich Fett ab. Hinzu kommt, dass Kaninchen normalerweise keine Eier und kein Fleisch, also keine cholesterinhaltige Nahrung fressen und damit ihr Stoffwechsel hoffnungslos überlastet wurde. Kaninchen können in freier Natur niemals an solche Mengen Cholesterin gelangen.

Dieser irrige Versuch verleitete zur Annahme, dass der Verzehr von Fett, besonders von tierischem Fett, beim Menschen zu einem erhöhten Cholesterinspiegel und damit zu Arteriosklerose der Herzkranzgefässe führe und so über kurz oder lang zum Verschluss derselben (Lit. 24).

Empfehlungen für die Prophylaxe des Herzinfarktes und zur Senkung des Blutcholesterinspiegels waren der Ursprung der Lipid-Theorie. Diese wurde in den Sechzigerjahren erweitert um die Theorie, dass mit ein- und mehrfach ungesättigten Fettsäuren, die aus Pflanzen stammen, sprich Pflanzenöle hohe Cholesterin- und Blutfettwerte gesenkt werden könnten und sie somit Schutz vor dem Herztod böten.

Nun sind aber in den gefässverschliessenden Innenwand-Zellwucherungen des Menschen keine nennenswerten Cholesterinmengen zu finden. In den Gefässeinlagerungen beträgt der Cholesterinanteil beim Menschen nur gerade 1% (Lit. 25). Also ist die Theorie, dass das gegessene Cholesterin die Herzkranzgefässe verstopft, so richtig wie die Theorie, die Erde sei eine Scheibe. Spätestens hier sollten wir stutzig werden, denn wenn die Hirnsubstanz einen hohen Cholesterinanteil hat, kann der Stoff so schlecht nicht sein.

Cholesterin ist gar kein gefährlicher Stoff, wie man uns immer glauben machen will. Es ist so wichtig für den Körper, dass er es selber herstellt. 80–90% des Cholesterins in Ihrer Blutbahn wird von Ihrem eigenen Organismus in der Leber produziert. Cholesterin ist ein elementarer Baustein aller Körperzellen und für unseren Stoffwechsel, die Verdauungssäfte und Hormonproduktion lebenswichtig. Die Nebennieren bestehen zur Hälfte aus reinem Cholesterin. 20% der Trockenmasse unseres Gehirns besteht aus Cholesterin. Sogar das angeblich vom Cholesterin gefährdete Herz des Gesunden besteht zu 10% aus Cholesterin, ebenso die Lunge. Muttermilch enthält sogar doppelt so viel Cholesterin wie Kuhmilch. Es ist doch eher unwahrscheinlich, dass die Natur das Herz von Säuglingen schädigen möchte. In Tat und Wahrheit können wir ohne Cholesterin gar nicht leben (Lit. 26).

Wo finden wir Cholesterin im Körper und was ist seine Aufgabe?

Auch wenn das ganze im Moment Ihr Verständnis übersteigt, was nicht abwertend gemeint ist, lesen Sie bitte folgende Zeilen aufmerksam durch. Cholesterin ist Bestandteil jeder Zellwand. Es verleiht den Körperzellen Stabilität und schützt die Nerven, und es ist Ausgangsmaterial für die Gallenflüssigkeit. Diese benötigen wir für die Fettverdauung und zur Aufnahme der fettlöslichen Vitamine A, D, E und K. Cholesterin ist der Grundstoff für die meisten Sexualhormone wie Östrogen und auch Testosteron. Es liefert die Grundsubstanzen für Stresshormone und hilft uns, Stress zu bewältigen. Wir benötigen es für den Aufbau des Immunsystems, und es verleiht den Blutzellen Elastizität (Lit. 24). Fragen Sie einmal Ihren Arzt über die physiologische Rolle des Cholesterins im Körper, und sagen Sie ihm, dass Sie es genau wissen möchten. Zuerst werden Sie ein verdutztes Gesicht zu sehen bekommen, dann ein unverständliches Stammeln, bei dem vielleicht noch herauskommt, dass Adrenalin einen Cholesterinring aufweist, und dann höchstens noch ein paar rhetorische Floskeln. Er wird Ihnen keine Antwort geben können. Sind solche Ärzte, liebe Leserin, lieber Leser, Medizinalfachperson? Bekommen Sie von Ihnen Antworten? Wenn nein: wie kommen die dann dazu, Empfehlungen über Substanzen abzugeben, deren physiologische Funktion Sie nicht einmal im Ansatz verstanden haben. Und hier die Antwort auf die Frage, was Cholesterin tatsächlich macht:

Wir Menschen bestehen aus Eiweiss (Proteinen). Diese würden im Wasser aufquellen und ihre räumliche Struktur verlieren, weil sie mit Wasser Bindungen eingehen. Alle Eiweissstrukturen haben eine Cholesterinbindung, die sie im Wasser stabilisiert. Und das ist die Aufgabe des Cholesterins: Es stabilisiert die Hormone in der Blutbahn, es hält die Zellmembran zusammen. Wir würden ohne Cholesterin «zerfliessen». Sie sollten sich weniger darauf verlassen was in den Hochglanzprospekten der Pharmaindustrie steht. Möglicherweise handeln Sie sich mit einem cholesterinsenkenden Medikament mehr Probleme ein, als Sie lösen.

Dennoch beruht zu Beginn des neuen Jahrtausends die von Ancel Keys aufgestellte Lipid- bzw. Cholesterintheorie immer noch auf der simplen Annahme, dass das Cholesterin und die gesättigten Fettsäuren in der Nahrung das Serumcholesterin erhöhen und zu Gefässverschluss führen, und dass durch die Senkung des Cholesterins im Blut die koronaren Herzerkrankungen verhindert werden können.

«Die Hirten von Kenia

Um die Vermutung abzusichern, dass der Verzehr von viel Cholesterin und tierischen Fetten zu Herzinfarkten führt, muss man Menschen suchen, die sehr viel davon verzehren. Wenn die Ernährung der wichtigste Einflussfaktor wäre, müssten diese Menschen ebenfalls hohe Cholesterinwerte haben und genauso oft, wenn nicht öfter an Herzinfarkt sterben wie wir.

Anfang der sechziger Jahre brachte eine Forschergruppe um Prof. George Mann von der Vanderbilt-Universität in Nashville ein fahrbares Labor nach Kenia, um die Massai zu studieren. Prof. Mann hatte gehört, dass die Massai ausschliesslich von Milch, Blut ihrer Rinder und Fleisch leben. Es schien daher keine schlechte Idee, die Fett- und Cholesterin-Theorie im kenianischen Hochland zu testen. Kurz zuvor war Dr. Gerald Sharper von der ugandischen Makerere-Universität mit demselben Ziel etwas weiter nach Norden zu einem anderen Volk gereist: den Samburu.

Die Massai und die Samburu sind schlanke Menschen, die seit vielen Generationen als Hirten leben. Sie kennen den Stress und die Hektik der westlichen Welt nicht, führen auch kein bequemes Leben. Jeden Tag gehen oder laufen sie viele Kilometer mit ihren Herden, immer auf der Suche nach Wasser und Weidegründen.»

Des weiteren erfahren wir: *«Ihre Ernährungsweise ist ziemlich extrem. Ihrer Ansicht nach taugen Gemüse und das, was wir als Ballaststoffe bezeichnen, nur als Viehfutter; sie selbst (zumindest die jüngeren Männer) ernähren sich ausschliesslich von Milch, Fleisch und Blut. Ein männlicher Samburu trinkt – je nach Jahreszeit – 3 bis 10 Liter Milch pro Tag. 10 Liter Milch enthalten ein Pfund Butter. Die Samburu-Männer haben noch nie etwas von Cholesterin gehört und trinken die Milch deshalb nicht entrahmt. Auf diese Weise nehmen sie weit mehr tierisches Fett zu sich als die meisten Menschen in den Industrie-*

nationen. Die Cholesterinzufuhr ist bei den Samburu natürlich ebenfalls sehr hoch, vor allem wenn sie ihre tägliche Milchration noch mit 1–2 kg. Fleisch anreichern. Die Massai trinken «nur» 2–3 Liter Milch pro Tag, Dafür essen sie mehr Fleisch als die Samburu. Ihre Feste sind die reinsten Fleischorgien; Wie Prof. Mann berichtet, sind 2–5 kg Fleisch pro Person nichts Ungewöhnliches. Wenn die Fett- und Cholesterin-Theorie zuträfe, müsste die koronaren Herzkrankheiten in Kenia grassieren wie eine Seuche. Aber die Massai sterben nicht an koronaren Herzkrankheiten – vielleicht würden sie vor Lachen sterben, wenn ihnen jemand von den Kampagnen gegen Lebensmittel erzählte, die Cholesterin und gesättigte Fette enthalten.

Das war jedoch nicht die einzige Überraschung bei der Studie. Prof. Mann hatte exorbitante Cholessterinspiegel erwartet, aber sie waren sehr niedrig. Genau gesagt gehörten die Cholesterinwerte der Massai zu den niedrigsten, die je gemessen wurden. Im Schnitt lagen Sie 50 % niedriger als bei den meisten Amerikanern.»

Zitat von und aus Uffe Ravnskovs «Mythos Cholesterin», Hirzel Verlag Stuttgart, 4. Auflage 2008, Seite 49f. Besten Dank.

Wie Sie also unschwer erkennen können, hängt die Höhe des Cholesterinspiegels in keinster Weise mit der Menge des verzehrten Cholesterins in Zusammenhang. An dieser Stelle möchte ich Ihnen einen Auszug aus dem Buch die Cholesterin-Lüge von Prof. Dr. med. Walter Hartenbach nicht vorenthalten. Prof. Hartenbach war Herzchirurge und führte sogenannte By-Pass Operationen durch. Bei diesen werden die verstopften Blutgefässe am Herzen durch Venen aus dem Oberschenkel ausgetauscht. Prof. Hartenbach untersuchte die verstopften Gefässe, die er herausgenommen hatte und stellte ganz erstaunt fest: Darin war kein Cholesterin zu finden! Danach fragte er einige seiner Kollegen, was sie von der Cholesterintheorie halten. Und das bekam er zur Antwort:

«Übereinstimmende Aussagen von Wissenschaftlern zum Thema Cholesterin: Professor Dr. M. Apfelbaum, Universität Paris; Professor Dr. M. Berger, Universität Düsseldorf, Abteilung Stoffwechsel und Ernährung; Professor Dr. D. Borgers, Wissenschaftszentrum für Sozialforschung, Medizin und Epidemiologie, Berlin; Dr. G. Glaeske, Sprecher des Verbandes der Angestelltenkrankenkassen; Professor Dr. W. Hartenbach, Universität München und Mainz; Professor Dr. J. Holtmeier, Universität Freiburg; Professor Dr. H. Immich, St. Peter-Ording (Fachmann für die Bewertung von Statistiken); Professor Dr. M. Kaltenbach, Universität Frankfurt am Main; Professor Dr. T. B. Newman, Universität San Francisco; Professor Dr. P. Skrabanek, Universität Dublin; Professor Dr. Dr. W. E. Stehbens, Universität Wellington, Neuseeland; Dr. med. oec. troph. N. Worm, München.

- *Der Cholesterin-Normalwert von Erwachsenen ist 250 mg/dl und nicht 200 mg/dl.*
- *Die Ursachen von Arteriosklerose sind: Erbanlage, Nikotin, Bluthochdruck, Diabetes, Gicht, Dauerstress.*
- *Arteriosklerose ist eine bindegewebig zelluläre Verhärtung der Gefässwände. Die Cholesterineinlagerung beträgt maximal 1%.*
- *Cholesterin hat keinen Einfluss auf die Entstehung einer Arteriosklerose oder eines Herzinfarkts.*
- *Die Leber bildet Cholesterin und steuert den Cholesterinhaushalt. Steigerung oder Senkung des Cholesterinspiegels durch die Nahrung ist nur kurzfristig und nur gerade um 5% möglich.*
- *Urteil über Statistiken: unwissenschaftlich, gebogen, trickreich, verschleiert, unwahr, industriell gesteuert. Es wurden über 100 Millionen Dollar pro Forschungsauftrag und Statistik bezahlt, und diese wurden entsprechend manipuliert.»*

Von und aus: Prof. Dr. med. Walter Hartenbach, Die Cholesterin-Lüge, Herbig-Verlag, Mai 2002

Öle statt Fette?

Wir können festhalten, dass wir den Cholesterinspiegel als Ursache für Herzinfarkt ausschliessen können. Prof. Hartenbach hat klar aufgezeigt, dass in der arteriosklerotischen Plaque (Einlagerungen in den Blutgefässen) kein Cholesterin vorhanden ist. Der Cholesterinspiegel kann über die Ernährung nicht beeinflusst werden. Egal ob Sie ein Ei oder fünf pro Tag essen. Der Körper reguliert den Cholesterinspiegel nach seinen Bedürfnissen. Pfuschen Sie also der Natur nicht ins Handwerk, indem Sie den Spiegel gewaltsam mit Medikamenten senken. Sie tun sich damit einen Bärendienst.

Inzwischen werden die bisher als «essentiell» (lebenswichtig) bezeichneten, hochungesättigten Fettsäuren (auch Linolsäure genannt) mit ihren Auswirkungen auf die Gesundheit in Frage gestellt. Bei reichlichem Konsum können sie Leber und Nieren schädigen und Blutarmut auslösen. Diese Entdeckung machte der Pharmakologe und Toxikologe Dr. Hans Bräuer, Inhaber eines privaten Labors und Forschungsinstituts für klinische Chemie in München. Unter den vielen Patienten, deren Blut von frei praktizierenden Ärzten und Heilpraktikern zur Auswertung in das Institut geschickt wurden, fielen Bräuer immer wieder Laborresultate auf, die auf eine hochgradige Blutarmut hinwiesen, gleichzeitig wurde aber ein sehr niedriger Cholesterinspiegel festgestellt. Die betreffenden Personen hatten aus Furcht vor hohen Cholesterinwerten alle seit langem ihren gesamten Fettverbrauch auf den Verzehr von hochungesättigten Fetten (Ölen) umgestellt und cholesterinreiche Nahrungsmittel gemieden. Durch eine erneute Umstellung der Ernährung auf cholesterinhaltige Nahrung wurde die Blutarmut behoben. Seine an Menschen gemachten Beobachtungen überprüfte Dr. Bräuer im Tierversuch an Schweinen und fand sie bestätigt. Diejenigen Tiere, denen zusätzlich zum normalen Futter pro Kilogramm Körpergewicht je 1,5 Gramm Diätmargarine oder Distelöl verabreicht wurde, zeigten nebst den oben erwähnten Schädigungen ein schwabbeliges und wässeriges Gewebe, und sie hatten nach drei Monaten viermal so viel Fett in die Zellstruktur eingelagert wie die Vergleichsgruppen, die cholesterinreichen Frischeidotter oder Butter als Zusatz bekommen hatten. Laut Dr. Bräuer und auch Prof. Dr. H. Mohler, Zürich (NZZ Nr. 16, v. 20.1.1983) ist der Standpunkt, Cholesterin sei ein Risikofaktor für Arterienverkalkung, Gefässverschluss, Herzinfarkt, Schlaganfall und so weiter längst widerlegt.

Wie man Zahlen biegt bis das Resultat passt

Dr. Wolfgang Lutz, Autor des Buches «Leben ohne Brot» hat die drei grössten Studien, die als pro Cholesterin-Theorie-Argumente ins Feld geführt werden, einmal genau analysiert. Und zwar auch diejenigen Erkenntnisse, die keinen Eingang finden in den Hochglanzprospekt des Arztes. Er schaute sich die Ergebnisse der drei grossen Interventions-Studien MRFIT (Multiple Risk Factors Intervention Trial), LRC-CPPT (Lipid Research Clinics Cardiovasulary Primary Prevention Trial) und Gemfibrozil (Heilsinki Heart Study). Die Studien waren die Aufwändigsten in der Geschichte und kosteten viele Millionen Dollar. Dabei wurden jeweils zufällig Personengruppe ausgewählt und diese einer Behandlung mit cholesterinsenkenden Medikamenten unterzogen. Zudem bekamen die Leute Ernährungsberatung hinsichtlich cholesterinarmer Ernährung sowie Rauchstopp- und Bewegungs-Programme angeboten. Die unten aufgeführten Zahlen spiegeln die Veränderungen gegenüber der nicht behandelten Gruppe.

Studie	MRFIT	LRC	Gemfibrozil
Teilnehmer (1000)	6,5	3,8	2,0
Dauer (Jahre)	7,0	7,4	5,0
Koronartote %	-7,1	-20,0	-34,0
Tote (insgesamt)%	+2,0	-7,0	+7,0
Schlaganfälle	+18,0	+21,0	+50,0
Gewaltsamer Tod%	-22,0	+275,0	+250,0
Krebs%	+15,5	+6,0	+19,0

Es konnte zwar die Häufigkeit für Herzinfarkte minimal verringert werden, aber zu welchem Preis. Die Gesamtsterblichkeit lag um 2 % höher. Schlaganfälle, Krebs und Selbstmorde, das waren nämlich der gewaltsame Tod, nahmen eklatant zu. Und wenn wir jetzt noch die Prozentzahlen in effektiven Zahlen ausdrücken, wird der ganze Schwindel erst richtig sichtbar. Pro 1000 Menschen in Mitteleuropa erleiden im Schnitt drei pro Jahr einen Herzinfarkt. Das wären bei der Gemfibrozil-Studie demnach in der nicht behandelten Gruppe sechs pro Jahr. In der behandelten Gruppe waren es vier pro Jahr. Das macht eine Senkung um 34 %. Also ganze zwei Ereignisse weniger. Dafür lag die Gesamtsterblichkeit bei Gemfibrozil um 7 % höher, verursacht durch mehr Hirnschläge, diese nahmen um 50 % und die Suizide um 250 % zu. Offenbar muss die Cholesterinsenkung den Menschen moralisch ganz schön eines auf den Deckel geben, dass Sie sich freiwillig vom Leben verabschieden.

Sie sehen also, ein Senken des Cholesterinspiegels ist ein aktiver Angriff auf Ihre Gesundheit und Ihr Hirn. Die Schädigung des Organismus durch medikamentöse Senkung des Cholesterinspiegels verläuft langsam und schleichend, so dass niemand die entstehenden Probleme mit einer Cholesterin-Mangelversorgung in Verbindung bringt. Nahezu teuflisch genial dieser Plan. Entziehe dem Menschen ganz langsam das, was ihn im innersten zusammenhält und du wirst in einigen Jahrzehnten Millionen von Kranken haben. Fast schon ein Perpetuum-Mobile für die Gesundheitsindustrie. Die treibende Kraft im Patienten ist ohnehin die Angst und damit erhält sich das System selbst. Beruhigend zu wissen, dass zum Teil die Verursacher des Problems selber auch zu Opfern werden. Nicht die Ärzte, die werden das Zeug nie fressen, wenn sie bei Verstand sind. Die Politiker allerdings schon, weil die vor lauter Stress Angst vor dem Infarkt haben. Aber wen interessiert das schon. Für ein paar Milliarden kann man auch ein paar Politiker über die Klinge springen lassen.

Es ist wissenschaftlich bewiesen, dass man Ihnen das Geld aus der Tasche ziehen will

Als einziger Heilpraktiker in Europa wurde mir erstmalig die Genehmigung erteilt, eine klinische Studie durchführen zu dürfen. Dies unter Aufsicht der kantonalen Ethikkommission des Kantons St. Gallen. Als absolutes Novum wurde einem nicht-Mediziner bewilligt ein biomedizinisches Forschungsprojekte durchführen, was sonst nur Universitäten oder Pharmakonzernen vorbehalten ist. Das heisst, ich entwarf das Design der Studie, verfasste die Studienprotokolle und wertete am Schluss die gewonnen Daten aus. Das machen die wenigsten Schulmediziner in ihrer Karriere. Eigentlich ist diese Arbeit Professoren vorbehalten. Da es für Heilpraktiker keine Professur gibt, bleiben mir eben die akademischen Ehren vorenthalten. Dies als kleiner Scherz am Rande. Ich möchte Ihnen an einem zugegebenermassen etwas drastischen Beispiel aufzeigen, wie man heute Studien macht.

Angenommen, ich wäre Sockenverkäufer und möchte zukünftig den Markt der «Socken tragenden Krebspatienten» in meine Verkaufsüberlegungen einbinden, dann würde ich folgende Studie veranlassen: Alle Männer mit Prostatakrebs werden daraufhin untersucht, welche Farben ihre Socken haben. Was immer ich untersuche, eine Gruppe wird auf jeden Fall besser abschneiden als die andere. Angenommen in der Gruppe der blauen Socken haben 6 % überlebt und in der Gruppe mit grauen Socken nur 4 %. Für meine Werbung (natürlich nur Hochglanz-Papier, und die Studie wird den Ärzten erstmals in einem 5-Sterne-Hotel vorgeführt) würde dies bedeuten: Blaue Socken führen zu einer Verbesserung der Überlebenszeit von 50 %. Danach bedarf es eines Wissenschaftlers, der erläutert, warum die Träger blauer Socken länger leben. Er könnte beispielsweise anführen, dass blaue Socken im Wellenbereich von 400–500 nm strahlen, und neueste Forschungen aus den USA (hört sich immer gut an) ganz klar zeigen, dass Prostatakrebszellen, die man im Labor mit dieser Wellenlänge bestrahlt, schneller zerstört werden konnten. Nicht vergessen dürfte er ausserdem den Satz: «Diese Forschungen müssen natürlich noch intensiviert werden, aber die ersten Ergebnisse sind so vielversprechend, dass wir hoffen dürfen, in drei bis vier Jahren optimale «Krebssocken» auf den Markt bringen zu können.» Das wirklich Verrückte daran ist, dass ich weder die Forschungen, noch die Daten, noch die Schlüsse daraus für eine solche Studie fälschen müsste, denn das Gesagte wäre wahr.

Welches Ausmass das Ganze inzwischen angenommen hat, konnte man beispielsweise im Frühjahr 2006 sehen, als das Magazin Lancet zugeben musste, dass die Krebsstudie des finnischen Krebsforschers John Stubo mit fast 1 000 Patienten einzig in dessen Gehirn stattgefunden hatte und alle veröffentlichten Daten erfunden waren. Was natürlich nicht mitgeteilt wurde, war, wie es zu solch einer Veröffentlichung kommen konnte beziehungsweise welches System dahinter steckt. Dies wird natürlich auch künftig nicht mitgeteilt, da sonst ja alle finanziellen Strukturen zusammenbrechen würden.

Die Frage, die sich heute stellt, ist eigentlich nicht mehr, wie viele Studien gefälscht sind, sondern eher, ob es eigentlich noch unabhängige Studien gibt. Im Grunde genommen werden im 21. Jahrhundert annähernd alle Studien von Firmen gesponsert, oder wie man heute sagt: drittmittelfinanziert. Die Frage muss also lauten, welche Studie wirklich noch unabhängig durchgeführt wird. Es gibt wahrscheinlich seit Jahrzehnten so gut wie keine mehr. Ihnen muss bewusst sein, dass alle Medikamente aufgrund solcher «unabhängiger» Studien eine Zulassung bekommen. Weder den meisten Ärzten noch den Patienten ist dies auch nur annähernd bewusst, und so werden auch zukünftig zahlungskräftige Pharmakonzerne bestimmen, welche Medikamente Herr und Frau Schweizer schlucken werden. Interessant ist auch noch, dass viele Ärzte, wenn man mit ihnen über diese Studien spricht, sofort abwinken und sagen: «Ja ja, ich weiss, wie hier permanent betrogen wird.» Wenige Minuten später verschreiben sie dann genau die Medikamente, die durch solche Studien eine Zulassung bekommen haben. Sie sind gefangen im eigenen System und beraubt jeglicher Kenntnis Menschen in die Heilung zu führen.

Die Initiative, aus diesem System auszubrechen, kann nur von den Patienten ausgehen, im Sinne von: «Nein danke, Herr Doktor». Die Revolution kann nur von den Patienten ausgehen, die diesen Aberwitz nicht mehr mitmachen und mit ihrem Beispiel vielen anderen Zeigen, welche erfolgreichen, gangbaren alternative Wege es ausserhalb dieses kranken Systems gibt. Sie sind gezwungen Ihren gesunden Menschenverstand einzuschalten, der Ihnen hoffentlich sagt, dass Sie so nie heil werden können. Weiter hinten in diesem Buch sind die wichtigen Dinge aufgeschrieben, die sie befolgen müssen um Ihre ureigenes Heilsystem wieder zum Funktionieren bringen zu können. Verschliessen Sie Ihre Augen vor den Tatsachen, erhalten Sie die Missstände auch für unsere und die nächste Generation.

Vollwertkost: ins Gras gebissen?

Heute wird der Bevölkerung Vollwertkost empfohlen. Viele Menschen scheinen sie jedoch nicht gut zu vertragen. Warum das so ist, wollen wir in diesem Kapitel genauer betrachten. Ferner widmen wir uns der Frage, ob Rohkost für den Menschen überhaupt zuträglich ist.

Zu Beginn des 20. Jahrhunderts war die Ernährungssituation, insbesondere die der städtischen Bevölkerung, ziemlich schlecht. Es war das Zeitalter der Industrialisierung. Die Menschen kamen in die Städte, weil sie dort Arbeit fanden, doch bei den niedrigen Löhnen fehlte das Geld, um hochwertige Lebensmittel zu kaufen. Kühlschränke waren noch nicht erfunden und die Lagerung als auch der Transport frischer Nahrungsmittel war problematisch, weil sie verdarben. Man lebte von gut lagerfähigem wie Hafer-, Mais- und Griessbrei, also vorwiegend von «leeren» Kohlenhydraten. Das harte Weissbrot wurde in Milchkaffee eingeweicht. Frisches Gemüse und Obst, wie wir es heute täglich im Supermarkt finden, gab es damals nur selten zu kaufen. Fleisch konnten sich die Leute mehrheitlich nicht leisten. Die Ernährung war äusserst einseitig.

In dieser Zeit traten die ersten Ärzte in Erscheinung, die in der mangelhaften Ernährung den Grund für den schlechten Gesundheitszustand sahen. Damals grassierten die Tuberkulose und Rachitis. Auch andere «Mangelkrankheiten» waren weit verbreitet. Sie forderten die Rückkehr zu einer naturbelassenen Ernährung, wie sie auf dem Lande, wo Obst und Gemüse und vorallem Fleisch, Butter und Käse zur Verfügung steht, noch üblich war. In den 30er- und 40er-Jahren wurden die Vitamine entdeckt. Der Ruf nach so natürlicher Nahrung wie möglich wurde laut. 1936 wurde in der Schweiz durch bundesrätlichen Beschluss das Weissbrot durch Ruchbrot ersetzt. Dr. med. Max Bircher-Benner empfahl Rohkost und sein heute weltbekanntes Birchermüsli. Weil das Argument, dass eine vollwertige Kost gesünder sei, überzeugte, entschieden sich immer mehr Menschen für eine vegetarische Lebensweise. Es bildeten sich Vegetariervereinigungen. In grösseren Städten wurden Reformhäuser eröffnet, und Gärtnereien begannen biologisch zu produzieren.

So natürlich wie möglich bedeutet auch den Verzicht auf jegliche vermeidbare Verarbeitung. Kein Tier kocht sein Gemüse oder backt Brötchen – so war die Devise. Also wurde Vollwert mit Roh- und Körnerkost gleichgesetzt. Laut Dr. med. Max-Otto Bruker entstehen durch industrielle Bearbeitung aus Lebensmitteln minderwertige Nahrungsmittel, welche die notwendigen Vitalstoffe nicht mehr in ausreichender Menge und im richtigen Verhältnis enthalten. Mit unerhitzter Frischkost werden alle in den Lebensmitteln enthaltenen gesundheitsfördernden Inhaltsstoffe in ursprünglicher Form und Menge zugeführt. Dies gilt auch für die sekundären Pflanzenstoffe, die teilweise wasserlöslich sind, sich leicht verflüchtigen oder schnell oxidieren. Fleisch und andere tierische Produkte werden aus gesundheitlichen oder ethischen Gründen abgelehnt. Heute werden auch ökologische und sozialpolitische Aspekte gegen den Fleischkonsum angeführt. Prof. Claus Leitzmann vom Institut für Ernährungswissenschaft in Giessen empfiehlt deshalb, die Hälfte der Nahrungsmenge als «unerhitzte Frischkost» zu verzehren und dafür wenig Fleisch. Dies mit der Begründung, dass unser Vieh mit wertvollem Getreide gemästet wird, während Menschen in der Dritten Welt hungern. Empfohlen wird Biokost um die Umwelt zu schonen. Zusatzstoffe sollten möglichst vermieden werden, ebenso bestrahlte und genmanipulierte Nahrung. Mit der Vollwert-Ernährung sollen Gesundheit, Lebensqualität, Schonung der Umwelt und soziale Gerechtigkeit weltweit gefördert werden. Das sind hohe ethische Grundsätze, sie sollten für alle beispielhaft und nachahmenswert sein. Eigentlich sollte sich eine solche Ernährung wie ein Lauffeuer verbreiten. Auch der Menüplan ist auf den ersten Blick recht appetitlich: knackiges Gemüse, kerniges Getreide, süsse Früchte und Obstsäfte mit vielen Vitaminen. Warum zum Kuckuck macht es nur so viel Mühe, die Leute von ihren alten Ernährungsgewohnheiten abzubringen und sie dieser gesunden Lebensform zuzuführen?

Ganz einfach: Der Mensch muss das, was er isst, auch verdauen können. So überzeugend die ganzen Vollwerttheorien sind, unser Verdauungsapparat kann solche Mengen Grünzeug ganz einfach nicht bewältigen. Der Mensch hat keinen Pansen zum Verdauen von Faserstoffen wie Pflanzen fressende Tiere. Unsere haarigen Vorfahren assen vor circa fünf Millionen Jahren ganz sicher Rohkost, jedoch auch in Form von Maden, Raupen, Würmern und Käfern sowie Beeren und Waldfrüchte, die sich als Nahrung eigneten. Als sie sich dann auf die Hinterbeine erhoben und in die Savanne auszogen, lernten sie vor ungefähr eineinhalb Millionen Jahren das Feuer kennen. Zudem begannen sie, mit Werkzeugen umzugehen und konnten einen Teil der Nahrung verarbeiten. Es wurde dem Menschen möglich, effizienter zu jagen und die Beute zu zerlegen. Als der Jetztmensch vor gut 100 000 Jahren die Bühne betrat, war die intellektuell höchst anspruchsvolle Technik der Grosswildjagd ausgereift. Die Hatz auf ein Mammut stellt beträchtliche Anforderungen an das Koordinationsvermögen, und erst die abstrakte «Wissenschaft» des Spurenlesens garantiert letztlich den Jagderfolg. Ohne eine substantielle Verschiebung hin zu einer energiereichen Ernährung wäre eine Evolution zum menschlichen Gehirn unmöglich gewesen. Um Grosswild zu erlegen, welches fliehen wollte, musste der Sapiens ungeheuren Grips aufbieten, aber erst das Fleisch des erlegten Wildes ermöglichte dem «Megahirn» unserer Vorfahren den enormen Wachstumssprung. Das Fazit des Evolutionsbiologen Loren Cordain von der Colorado State Universität: *«Die Kalorien der Urdiät stammen zu zwei Dritteln aus tierischen Quellen, wobei Fett zwischen 28 und 58 Prozent des Brennwertes ausmacht.»* Das Feuer half dem Frühmenschen, die bis anhin unverdaulichen Knollenfrüchte und andere schwer verdauliche Pflanzen geniessbar zu machen. Ab diesem Zeitpunkt vergrösserte sich entwicklungsgeschichtlich das Gehirn des Homo erectus, des aufrecht gehenden Menschen. In Fachkreisen wird diskutiert, ob dies im

Zusammenhang mit der Veränderung der Ernährung stattgefunden hat. Diese Annahme liegt nahe, denn das Hirn ist – wie schon erwähnt – ein sehr grosser Energieverbraucher. Erst mit einer effizienten Nahrungsbeschaffung konnte sichergestellt werden, dass es genügend Brennstoff erhält.

Pflanzenfresser verbringen die meiste Zeit des Tages mit der Futtersuche. Ein Elefant frisst während 18 Stunden am Tag, eine Kuh – inklusive Wiederkäuen – 16 Stunden. Ein Mensch isst im Durchschnitt gerade mal eine Stunde lang. Je grösser der Pflanzenanteil der Nahrung ist, desto länger muss der Darm sein und desto mehr Energie muss für den Verdauungsprozess aufgewendet werden. Pflanzen sind aufgrund ihrer Abwehrstoffe und unverdaulichen Ballaststoffe schwieriger aufzuspalten als Fleisch. Raubtieren reicht ein kurzer Darm, Pflanzenfresser brauchen einen längeren. Wenn wir mit offenen Augen beobachten, stellen wir fest, dass alle Raubtiere kleine Darmpakete – sprich Bäuche – haben. Pflanzenfresser haben runde Bäuche. Beim Menschen hat sich der gesamte Verdauungsapparat hin zum Gekochte-Nahrungsesser entwickelt. Beginnend bei den Zähnen und dem Kiefer bis hin zum Darm, dessen Länge zwischen dem von Pflanzen- und Fleischfressern liegt. Ein Primat wie der Schimpanse, der sich mehrheitlich von Pflanzen ernährt, hätte, wäre er so gross wie ein Mensch, ein doppelt so langes Gedärme wie wir. Im Laufe der Zeit verbesserte der Mensch die Verarbeitung von Nahrungsmitteln zusehends. Er lernte verschiedene Zubereitungsverfahren für pflanzliche Rohstoffe, wodurch er seinen Darm entlasten und sein Lebensmittelangebot erweitern konnte.

Fressen und gefressen werden

Das Schlagwort «Schadstoffe» lässt unweigerlich Assoziationen zu Dioxin, DDT, saurem Regen oder rauchenden Fabrikkaminen aufkommen. Es ist eine festgefahrene Denkschablone, dass jede Form von Gift aus den Retorten der Grossindustrie zu stammen hat. Nur die wenigsten ahnen, dass man beim Gang durch den Gemüsemarkt an einem Potpourri natürlicher Schadstoffe vorbei flaniert. Kartoffel, Kohl und Rüben schrecken hungrige Mäuler mit einem brisanten Cocktail natureigener Pestizide, mutagener (krebserzeugender) Substanzen und Nervengifte ab.

Als im Juli 1999 der 7. Europäische Vegetarier-Kongress in Widnau, St. Gallen tagte, wurde die Liebe zur Pflanzenkost durch einen unerquicklichen Zwischenfall auf eine harte Probe gestellt. Nach dem Mittagsbuffet hatten mehrere Teilnehmer plötzlich mit Bauchkrämpfen, Schwindel und Brechdurchfällen zu kämpfen. Bis zum späten Abend wurden insgesamt 23 Personen ins Krankenhaus überführt. Dem mit der Untersuchung betrauten Lebensmittelinspektor kam sofort der Verdacht, dass ein Zusammenhang mit dem Verzehr ungekochter Bohnen bestand.

Dies war nicht das erste Mal, dass hartgesottene Rohkostfans die Rache der ungekochten Hülsenfrüchte erfahren mussten. In England wurden in den vergangenen Jahren mehrfach Vergiftungen durch halbrohe, nur kurz erhitzte Bohnen registriert. Sogar rohe Bohnen waren dort aus Unwissenheit als besonders «gesunde Alternative» mit in den Salat gemischt worden. Die Bohnenesser waren offenbar mit grenzenloser Naivität von der Illusion ausgegangen, dass alles, was die unbehandelte Natur hergibt, ein Segen für die menschliche Gesundheit ist. Bei der Zubereitung ihrer vermeintlichen Wellness-Speise hatten sie jedoch in Jahrtausenden mühsam angeeignete Kulturtechniken und wichtige Kenntnisse über die Heimtücke der Flora vom Tisch gefegt. Denn die Pflanzenwelt schüttet nicht nur ein Füllhorn an segensreichen Nährstoffen über die Menschheit aus. Sie macht ihr zugleich mit einem Riesenarsenal natürlich vorkommender Schadstoffe die Hölle heiss, dessen ausserordentliche Vielfalt der Giftstoffverordnung Paroli bietet. Anders als Tiere und Menschen können Pflanzen und Pilze sich nicht durch Weglaufen oder Zuschlagen von den Nachstellungen hungriger Mäuler schützen. Einige Gewächse versuchen, sich grosse Pflanzenfresser durch Stacheln (Kakteen), Dornen (Brombeeren) oder ätzende Härchen (Brennnessel) vom Leib zu halten. Andere, etwa Bäume, setzen sich durch das Wachstum in lichte Höhen von den Niederungen des Daseinskampfes ab. Die Flora hat noch viele weitere Kniffe auf Lager, um sich vor vegetarischen Verlusten zu schützen. Aber mit der chemischen Kriegsführung hat sie ihr bestes Erfolgsrezept ausgeheckt.

Es gehört zur menschlichen Kultur, die Gefahren natürlicher Gifte durch besondere Techniken der Nahrungszubereitung zu bannen, wie sie als Traditionen überliefert werden. Dabei liefert der Gaumen wichtige Anhaltspunkte, da eine geniessbare Kost häufig süss mundet, während Toxisches eher bitter schmeckt. Eine Zubereitung, die bitter oder sauer in süss verwandelt, hat daher in der Regel einen ernährungsphysiologischen Nutzeffekt. Die meisten Küchentechniken haben – vom Aufquellen, Schälen und Zerstampfen über das Grillen, Braten und Kochen bis zum Fermentieren und Räuchern – das Unschädlichmachen schädlicher Stoffe zum Ziel.

Die Kartoffel, ein Grundnahrungsmittel vieler Kulturen, legt von der Weisheit der Küche Zeugnis ab. Der Erdapfel ist nicht nur bis an die Zähne mit Wirkstoffen gegen Viren und Insekten bespickt. Die rohe Knolle weist auch eine ganze Liste von Toxinen auf, die grosse Tiere auf Abstand halten: Saponine (Seifenartige Substanzen), Alkaloide, die auch in der Tollkirsche vorkommen. Auch Sexualhormone und Proteinasen-Inhibitoren und so weiter. Proteinasen-Inhibitoren stoppen unsere Verdauungsenzyme, weil sie mit diesen untrennbare Verbindungen eingehen und so die Verdauung von Eiweiss verhindern. Alkaloide legen häufige Funktionen im Zentralnervensystem lahm. Bei der Kartoffel lähmen sie die Darmbewegung, wenn sie halbroh verzehrt werden. Bei hoher Dosierung können auch die Augen und sogar das Atemzentrum betroffen sein. Falsche Sexualhormone dienen der «Drüsensabotage» Sie bringen den Fortpflanzungsapparat der Pflanzenfresser durcheinander. Es liegt schon eine gewisse Ironie darin, dass ausgerechnet «Mutter Natur» für den Pflanzenschutz Abwehrmechanismen zusammenbraut, die den weiblichen Sexualhormonen gleichen. Viele Pflanzen halten tatsächlich die Fortpflanzung der Pflanzenfresser mit natürlichen Östrogenen im Zaum. Östrogene sind eine Gruppe weiblicher Geschlechtshormone, die unter anderem die Anzahl und Beweglichkeit der Spermien beim Mann reduziert. Gleichwohl wird auch der Geschlechtstrieb beim Mann wie bei der Frau gedämpft. Ursprünglich wurde die «Pille» als Therapeutikum für Triebtäter entwickelt, weil eben die Östrogene die Libido unterdrücken. Es war eine reine Zufallsentdeckung bei der anschliessenden Testung des Medikamentes an Mäusen, dass diese keine Nachkommen mehr hatten. Die Pille für die Frau war also ursprünglich ein Heilmittel für Triebtäter. Dass sie die Libido auch bei der Frau dämpft, steht leider nicht im Beipackzettel. Sollte also im Schlafzimmer «tote Hose» sein, dann kann das am Verhütungsmittel liegen, das ein wenig zu gut wirkt. Mittlerweile wurden über 300 östrogenhaltige Gewächse identifiziert. Mehr als die Hälfte davon werden vom Menschen als Nahrung verzehrt. Östrogen-positiv sind vor allem Sojabohnen, Hopfen, Kirschen, Kohl, Zwiebel und Senf. Das pflanzliche Östrogen gehört überwiegend zu den gelblichen, bitter schmeckenden «Isoflavonoiden», die bei Versuchsstieren den gleichen Effekt erzeugen wie körpereigene Sexualhormone. Es gab schon grosses Gezeter über Hormonrückstände in Schlachttieren. Dabei liegt unsere Aufnahme an pflanzlichen Östrogenen wesentlich höher. Vegetarier haben «es» besonders kräftig im Urin – zehnmal mehr als Fleischfresser. Tja Pech für die Rohkostfraktion, ihre Ernährung macht «schlapp».

Seit langem existieren Hinweise, dass man das «grüne» Östrogen nicht als Kuriosum abtun darf. In Australien machten Züchter schwere Verluste, weil ihre Schafe mit dem wuchernden Klee zu viel Hormone aufnahmen, die unfruchtbar machten – ähnlich wie die «Pille». Was die Implikation für den Menschen angeht, kennen wir nach Ansicht der Experten erst die Spitze des Eisberges. Hormone aus der Milch trächtiger Kühe und aus Sojabohnen beziehungsweise Sojaprodukten, Pilzen und Hopfen, der als Bierwürze verwendet wird, hätten bei uns allmählich die Fruchtbarkeit und Samenqualität vermindert, veröffentlichte das Fachblatt «Lancet». Die Fortpflanzungstechnologie wird ihre wahre Freude an dem Grünzeug haben. Wenn's natürlich nicht mehr klappt, dann kommt der Onkel Doktor zum Zuge.

Ausgeklügelte Technik der Zubereitung

Bei den Andenvölkern werden Kartoffeln meist als «tunta» zubereitet. In der Nacht lässt man die Knollen am Boden frieren, damit die Zellen platzen. Dann wird darauf herumgetrampelt, um die Schale zu zerstören. Noch gefroren werden sie in ein Brunnenbecken platziert, wo sie einige Wochen liegen bleiben. Ziemlich ausgelaugt werden die Erdäpfel schliesslich an der gleissenden Andensonne getrocknet. Die Speise ist wahrscheinlich so «natürlich» wie Kartoffelpüree-Pulver aus der Fabrik, aber der Gehalt an Solanin, dem giftigen Alkaloid sinkt um 97 Prozent. Grüne Stellen, Augen und Keime enthalten die grössten Mengen des Alkaloids an dem sich schon manch einer den Magen verdorben hat. Es mussten sogar schon Kartoffelchips wegen überhöhtem Solaningehalt zurückgerufen werden.

Schon die Inkas wussten, dass Mais bekömmlicher wird, wenn man ihn mit Holzkohle zubereitet, nachdem sie ihn zweit Tage lang im Kalkwasser ausgelaugt hatten. Die Holzkohle bindet einen natürlichen Aufnahmeblocker des Vitamins Niacin. Laut Richard Wrangham, einem bedeutenden Harvard Anthropologen, hat sich der Mensch überhaupt nur als «Krone der Schöpfung» etabliert, weil es ihm vor eineinhalb Millionen Jahren gelang, sein Nahrungsangebot durch die Zubereitung mit Feuer auszuweiten. Die Flammen haben ihm ungeniessbare Naturalien wie Gemüseknollen erschlossen, deren Nährstoffe den Hochleistungsrechner «Hirn» mit genügend Energie versorgten.

Die Rache der Rohkost

Doch manchmal ist der Mensch trotz seines grossen Hirnes nicht die Bohne gegen Naturschadstoffe gefeit. Wie der Vorfall beim Vegetarierkongress beweist. Hülsenfrüchte wie Bohnen, Erbsen und Linsen schirmen ihre kostbaren Eiweissstoffe mit einem ganzen Arsenal chemischer Kampfstoffe ab. Neben diversen Enzymstoppern, die die Absichten der Verdauungsorgane durchkreuzen, tun sich besonders die «gefälschten» Aminosäuren hervor. Das sind Bausteine der Eiweisse, die einen Konstruktionsfehler enthalten und den Stoffwechsel der Esser sabotieren. Beim Konsum droht der «Lathyrismus», ein Syndrom aus Lähmungen und Hirnschädigungen. Dieser kommt vor beim Verzehr von rohen respektive nicht gekochten sondern nur dampfgegarten Hülsenfrüchten. Eine andere Krankheit, die auf Hülsenfrüchte zurück zu führen ist, wird durch rohe Saubohnen ausgelöst. Der «Favismus» macht sich durch ein schweres Krankheitsgefühl, Fieber, Blutharn und Leberschwellung bemerkbar. Der rohe Sellerie wehrt ungebetene Esser mit Cumarinen und Psoralenen ab. Diese Wirkstoffe, die auch in Pastinaken und Zitrusölen enthalten sind, rufen im Beisein von UV-Licht Hautschäden hervor bis hin zu Verbrennungen zweiten Grades – nach kürzester Zeit im Sonnenbad. Rosenkohl, Chinakohl und andere Kohlgewächse sind mit kropferzeugenden Stoffen durchsetzt.

Zunehmend zahlt der Mensch einen hohen gesundheitlichen Preis, wenn er das Grüngift in immer grösseren Mengen verzehrt. So hat der Toxikologe Bruce N. Ames aus Berkeley in Kalifornien errechnet, dass sich jeder Esser bei der typisch westlichen Ernährungsform am Tag 1,5 Gramm potentiell toxische Pflanzenstoffe einverleibt. Das ist das Zehntausendfache der Menge an synthetischen Pestiziden, mit denen unser Organismus fertig werden muss. Nur die wenigsten der 5 000–10 000 Substanzen wurden je rigoros auf schädliche Effekte geprüft. Wenn die chemische Industrie einen Antrag an die Behörden stellte, käme keiner dieser Stoffe jemals für die Verwendung in Lebensmitteln in Frage.

Die Erfindung des Kochens war ein entscheidender Schritt in der Evolution des Menschen. Dadurch erweiterte sich sein Nahrungsangebot, und er gewann Zeit und Energie für andere Tätigkeiten. Die Verarbeitung der Nahrungsmittel ist aufwändig, aber sie ist vorteilhaft für das Überleben. Durch den Kochvorgang werden zum Beispiel krank machende Erreger abgetötet. Schicken Sie mal einen Rohköstler nach Asien oder Indien. Innerhalb weniger Tage wird er, von allen möglichen Darminfekten und Parasiten gepeinigt, darniederliegen und dankbar Antibiotika schlucken. Rohkost wird erst mit den heutigen Hygienestandards möglich. Wäre die naturbelassene Nahrung die beste und gesündeste und würde sie einen Überlebensvorteil bieten, dann wäre sie bei den Naturvölkern auch heute zu beobachten. Etwas ganz anderes ist der Fall. Ihre Verarbeitungstechniken sind genau so aufwändig wie unsere. Auf der ganzen Welt wird gekocht, gegart, gebraten und frittiert. Wenn diese Handlungen ein Lebensmittel minderwertig machen würden, dann würden sie nicht auf der ganzen Welt durchgeführt, dann hätte sie nämlich einen Überlebensnachteil und nicht -vorteil nach sich gezogen. Lediglich im hohen Norden bei den Nanuks werden mehrheitlich rohe Nahrungsmittel genossen. Das ist jedoch keine Pflanzenkost, sondern gejagte Beute. Und wenn die Nanuks die Möglichkeit haben, ihre Nahrung zu kochen, dann tun sie es auch. Wer also heute den Verzicht auf den Kochtopf verlangt, will weiter zurück als in die Steinzeit. Er müsste womöglich sein Gehirn gegen einen längeren Darm, ein anderes Immun- und auch Stoffwechselsystem austauschen (Lit. 23).

Das ausgerechnet Ernährungsberater und Ernährungswissenschaftler Rohkost empfehlen und dabei von sekundären Pflanzenhilfsstoffen sprechen, ist der schlechteste Witz der letzten 50 Jahre bewusster Ernährungsfehlinformation. Sie produzieren damit nicht gesündere Menschen sondern haufenweise Patienten mit Durchfällen, Verstopfungen, Reizdarmsyndromen, chronischer Übelkeit, Völlegefühl und Darmentzündungen.

Im August 2001 titelte die «Medizin-Zeitung» Nr. 6:

«Ballaststoffe schützen nicht vor Krebs, erhöhtes Darmkrebs-Risiko bei zu viel Fasern. Ballaststoffreiche Ernährung schützt entgegen der weit verbreiteten Auffassung nicht vor Darmkrebs. Bestimmte Fasern aus Getreide, Obst und Gemüse können das Krebsrisiko sogar erhöhen.»
Die deutsche Fachzeitung «Ärztliche Praxis» berichtet über die seit 16 Jahren laufende Bostoner Studie an 88 000 Krankenschwestern, die den gesundheitlichen Nutzen von ballaststoffreicher Kost in Frage stellt. Demnach schützen diese Nahrungsbestandteile weder vor Darmkrebs noch vor der Bildung von Darmpolypen. Während seit den frühen Siebzigerjahren eine ballaststoffreiche Ernährung als gesund propagiert wird, wächst der Kreis von Experten, die genau das Gegenteil behaupten. Der veröffentlichte Report der Bostoner Studie stellte sogar einen Zusammenhang zwischen ballaststoffreicher Ernäh-

rung und der Neubildung von Krebsgeschwüren im Dick- und Mastdarm fest. Laut dieser Studie erhöhte sich das Darmkrebsrisiko bei den Personen, die am meisten Gemüse verzehrten, um 35 %. Offenbar sind viele Fasern nicht gut für unseren Darm. Manche Ballaststoffe, besonders die in den so genannten Nahrungsergänzungsmitteln enthaltenen, werden rasch fermentiert und lösen eine Vermehrung von Darmbakterien aus. Andere wiederum stehen im Verdacht, Zellteilungsvorgänge zu stimulieren, die bei der Bildung von Krebs eine Rolle spielen.

Dennoch plädiert Professor Goodlad (Verfasser der Studie) dafür, auch weiterhin reichlich Ballaststoffe zu essen. Schliesslich seien darin wertvolle Vitamine und Mineralstoffe enthalten. Auch handle es sich wegen des geringen Fett- und Kaloriengehalts um gesunde Kost. Dabei sollten Obst- wie Gemüsefasern gegenüber Getreidefasern bevorzugt werden.

Diese Aussagen verwundern. In den 90er-Jahren hiess es, dass in Afrika praktisch kein Dickdarmkrebs vorkomme. Das liege an der schlackenreichen Kost, die Afrikaner verzehrten. Hier beobachten wir ein häufiges Phänomen in der Wissenschaft. Es ist das Phänomen der Korrelationen. Wenn zwei Werte einen parallelen Verlauf nehmen, werden diese gerne zur Beweisführung herangezogen. Doch diese hinkt wie eine Katze mit drei Pfoten.

Genauso gut könnte man bei den Afrikanern sagen, das liege an der vermehrten Sonneneinstrahlung. Es werden Grössen miteinander in Verbindung gebracht, die in Tat und Wahrheit nichts miteinander zu tun haben. Es gibt den statistischen Beweis, dass mit der Zunahme der Schuhgrösse das Einkommen steigt. Männer haben die grösseren Füsse als Frauen und im Durchschnitt ein höheres Einkommen. Das eine hat mit dem anderen überhaupt nichts zu tun. Doch in ihrer Hilflosigkeit wenden Wissenschaft und Medizin solche Beweisführungen an. Man kann sich ja der eigenen Erkenntnis verschliessen. Goodlad stellte fest, dass Patienten, die am meisten Gemüse verzehrten, am meisten Darmkrebs haben, und im gleichen Artikel rät er dennoch zum Verzehr genau dieser Produkte. Ja ja, es ist schon wahr: Der Mensch lässt sich eher ans Kreuz nageln als seinen Glauben aufzugeben. Auch wenn er für die Falschheit desselben eigens den Beweis erbringt.

Spätestens jetzt sollte bewusst werden, dass wir von «Fachleuten» in ganz seltenen Fällen glaubwürdige und gesicherte Informationen erhalten. Was wir mit Sicherheit sagen können, ist: Rohkost hat bis darauf, dass sie massive Blähungen und aufgedunsene Bäuche verursacht, keinen positiven Effekt auf unseren Gesundheitszustand. Vielmehr stellen wir fest, dass eine Ernährung, die fünfmal am Tag Früchte, Gemüse und Salat vorsieht, den Menschen ganz und gar nicht bekommt. Auch wird empfohlen, das Obst nach Möglichkeit nicht zu schälen, weil in und unmittelbar unter der Schale die meisten Vitamine seien. Wohl kaum, in den Schalen befinden sich die meisten Schutzstoffe gegen Fressfeinde. Sie sind der mit Abstand giftigste Pflanzenteil. Äpfel und Kartoffeln zum Beispiel, können sie Monate lang im Keller lagern. Solange die

Schale intakt ist, passiert nichts. In dem Moment wo nur die kleinste Verletzung der Schale eintritt, verfaulen die Produkte innert weniger Tage.

Wir sollten einen Blick in den Zoo werfen. Unsere haarigen Verwandten schaben das Fruchtfleisch mit den Zähnen aus den Früchten und werfen die Schalen weg. Wenn wunderts, denn die Schalen sind unverdaulich und beinhalten die besagten Schutzstoffe gegen Fressfeinde. Diese Schutzstoffe bekommen uns schlecht, belasten unseren Verdauungsapparat und verursachen bei reichlichem Konsum ziemlich heftige Bauchschmerzen.

Grundsätze der Ernährungslehre

Professor Dr. Karl Pirlet, ehemaliger Ordinarius für Ernährungslehre und Physikalische Therapie an der Universität Frankfurt, verfasste 1992 einen Aufsatz zur Problematik der Vollwerternährung, in dem er die wichtigsten Punkte einer vernünftigen Ernährungslehre festhielt. Seine Postulate sind unseres Erachtens auf der Suche nach der gesunden Ernährung absolut gültig. Wir möchten diese im Original-Wortlaut wiedergeben:

«Jede präventive und therapeutische Diätetik hat zwei Grundsätze zu beachten:
1. Wir müssen dem Körper die Stoffe zuführen, die er zur Deckung seines Energiebedarfes und zur Erneuerung seiner im steten Wechsel befindlichen Strukturen braucht. Darum sollten wir die Nahrungsmittel so auswählen und so behandeln, dass eine ausreichende Zufuhr an diesen Grundstoffen gewährleistet ist. Also hochwertig, aber nicht unbedingt höchstwertig und naturbelassen. Denn:
2. Wir dürfen dem Körper nur so viel zuführen, wie er ordnungsgemäss verarbeiten kann. Wir dürfen ihm nur das anbieten, was er leicht verdaut, im intermediären Stoffwechsel schlackenfrei umsetzt und schliesslich über Nieren, Lunge, Haut und Darm restlos ausscheiden kann.

Beiden Forderungen gerecht zu werden ist schon beim Gesunden schwierig, erst recht beim Verdauungsgestörten und Verdauungskranken, vor allem beim älteren Menschen. Naturbelassene Nahrungsmittel – wie rohes Getreide (Flocken), rohe Blätter, rohe Wurzeln und Nüsse – sind schwer verdaulich, dadurch für viele Menschen unbekömmlich. Was aber unverdaut bleibt, das wird im Darm von Bakterien zersetzt. Durch Gärung und Fäulnis entstehen toxische (giftige) und mutagene (krebserzeugende) Substanzen, die von der Darmschleimhaut, unserem Wurzelsystem, mit den Nahrungsstoffen in den Körper aufgenommen werden (Benzolderivate, Fuselalkohole). Es kommt zur Vergiftung vom Darm in den Körper hinein. Diese «intestinale Autointoxikation» schädigt zunächst die Darmschleimhaut selbst, dann das in der Schleimhaut und hinter der Schleimhaut liegende Immunsystem. Die Vorzüge einer naturbelassenen Kost werden zunichte gemacht. Die schädlichen Folgen zeigen sich – neben frühen Zeichen der Unverträglichkeit – oft erst nach Jahren oder Jahrzehnten: Erkrankungen der Verdauungsorgane, chronifizierte Katarrh- und Infektionszustände, Entwicklung einer arteriellen Gefässsklerose, entzündliche und degenerative Erkrankungen des Bewegungsapparates (Rheuma und Arthrose, A.d.A.*), auch Neoplasien (Krebs, A.d.A.). Schäden sind wesentlich häufiger als der bisher kaum belegte, aber immer wieder behauptete Nutzen. Gesunde werden krank; Kranke werden nicht gesund.

«Naturgemäss» kann nur eine Ernährungsweise sein, «die der Natur des Einzelnen, der Natur des Kranken gemäss ist». Der diätetisch (griechisch «diaita» = Lebensführung, A.d.A) erfahrene Arzt muss – gemeinsam mit dem zu Beratenden – abschätzen, was in die therapeutischen Überlegungen, auch in die präventiven (vorsorgenden, A.d.A.) Empfehlungen, einzubringen ist: Lebensalter, konstitutions-typologische Eigenart, Ernährungsgeschichte, Leistungskapazität der Verdauungsorgane, Leistungszustand der intermediären Stoffwechselsysteme, individuelle Unverträglichkeiten, Nahrungsmittelallergien und vieles andere. Eine Ernährungsweise, die sich monoman an der Vollwertigkeit, an der Nährstoffdichte der Nahrungsmittel orientiert, aber die jeweiligen Besonderheiten des Nahrungskonsumenten, die Not des Patienten, übersieht oder vernachlässigt – eine solche Ernährungsweise kann aus wissenschaftlicher und ärztlicher Sicht nicht als vernünftig bezeichnet werden.»

DER MENSCH IST DAS MASS ALLER DIÄTETIK – NICHT DAS NAHRUNGSMITTEL!
*(A. d. A. Anmerkung des Autors)

Reizdarm und Divertikulits – eine von Ernährungsberaterinnen verursachte Krankheit

Aufgrund unserer eigenen Erfahrung können wir jeden Satz bestätigen. Seit Jahren treffen wir in unserer Beratungspraxis immer wieder die gleiche Situation an. Mehrheitlich Frauen, die sich um eine gesunde Lebensweise bemühen, kommen mit diffusen Beschwerden zu uns. Um jugendlich und schlank zu bleiben, verzehren sie reichlich Früchte, Gemüse und Salat. Die Frauen sind gebläht und haben vom Arzt die Diagnose «Reizdarm» erhalten. Oftmals berichten sie, sie fühlten sich, als seien sie im fünften Monat schwanger, so sehr sei der Bauch gebläht. Die Haut macht ihnen zu schaffen, und ihr Bindegewebe ist schlecht. Nicht selten nehmen sie seit Jahren Abführmittel, denn durch die Entleerungen fühlen sie sich etwas entlastet. Wenn sie unseren Rat befolgen und den Anteil Rohkost senken sowie auf eiweisshaltige Nahrungsmittel umsteigen, verschwinden die Beschwerden in der Regel innert weniger Tage, auch wenn sie vorher jahrelang bestanden haben. Am Abklingen solcher Symptome können wir erkennen, dass die Ernährung nunmehr der Verdauungsleistung angepasst ist.

Ballaststoffe haben einen weiteren Effekt: Sie dehnen die Darmwände sehr stark. Die Dehnung kann durch den Gasdruck zum Teil so stark sein, dass es zu so genannten Divertikeln kommt. Das sind Aussackungen, wobei sich in der Darmwand Taschen bilden, die sich entzünden können. Man spricht dann von einer Divertikulitis. Leider wird diesen Patienten ausgerechnet faserreiche Kost empfohlen. Doch genau diese verursacht die Divertikel. Meist wird dann den Patienten auch nahe gelegt, zur Regulierung der Darmtätigkeit Kleie einzunehmen. Dieser Rat ist absolut gesundheitsschädigend. Der bekannte Mayr-Arzt

Dr. Ernst Kojer berichtet, er habe bei Darmoperationen festgestellt, dass bei Patienten, die Kleie oder kleiehaltige Produkte konsumiert hatten, sich feinste Kleiestacheln in die Darmschleimhaut gebohrt hätten wie in ein Nadelkissen. Diese führten zu chronischen Entzündungen und therapieresistenten Reizungen der Darmschleimhäute.

Rohkost schädigt den Darm

Der Ruf nach möglich viel Rohkost überlastet und schädigt den Verdauungsapparat in verschiedener Hinsicht. Rohkost verursacht Blähungen und die Bildung von Gärungsalkoholen wie Propanol, Methanol, Buthanol und Äthanol. Diese toxischen Substanzen werden aufgenommen und belasten unseren Organismus. Fatalerweise sind es insbesondere die allgemein für sehr gesund und hochwertig gehaltenen Nahrungsmittel – Früchte, Rohkostsalate, Sauermilch- und Vollkornprodukte sowie Obst-, Frucht- und Gemüsesäfte –, die sehr schnell und intensiv in Gärung übergehen, wobei sich bedenkliche Mengen schädlichen Alkoholfusels entwickeln. Aus diesem Grunde werden mitunter bei Vegetariern ähnliche Symptome wie bei Trinkern festgestellt. Erhöhte Leberwerte, blaurote, feuchte Hände und Füsse, rote Nase, gerötetes Gesicht (was irrtümlicherweise oft als gesundes Aussehen gewertet wird) sind Anzeichen. Bei der Massagebehandlung ist bei diesen Personen vielfach eine Leberschwellung zu konstatieren. Abgang von viel Wind, leichte Erregbarkeit abwechselnd mit grosser Müdigkeit und vielfach auch Schlafstörungen sind weitere Symptome solcher Zersetzungsvorgänge.

Die Verdauungskapazität ist von Mensch zu Mensch verschieden. Was für den einen bekömmlich sein mag, überfordert vielleicht den anderen. Zudem ist auch die Verdauungsleistung von Gesunden nicht konstant. Mangel an Bewegung und frischer Luft, Müdigkeit, Stress und auch psychische Belastungen vermögen sie zu beeinträchtigen, während eine frohe Gemütslage und Erholungspausen sie ausserordentlich verbessern können. Damit haben wir zu leben. An uns liegt es, die Nahrungszufuhr durch entsprechende Zusammensetzung, Zubereitungsart, angemessene Mengen und vernünftige Essgewohnheiten nach Möglichkeit zuträglich zu gestalten. Noch niemand ist mit schnell, hastig oder zu viel Essen, schlecht Kauen oder in Müdigkeit und Ärger hinein Essen gesünder geworden.

Zu grosse Nahrungsmengen, zu viele verschiedene Gerichte in einer Mahlzeit, zu schwer aufspaltbare Kost (Roh- und Vollwertprodukte) oder ungeeignete und gärfreudige Speisen und Getränke werden auch von einem gesunden Verdauungsapparat kaum bewältigt, geschweige denn vom mehr oder weniger geschwächten Verdauungssystem der unter neurovegetativen Störungen leidenden Menschen, was nach Prof. Hoff ungefähr 40 % unserer Bevölkerung betrifft.

Das einfache, naive Schauen und Denken, das Hippokrates und andere grosse Ärzte auszeichnete, führt in grossen Grundfragen weiter als noch so fein ausgeklügelte technische Hilfsmittel und unübersehbarer Wissenwust.

Dr. med. August Bier
(Aus Dr. Karl Schmiedecker – Zeichen der Gesundheit)

Die Kluft zwischen Theorie und Praxis

Doch kehren wir in die Gegenwart zurück. Wer im Gesundheitsbereich tätig ist, wird unweigerlich mit den verschiedensten Leiden konfrontiert. Als Physiotherapeuten hatten Milly und Paul Schaub vorwiegend Patienten akute oder chronisch-degenerative Erkrankungen des Bewegungsapparates zu behandeln. Der Erfolg einer Therapie steht und fällt jedoch damit, dass die Ursachen der betreffenden gesundheitlichen Beeinträchtigungen erkannt und behoben werden. Alles andere ist Symptombekämpfung, auch wenn die Behandlung gut ist und gut tut. So stellten sich Milly und Paul Schaub die Frage, welches die Ursachen dieser schmerzhaften Leiden und Zerfallserscheinungen sein könnten. Mit der Auffassung der etablierten Wissenschaft, die verschiedenen Formen von Rheuma seien nicht mit Ernährungsmassnahmen zu beeinflussen, mochten sie sich nicht zufrieden geben. Schliesslich bestehen Muskeln, Bänder, Knorpel und Knochen aus Substanzen, die durch Nährstoffe aufgebaut werden, die wir über die Speisen zu uns nehmen.

Es erschien ihnen logisch, dass eine sorgfältig zusammengestellte Vollwertkost der beste Garant für eine optimale Versorgung des Organismus mit allen erforderlichen Nähr- und Vitalstoffen ist. Aufgrund dieser Überlegung hatten Milly und Paul Schaub sich stets über die neuesten Erkenntnisse zu einer gesunden Lebensweise informiert. Während drei Jahrzehnten befolgten sie die neuzeitlichen Ernährungsempfehlungen – eingeschlossen zwölf Jahre vegetarischer Kost. Um auch die Patienten zu motivieren, sich gesund zu ernähren, organisierten sie zusammen mit einer Reformhausbesitzerin Kochkurse, um zu zeigen, wie mans richtig macht. Milly Schaub demonstrierte die Zubereitung von Getreidegerichten, Leinöl-Quark und Joghurt sowie die Handhabung von Getreidemühlen, Rohkostraffeln und Saftpressen. Die Reformhausbesitzerin offerierte milchsaure Frucht- und Gemüsesäfte.

Doch wie sah die Realität aus? Unsere Familie war alles andere als gesund. Paul Schaub litt unter einem chronischen Ekzem, Milly Schaub unter Nervenentzündungen und Migräne. Meine älteren Brüder mussten mehrmals wegen schweren Anginen und Mittelohrentzündungen mit Antibiotika behandelt werden. Auch bei den Patienten stellten sich die erhofften Verbesserungen des Gesundheitszustandes nicht in zufrieden stellendem Masse ein. Man fand jedoch für alles einen Sündenbock. Es waren der Stress, die Belastung der Nahrungsmittel durch Dünger und Spritzmittel, das Amalgam in den Zähnen, die genetische Veranlagung oder die Erdstrahlen und Wasseradern. Erst nach über 25 Jahren voller gesundheitlicher Schwierigkeiten und dem Krebstod der oben erwähnten Reformhausbesitzerin – die nach eigenen Angaben ihr Leben lang nie Fleisch gegessen hatte – stellte sich allmählich die Frage, ob an den bekannten Gesundkostempfehlungen etwas falsch sein könnte.

Diese Frage war ein echtes Problem für Milly und Paul Schaub. Sie hatten stets geglaubt, die Empfehlungen der Ernährungsexperten seien absolut richtig. Es war ihnen nie in den Sinn gekommen, die Thesen der Gesundkostrichtlinien zu hinterfragen. Was universitär gebildete Fachleute sagten, konnte doch nicht falsch sein! Wem sollte man denn sonst glauben? Schliesslich fliessen Millionen in die Ernährungsforschung. Oder steckte hinter den wissenschaftlichen Ernährungsrichtlinien eine bewusste Strategie, die Menschen langsam krank werden zu lassen?

Auf der Suche nach den Ursachen des unbefriedigenden Gesundheitszustandes vieler Menschen stiessen Milly und Paul auf bedeutungsvolle, jedoch bis heute von der Wissenschaft offensichtlich unter dem Deckel gehaltene Forschungsergebnisse einiger Ärzte und Chemiker. Diese in der praktischen Erfahrung erarbeiteten Abhandlungen schienen ihnen begründet und prüfenswert. Sie sind wegweisend geworden für weitere Studien und eine empirisch-experimentelle Ernährungsforschung.

Grundsätzlich geht es weniger darum, ein hohes Alter zu erreichen, als vielmehr um die Zielsetzung, dass der Mensch die Zeit, in der er lebt, gesund und bei gutem Wohlbefinden verbringen darf, statt durch chronische Leiden bis ans bittere Ende dahinzuvegetieren und mit krankheits- oder medikamentenbedingter Bewusstseinstrübung von dieser Erde zu scheiden. Zu dieser Überzeugung gelangten Milly und Paul Schaub durch jahrzehntelange Beobachtungen und Erfahrungen in der täglichen Arbeit an Tausenden von Menschen. Dass sie in dieser Hinsicht auf der richtigen Spur waren, bestätigt heute eine grosse Zahl erfolgreich beratener Patienten. Milly Schaub entwickelte eine besondere Ernährungsform, die wir heute das Schaub Gesundsystem nennen. Sie wird zur Unterstützung des Heilungsverlaufs bei den verschiedensten Erkrankungen angewendet. Eine Liste der Krankheiten, die damit schon erfolgreich angegangen wurden, finden Sie im Buch «100 kleine Wunder – wie die Natur heilt», ebenfalls im Verlag Pro Salute erschienen. Die gleichen Berichte sind auch auf der Homepage des Schaub Institutes einzusehen. Hierbei handelt es sich um von den Patienten spontan oder auf unser Ersuchen gemeldete Erfolge.

Aus den erarbeiteten Grundlagen bauten Milly und Paul Schaub die kohlenhydrat- und säurearme Ernährung auf, wie sie in diesem Buch ausführlich beschrieben wird. Bald einmal zeigte sich, dass sich mit diesem Gesundheitssystem das Befinden, das Aussehen und die Figur in kurzer Zeit wesentlich verbessern. Dies auch in Fällen, in denen die allgemein bekannte, gesunde Lebensweise keine entsprechenden Ergebnisse gebracht hatte. Nicht nur die verschiedenen Formen von Rheuma-, Knochen- und Gelenkleiden, sondern auch sehr viele andere gesundheitliche Störungen, Unpässlichkeiten und auch Übergewicht können erfolgreich angegangen werden. Allergien und Hauterkrankungen, insbesondere die von ärztlicher Seite als unheilbar bezeichnete Neurodermitis, können vollständig zum Verschwinden gebracht werden. Auch

Stoffwechselerkrankungen wie Gicht oder Diabetes sowie vegetative Spannungszustände werden mit dieser Ernährungsweise günstig beeinflusst und meistens geheilt.

Was ist Gesundheit?

Diese Frage veranlasste Milly und Paul Schaub, bei ihrer Suche nach einer gesunden Lebensweise ganz von vorne anzufangen. Sie wollten genau wissen, was Gesundheit ist, wie sie aussieht und wie man sie erkennen kann.

Professor Pirlet drückt es so aus:
«Heute versteht man unter Gesundheit nicht mehr das Vorhandensein positiver Kriterien, hochwertiger Funktionen und so weiter, sondern das Fehlen negativer Symptome, pathologischer Kriterien und Befunde. Gesundheit gilt als negativ, als Zustand des Nicht-Krankseins. Aber Nicht-Kranksein und echtes Gesundsein sind keineswegs immer identisch. Das Nicht-Kranksein entspricht der Durchschnittsgesundheit und -norm. Die in der modernen Medizin verwendeten Werte basieren auf solchen Durchschnittsnormen. Bekanntlich werden diese Werte von Versuchspersonen ermittelt, die keine anderen Kriterien aufweisen, als dass sie nicht nachweisbar krank sind.
Das arithmetische Mittel aus der Zahl dieser Untersuchungen ergibt Durchschnittsnormen von Nicht-Kranken. Diese Normen sind natürlich sehr wichtig. Sie sollen aber nur verstanden werden als das, was sie sind: Mittelmass von Nicht-Kranksein und nicht Bestmass von Gesundsein. Aber die Medizin vermag uns nicht zu sagen, was Gesundheit ist und was zu tun wäre, um Gesundheit zu sichern, um Krankheit zu vermeiden.»

Diese Aussage stimmt. Selbst in den Heilpraktikerausbildungen wird nicht gezeigt, wie Gesundheit aussieht. Heilpraktiker/innen lernen viele Therapien kennen, warum der Mensch jedoch krank wird, konnte mir keiner meiner Dozenten sagen. Solange die Laborwerte im grünen Bereich sind und von den Patienten keine Beschwerden gemeldet werden, nimmt man an, er sei gesund. Milly und Paul Schaub stellten jedoch die Frage: Gibt es Anzeichen, die erkennen lassen, wann sich eine krank machende Veränderung anbahnt, bevor es zu organisch feststellbaren Krankheiten kommt? Die Medizin wartet ab, bis sie etwas klinisch Fassbares vorfindet, um einzugreifen. Erst wenn in den Wirbeln Osteoporose und in den Hüftgelenken Abnutzungserscheinungen zu sehen sind oder Angina Pectoris diagnostizierbar ist, kann sie etwas unternehmen. Dann ist sie auch in der Lage, Erstaunliches zu leisten. Aber es muss doch Zeichen geben, die uns viel früher sagen, wenn sich krank machende Prozesse anbahnen. Das war die eine Fragestellung. Die andere war: Wie sieht der gesunde Mensch aus? Denn wenn man das Ziel nicht kennt, wie will man den Weg dahin finden? Wie definiert sich Gesundheit wirklich?

Leben und Werk von Dr. Franz Xaver Mayr

Bei ihren Abklärungen stiessen Milly und Paul Schaub auf die Arbeiten von Dr. med. Franz Xaver Mayr. Er wurde 1875 im steirischen Bergdorf Gröbmingen als Sohn einer dort seit Jahrhunderten lebenden Bauernfamilie geboren. In dieser ländlichen Gegend lebte er in innigem Kontakt mit der Natur. In einfachen Verhältnissen, mit bescheidenen wirtschaftlichen Mitteln und einem an Tuberkulose erkrankten Vater aufwachsend, musste der spätere Arzt oft zu Hause mithelfen. Anstatt zur Schule zu gehen, musste er auf der Alp Schafe hüten und schon als Jugendlicher auf Viehmärkten Tiere einkaufen. Dabei lernte er aufgrund der Beschaffenheit von Fell, Zunge, Gebiss, Muskulatur und anderem, sich ein Bild über den Gesundheitszustand der Tiere zu machen.

Später studierte Mayr in Graz Medizin und war Ferienpraktikant in der Kuranstalt St. Redegrund. Dort hatte er die Bäuche von Patienten mit Erkrankungen im Verdauungsapparat zu massieren. Die Mehrheit der Patienten litt unter Verstopfung. Doch fand er weder in der Literatur noch bei den Ärzten über dieses Leiden brauchbare Informationen, auch in der Universitätsbibliothek nicht. Mayr aber war der Ansicht, ein so schwer gestörtes Organ wie ein mangelhaft arbeitender Darm müsse sich doch von einem gesunden unterscheiden. Bei einer chronischen Verstopfung würden die Bäuche keine Veränderungen zeigen und seien daher ohne Befund, hiess es. Mayr, der gelernt hatte, die Natur zu beobachten, mochte das nicht glauben. Überhaupt fehlten ihm Angaben, wie ein gesunder Mensch aussieht. Keiner seiner Lehrer konnte ihm eine zufriedenstellende Auskunft geben. Die Antworten waren ausweichend oder lapidar, nicht selten wurde er wegen seiner Fragen belächelt. Niemand konnte oder wollte ihm sagen, was Gesundheit ist. Er lernte wohl die Normalkriterien über Grösse, Form und Beschaffenheit einzelner Organe wie Herz, Lunge, Leber, Milz und so weiter. Doch über den normalen Zustand der Verdauungsorgane, des Wurzelsystems unseres Körpers, bekam er keine Auskunft.

Mayr machte es sich zur Lebensaufgabe, Antworten auf seine Fragen zu finden. Während seiner Tätigkeit als Fastenarzt stellte er fest, dass sich bei allen Patienten, die eine gewisse Zeit fasteten, Aussehen und Bauchform in die gleiche Richtung entwickelten. Im Verlauf der Kuren zeigten sich bei allen Patienten gleichermassen auftretende Veränderungen der Form und der Konsistenz des Bauches. Auch die Druckempfindlichkeit, der Gasgehalt und die Lage der Gedärme veränderten sich stets nach denselben metrisch erfassbaren Kriterien. Bei einer Verschlechterung des Zustandes trat das Gegenteil ein, nämlich schrittweise ein Abnehmen der gesunden und ebenso ein Zunehmen der krankhaften Merkmale. Charakteristisches liess sich auch an der Haut feststellen: War diese vor der Darmreinigung etwa grau, gelbstichig oder fahl, wie welk aussehend oder zeigten sich ein schlechter Gewebetonus (Spannung) oder bestimmte Falten, so bildeten sich diese Symptome – entsprechend dem Grad der Darmgesundung – allmählich zurück. Da wohlhabende Patienten damals noch die Zeit hatten, über mehrere Wochen in einer Kur zu verbleiben, konnte

Mayr die Auswirkungen der Therapie, meist eine viel besser durchblutete und faltenärmere Haut oder sogar einen nicht mehr weiter verbesserbaren Gesamtzustand feststellen.

Nach jahrzehntelangem Forschen durch aufmerksame Untersuchungen und Behandlungen von vielen Tausend Patienten entstand aus der Gesamtheit der gefundenen sichtbaren, tastbaren, messbaren und überprüfbaren Kriterien eine diagnostische Methode, die als Mayr'sche Diagnostik der Gesundheit oder Diagnostik nach F. X. Mayr bezeichnet wurde. Dadurch entwickelte sich eine neue Dimension der Diagnostik, und damit eine kontrollierbare Vorsorgemedizin. Da man nicht unbegrenzt fasten kann, verordnete Mayr eine Art Schonkost. Morgens und mittags bekamen die Patienten eine Tasse Milch und eine altbackene Semmel, abends einen Tee oder Gemüsebrühe. Die Milch wurde und wird in Mayr-Kuren noch heute zusammen mit kleinen Semmelbröckchen ausgiebig gekaut. Es ist ein Kautraining, damit man wieder langsam essen lernt und mit kleineren Essensmengen satt wird. Leider wusste Mayr nicht, dass er mit diesen beiden Nahrungsmitteln gerade die problematischsten für den Menschen gewählt hatte. Die meisten Erwachsenen haben eine Milch- und/oder Getreide-Unverträglichkeit. Trotzdem konnte er erstaunliche Resultate bei der Genesung der Patienten feststellen. Mayr hat immer auf mögliche Ernährungsfehler hingewiesen und vor ungeeigneten Produkten gewarnt, doch hat er sich zeitlebens nie damit befasst, was ein genesener Mensch fortan essen sollte, damit der gute Zustand erhalten bleibt.

Der Massstab für Gesundheit

Mit den Mayr'schen Richtlinien bekamen Milly und Paul Schaub ein diagnostisches Mittel in die Hand, das ihnen ermöglichte, die Auswirkungen einer Ernährungsweise in relativ kurzer Zeit zu erkennen. Wenn eine Kostform wirklich zuträglich ist, so muss dies mit der Zeit gemäss den Kriterien der Mayr'schen Diagnostik der Gesundheit am Körper sichtbar werden, sagten sich Milly und Paul Schaub. Ist dies nicht der Fall, dann ist die betreffende Ernährung für diesen Menschen nicht geeignet. Zusätzlich erhoben Milly und Paul Schaub den Anspruch, dass gesundheitliche Schwierigkeiten bei einer bekömmlichen Kost besser werden und allenfalls ganz verschwinden sollten, egal welche Probleme oder Beschwerden der Mensch hat. Ausgerüstet mit den diagnostischen Kriterien von Dr. F. X. Mayr machten sich Milly und Paul Schaub also auf die Suche nach der bestmöglichen Ernährungsweise. Sie unterzogen viele Empfehlungen einer genauen Prüfung und probierten sie an sich und Patienten, die sich zur Verfügung stellten, aus. Sie sahen sich die Menschen an, die besondere Ernährungsrichtlinien befolgten, und registrierten die sicht- und feststellbaren Symptome. Sie gaben sich nicht mehr mit Behauptungen und Theorien zufrieden, sondern stellten alles auf den Prüfstand der Mayr'schen Diagnostik. Im Lauf der Zeit kristallisierte sich das Bild einer Ernährungsweise heraus, die dem, was seit einem halben Jahrhundert als gesunde Kost gilt, diametral gegenübersteht. Das war für sie selber eine schwierige Situation, denn sie hatten zuvor während Jahren ihren Patienten eine eiweissarme Vollwertkost empfohlen.

Einführung in die Mayr'sche Gesundheitsdiagnostik

Um den Leserinnen und Lesern die Mayr'sche Diagnostik und deren Funktionsprinzip etwas näher zu bringen, stellen wir ein Element daraus vor. Grundsätzlich unterscheidet Mayr den so genannten Gasbauch und den Kotbauch.

Im Gasbauch besteht die Nahrung zu einem grossen Teil aus Pflanzenfasern. Diese werden durch Darmbakterien abgebaut, wodurch es in den Verdauungswegen zu einem Gärprozess kommt. Dabei entstehen erhebliche Mengen Gase – es können bis zu acht Liter an einem Tag sein. Dies entspricht dem Volumen eines Putzeimers. Die Gase treiben den Leib auf, und der Gasdruck zwingt den Körper in eine Fehlhaltung. Es kommt zum Abkippen des Beckens nach vorne und dadurch zu einer Hohlkreuzstellung. Wenn man dann die Belastungsebene wie ein Lot durch den Menschen zieht, ist unschwer zu erkennen, dass die Gelenke nicht mehr da belastet werden, wo sie von der Natur dafür konstruiert worden sind. Im Lauf der Jahre wird die Knorpelschicht der Gelenke abgerieben, und die Bandscheiben in der Wirbelsäule können förmlich herausgepresst werden. Bei anstrengender Arbeit kann es zu einem Bandscheibenvorfall kommen, auch wenn die Patienten nicht sichtbar übergewichtig sind.

Aus diesem Blickwinkel betrachtet verwundert es vermutlich nicht mehr, dass rund ein Sechstel der Schweizer Bevölkerung an degenerativen Erscheinungen am Bewegungsapparat leidet, insbesondere wenn die Betreffenden übergewichtig sind.

In der Mayr'schen Literatur ist auch beschrieben, dass ein träger Darm erschlafft, wodurch ebenfalls Formveränderungen auftreten. Diese sind von der Gestalt her etwas anders als beim Gasbauch, sie haben jedoch nicht weniger Einfluss auf die Statik des Körpers. Mehrheitlich liegt die Vorwölbung des Bauches hier unterhalb des Nabels. Es kommt zu einem Rundrücken und damit zu veränderten Zugverhältnissen im Schulter-Nackenbereich. Auch die Lendenwirbelsäule wird zunehmend belastet, was Verspannungen zur Folge haben kann.

Nicht zu vernachlässigen ist der dabei entstehende Druck auf die inneren Organe, auch auf tiefer gelegene wie die Blase oder die Gebärmutter der Frau. Unseres Erachtens ist die Ursache von Blasenschwäche (Inkontinenz) nicht nur in der Schwächung des Schliessmuskels zu suchen, sondern auch im zu hohen Druck, der auf der Blase lastet. Gegen ein Beckenbodentraining ist nichts einzuwenden. Sollten Sie unter diesem Problem leiden, betrachten Sie aber doch bitte auch einmal Ihre Bauchform. Es könnte sein, dass die Blase als zu-

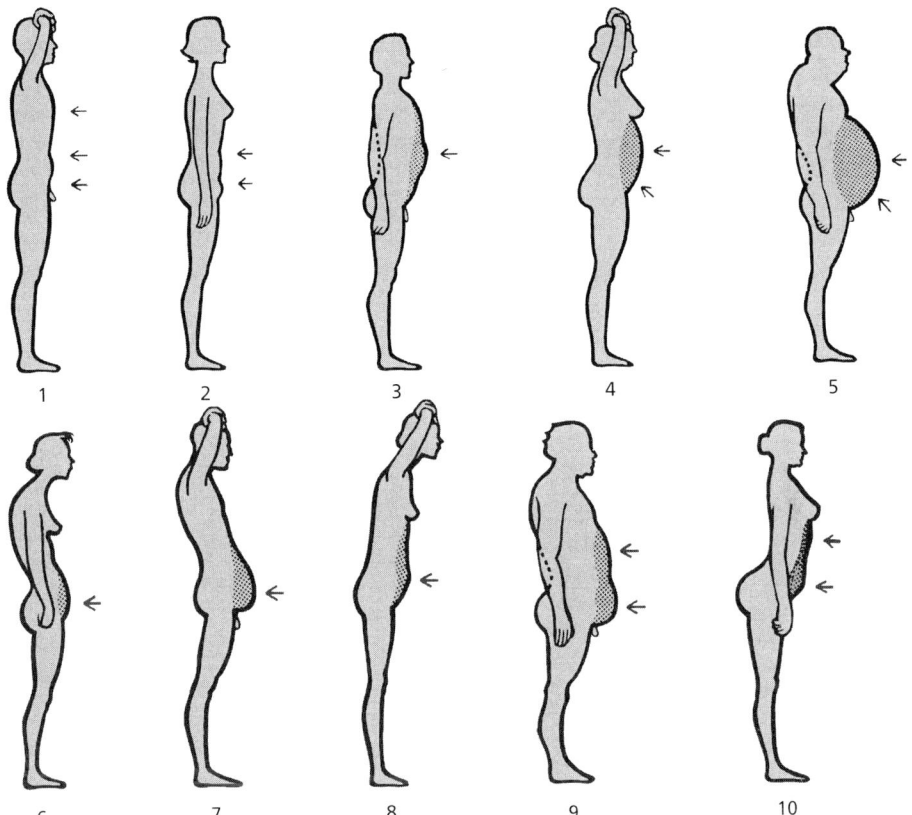

Die Bauch- und Haltungsformen nach F.X. Mayr

1 Normalbauch und -haltung beim gesunden Mann. Oberer Pfeil weist auf senkrecht stehenden Brustbeinkörper hin, mittlerer und unterer auf charakteristische zarte Einziehungen an Ober- und Unterbauch.

2 Normalbauch und -haltung bei gesunder Frau.

3 Beginnender Gasbauch. Pfeil weist auf abnorme Oberbauchvorwölbung hin. Brustbeinkörper steht hier schon schräg. Habtachthaltung!

4 Eiförmiger Gasbauch. Verschlechterung gegenüber 3. Die Pfeile betonen die vermehrte krankhafte Ober- und Unterbauchvorwölbung. Beginnende Grosstrommelträgerhaltung.

5 Kugelförmiger Gasbauch. Extreme, durch Darmgase bewirkte, krankhafte Bauchvergrösserung. Grosstrommelträgerhaltung.

6 Schlaffer Kotbauch, bedingt durch abnorme Inhaltsvermehrung in erschlafften Gedärmen. Fragezeichenhaltung (lässige Haltung).

7 Ausgeprägter schlaffer Kotbauch. Massive, krankhafte Inhaltsvermehrung in erschlafften, erweiterten und gesenkten Gedärmen. Sämannshaltung.

8 Spitzbauch (entzündlicher Kotbauch). Der Pfeil betont die Spitze dieses durch Entzündungsprozesse im Dünndarm verfomten, harten und druckschmerzhaften Bauches (bei solchen Entzündungen besteht immer Selbstvergiftung aus dem Darm!). Anlaufhaltung.

9 Schlaffer Gas-Kotbauch. Oberer Pfeil betont den gasüberfüllten, unterer Pfeil den kotüberfüllten Darmteil. Beginnende Grosstrommelträgerhaltung.

10 Entzündlicher Gas-Kotbauch. Oberer Pfeil betont leichten Gasbauch, unterer den Spitzbauch (entzündlicher Kotbauch). Entenhaltung.

unterst liegendes Organ einem zu starken Dauerdruck ausgesetzt ist. Kommt dann noch eine Drucksteigerung durch Husten, Niesen oder Lachen hinzu, reicht das oftmals schon, um den Schliessmechanismus zu durchbrechen. Unserer Meinung nach ist die Ursache für venöse Stauungen in den Beinen ebenfalls hier zu suchen. Die Liste der Probleme, die durch eine veränderte Bauchform begünstigt werden, liesse sich beliebig fortsetzen, würde aber den Rahmen dieses Buches sprengen. Wir möchten hier auf die Literatur von Dr. F. X. Mayr hinweisen, welche im Verlag Pro Salute erhältlich ist. Die Adresse findet sich am Ende des Buches.

Letztlich möchten wir Ihnen das Bild eines gesunden Bauches nicht vorenthalten, wie er sich nach einer Fastenkur oder beim Einhalten der Schaub-

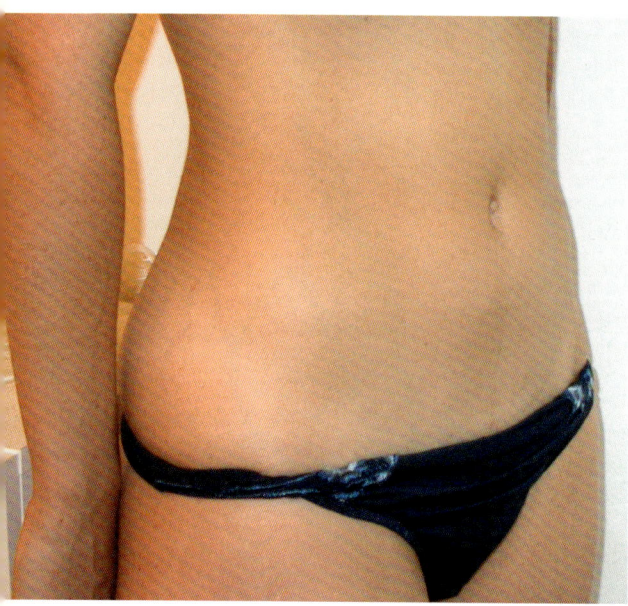

kost einstellt. Dieses zeigt die Idealform am Morgen nüchtern nach mehreren Wochen Befolgen der Schaub'schen Ernährungsempfehlungen bei einer 30-jährigen Frau. Bitte wenden Sie das Foto nicht unbedingt als Massstab bei sich selbst an. Es soll Ihnen lediglich dokumentieren, mit welchen Messinstrumenten Milly und Paul Schaub die gesunde Ernährungsweise für den Menschen zu ermitteln versuchten.

Auf den Grundlagen der Mayr'schen Diagnostik entstand die kohlenhydrat- und säurearme Ernährung, wie Paul Schaub sie nannte. 1963 wurde dieses Ernährungssystem erstmals publiziert. Heute ist sie unter dem Namen Schaub Gesundsystem bekannt. Im Verlauf der Jahre sind verschiedene Elemente hinzugekommen, so dass sie auch als verdauungsgerechte Ernährung bezeichnet werden kann. Die Resultate, die mit dem Schaub Gesundsystem im Krankheitsfall zu erreichen sind, erstaunen. Innerhalb der letzten vier Jahrzehnte wandten sich mehr als 30 000 Hilfesuchende an das Schaub Institut. Über 4 000 Personen besuchten einen Ferienkurs oder machten einen Kuraufenthalt mit dem Schaub Gesundsystem.

Die Suche nach einer gesunden Ernährung

In diesem Kapitel gehen wir der Frage nach, wie eine gesunde Ernährung aussehen könnte. Milly und Paul Schaub begaben sich auf die Suche nach der physiologischen (artgerechten) Nahrung für den Menschen. Am Gedanken, dass zwischen Nahrungswahl und Gesundheitszustand ein Zusammenhang bestehen muss, haben sie nie gezweifelt. Aber sie wollten keine bestehenden Theorien mehr übernehmen, sondern begannen selbst, Forschungsergebnisse und Teilaspekte zu studieren. Dabei stiessen sie auf für sie wesentliche, von der Wissenschaft bis anhin aber kaum beachtete Informationen. Die Forschungsarbeiten folgender Ärzte wurden für sie richtungsweisend:

Die Arbeit von Dr. Dr. med. Wolfgang Lutz, A-Salzburg,

war durch eigene Erfahrung und Studien auf einen Zusammenhang zwischen Getreidenahrung und Erkrankungstendenzen gestossen. Er litt mit 45 Jahren selbst an Polyarthritis und Hüftarthrose. Dr. Lutz hält es für erwiesen, dass die konzentrierten Kohlenhydrate, nämlich Zucker und Getreide, für den hormonell bedingten Knochenabbau, für weitere hormonelle Störungen wie Diabetes, Fettsucht, Schilddrüsen-Überfunktion und so weiter, aber auch für Arteriosklerose und viele andere Erkrankungen verantwortlich sind. In seinem Buch Leben ohne Brot ist seine Forschungsarbeit ausführlich und sehr beeindruckend aufgezeichnet. Seine Leiden verlor Lutz durch das Meiden von Getreide und Zucker. Milly Schaub lernte Dr. Lutz als 75-jährigen, beschwerdefreien Mann kennen.

Die Arbeit von Prof. Dr. med. J. Yudkin, London,

Weltkapazität auf dem Gebiet des Zuckerstoffwechsels, behandelt in seinem Buch «Der Zucker-Report» (vergriffen) die Zusammenhänge zwischen Zuckerkonsum und Zivilisationskrankheiten, vor allem bei Herz- und Kreislauferkrankungen, Entzündungen und Allergien. Seine Meinung: «Hätte irgendeine andere Substanz auch nur annähernd jene schädliche Wirkung wie Zucker, dann wäre sie schon längst verboten worden.» Die enorme Schädlichkeit des Zuckers hat er im Experiment an Tieren und Studenten nachgewiesen.

Dr. Katase, Direktor des Pathologischen Instituts in Osaka, Japan

Katase hat bei Fütterungsversuchen an jungen Kaninchen festgestellt, dass der Zusatz von zwei bis vier Gramm Industriezucker pro Kilogramm Körpergewicht und Tag zusätzlich zur üblichen Ernährung zu schweren krankhaften Veränderungen im Knochensystem in Form von Erweichungen, Verbiegungen, Knickungen und Brüchen führt. Die Knochen wurden innert 146 Tagen so weich, dass sie mit einem Messer schneidbar waren.

Aufgrund der hier aufgeführten Forschungsergebnisse musste es doch möglich sein, eine Ernährungsweise zu finden, mit der vielen Erkrankungen vorgebeugt und ein natürlicher Heilungsprozess unterstützt werden kann.

Eine gesunde Ernährung muss folgende Voraussetzungen erfüllen:
– Sie muss sich als Kostform für den Rest des Lebens eignen.
– Sie muss für alle Altersgruppen anwendbar sein.
– Es dürfen keine Mangelerscheinungen auftreten.
– Es sollte zweitrangig sein, welches Krankheitsbild der Mensch zeigt, am Ende sollte die Krankheit so weit wie möglich verschwinden und sich Gesundheit einstellen.

Eine kohlenhydratarme Kost – Die Lösung der Probleme?

Dass Zucker schädlich ist, wussten Milly und Paul Schaub, sie hatten ihn wo immer möglich durch Honig ersetzt. Anfangs fiel es ihnen jedoch recht schwer, Getreide als schädlich anzusehen, denn sie mussten ihre Auffassung von gesunder Ernährung in jenem Moment vollständig ändern. Doch was tut der Mensch nicht alles, wenn er am Rande der Verzweiflung steht und nicht mehr weiter weiss. Ausserdem hatten sie sich durch alle Reformdiäten hindurch gegessen, warum sollten sie die neuen Erkenntnisse nicht auch praktisch ausprobieren, selbst wenn sie ihnen vorerst recht ausgefallen erschienen? Essen muss man schliesslich jeden Tag. So wurde das Experiment gewagt, und es stellte sich schon bald eine deutliche Verbesserung des Gesundheitszustandes ein und – und das war sehr erstaunlich – das Gewicht als auch das Bindegewebe derjenigen, die am Versuch teilnahmen, besserten sich in kürzerster Zeit deutlich.

Die Kohlenhydrat-Falle
Betrachten wir nun die einzelnen Elemente etwas genauer: Zuerst die Entdeckungen von Dr. Wolfgang Lutz zu den Kohlenhydraten. An dieser Stelle ist es angebracht, einmal zu erklären, was Kohlenhydrate überhaupt sind.

Was sind Kohlenhydrate?
Kohlenhydrate sind neben Fett und Eiweiss unsere Hauptnährstoffe. Sie sind hochwertige Energielieferanten, die im Körper einer raschen, hormonell gesteuerten Verwertung unterliegen. Kohlenhydrate (Saccharide) werden in Pflanzen hergestellt. Dieser Vorgang, die Photosynthese, ist eine Grundvoraussetzung für das Leben auf diesem Planeten überhaupt. Pflanzen benötigen für die Photosynthese Kohlendioxid und stellen mit Hilfe des Sonnenlichts Kohlenhydrate (vor allem Traubenzucker) und Sauerstoff her. Kohlenhydrate sind die Nahrungs- wie auch Strukturelemente der Pflanze.
Die von den Pflanzen produzierten Kohlenhydrate nehmen wir mit der Nahrung auf und verwenden sie vor allem für die Energiegewinnung. Wie ihr Name bereits verrät, sind Kohlenhydrate aus Kohlenstoff, Sauerstoff und Wasserstoff aufgebaut (letztere zwei werden zusammen «-hydrat» genannt).
Ihrem chemischen Aufbau respektive ihrer Komplexität zufolge unterteilt man die Kohlenhydrate in Einfachzucker, Doppelzucker und Vielfachzucker. Viele Kohlenhydrate finden wir in Getreideerzeugnissen wie Brot, Pizza, Teigwaren und allen Arten von Gebäck. Aber auch Zucker in Süssgetränken, Fruchtzucker in Fruchtsäften und Eistee gehören dazu.

Ist eine kohlenhydratreiche Ernährung gesund?

Viele Versuche zur Reform der menschlichen Ernährung gingen von der Ansicht aus, dass eine laktovegetabile (vegetarisch mit Milchprodukten) Kostform für den Menschen anzustreben sei. Doch der menschliche Verdauungsapparat ist sehr wohl in der Lage, tierische Eiweisse zu verdauen und zu verstoffwechseln. Verschiedene Autoren neuerer Zeit zweifeln deshalb die vegetarische Hypothese an und machten Versuche mit anderen Kostformen. Die bekanntesten sind wohl Dr. Robert Atkins, USA, und Dr. Wolfgang Lutz, Österreich. Die wichtigsten Forschungsergebnisse, die Milly und Paul Schaub überzeugten, sind jene in den Arbeiten von Dr. Lutz. Er hat während Jahrzehnten umfangreiche Studien zu den unterschiedlichsten gesundheitlichen Problemen durchgeführt und diese in seinem Buch «Leben ohne Brot» zusammengefasst. Auf der Suche nach der Heilung seiner eigenen Leiden stiess er auf verschiedene Autoren, die die Meinung vertreten, dass erst kurz nach der Jungsteinzeit (vor circa 7 000 Jahren) grössere Mengen Kohlenhydrate auf den menschlichen Speiseplan kamen. Die Umstellung einer Spezies auf eine neue Ernährungsweise dauert jedoch wesentlich länger. Vergleichende Untersuchungen an den Skeletten verschiedener Völker ergaben, dass da, wo Getreide konsumiert wurde und wird, degenerative Erkrankungen am Bewegungsapparat vorkommen. Bei Völkern hingegen, die Getreide nicht kennen und sich mehrheitlich von Fleisch und Fisch ernähren, sind diese völlig unbekannt. Als ersten Anhaltspunkt dienten die Beobachtungen von Dr. Vilhjalmur Stefansson, Arzt und Anthropologe. Dieser lebte in der Zeit von 1904 bis 1918 zehn Winter und sieben Sommer bei den kanadischen Inuit (Eskimos). Zu einer Zeit also, in der die Inuit noch nicht mit den Segnungen der zivilisierten Ernährungsgewohnheiten in Berührung gekommen waren. Er stellte fest, dass die Inuit abgesehen von wenigen Beeren, die sie in Tran konservierten, und etwas Moos aus den Mägen ihrer Jagdbeute nur tierische Nahrung zu sich nahmen. Keine der gravierenden Krankheiten der zivilisierten Menschen war bei ihnen zu finden. Es gab keinen Bluthochdruck, keine Herzinfarkte und Schlaganfälle, keinen Krebs und, was Stefansson besonders auffiel, keine fettleibigen Menschen, obwohl die Inuit sich keinerlei Beschränkungen im Essen auferlegten. Sie kannten keine Frauenleiden, es gab keine Schwierigkeiten in der Schwangerschaft, bei der Geburt oder beim Stillen der Säuglinge. Sie befanden sich auch in einem auffallenden seelischen Gleichgewicht ohne Ärger und Zwistigkeiten (Lit. 10).

Gegenteilige Beobachtungen machte er bei Menschen, die viele Kohlenhydrate zu sich nahmen, wie der nun folgende Artikel aus der Zeitschrift P. M. 6/1996 beschreibt:

«Die Plagen ägyptischer Pharaonen waren verkrüppelte Glieder, entstellte Gesichter, Herztod. Dies die Ergebnisse bei untersuchten Mumien. Zu Herz- und Lungenleiden kamen Infektionskrankheiten, Lepra mit verstümmelten Händen und Füssen, und die Pest griff innere Organe an. Auch von Epilepsie und Lähmungen wurden die Nilanwohner geplagt, ausgelöst durch Gehirntumore, die sich durch Verdickungen an den Schädeldecken verraten. (...)

Frauen litten an einem besonders schweren Los. Ihre oft sehr schmalen Becken liessen Entbindungen zur Qual werden. Auch nach einer geglückten Niederkunft galt es, noch viele Hürden zu nehmen, die Kindersterblichkeit war hoch. (...)

Die Skelette der Ägypter befanden sich ebenfalls in erbärmlichem Zustand. Mindestens ein Viertel aller Nilanwohner litt an Bandscheibenvorfällen und Rückgratverkrümmungen. An Knien, Hüften und Schultern sind häufig Veränderungen durch Arthrose und Rheuma zu konstatieren. (...)»

Der Zeitschrift Geo-Wissen vom September 1998 entnahmen wir: Als die Gletscher der letzten Kaltzeit sich vor 12 000 Jahren zurückzogen, setzte die «Neolithische Revolution» ein. Der Mensch «erfand» die Landwirtschaft, die die Zahl seiner Artgenossen in die Höhe schnellen liess und die Oberfläche des Planeten veränderte. Die vielfältige Urvölker-Diät aus Wildfleisch (Hauptbestandteil), Früchten, Samen und Nüssen wich zunehmend einer eintönigeren Kost, deren Hauptbestandteile Getreide und Hülsenfrüchte waren. Ausgrabungen in Abu Hureyra im heutigen Syrien lassen einen direkten Vergleich zu. Geborgen wurden Skelette der ersten Ackerbauern aus der Jungsteinzeit, die Einkorn, Emmer, Hafer und Gerste, Linsen und Kichererbsen kultiviert hatten, und Skelette eines Jägervolkes, das nur 200 Jahre vor ihnen gelebt und neben Fleisch 157 Wildpflanzenarten als Nahrung genutzt hatte. Die neue Lebensweise brachte neue Probleme mit sich. Das stundenlange Knien und die gleichförmigen Bewegungen beim Getreidemahlen sorgten bei den Ackerbauern für Knochen- und Gelenkeverschleiss – besonders bei den Frauen.

Dass stundenlanges Knien für den Gelenkeverschleiss verantwortlich sein soll, ist wohl eher Spekulation. Aufgrund der Vermutung, dass hochkonzentrierte Kohlenhydrate für die Degeneration der Gelenke verantwortlich sind, machte Dr. Lutz den Selbstversuch. Er strich alle hochkonzentrierten Kohlenhydrate wie Getreide, Zucker, Honig und alle Produkte, die daraus hergestellt werden, auf seinem Speiseplan. Stattdessen verzehrte er Fleisch, Fisch, Käse, Eier, Früchte und Gemüse. Seine Polyarthritis und Hüftarthrose verursachten ihm schon bald keine Beschwerden mehr. Aufgrund dieser Selbsterfahrung machte Dr. Lutz verschiedene Experimente und auch Reihenuntersuchungen mit der kohlenhydratarmen Ernährung bei seinen Patienten. Er hat sowohl die Auswirkungen einer kohlenhydratreichen als auch diejenigen einer kohlenhydratarmen Kost gut dokumentiert.

Der Grund, warum es beim Verzehr von Getreideprodukten und Zucker zu Degenerationen des Bewegungsapparates kommt, besteht zum einen Teil darin, dass Kohlenhydrate im Dünndarm zu einfachem Zucker (Monosaccharid) abgebaut werden. Die Zuckerverdauung benötigt jedoch grosse Mengen an Mineralstoffen. Zum andern Teil ist in allen Getreidearten eine Säure vorhanden, die Phytinsäure. Ihre Neutralisation im Verdauungsapparat benötigt ebenfalls enorme Mengen an Mineralstoffen. Dazu noch mehr im Kapitel «Säure–Basen». Wer reichlich hochkonzentrierte Kohlenhydrate konsumiert, sei dies in

Form von Brot, Pizza, Teigwaren, Konfekt, Süssspeisen, Süssgetränken oder auch Getreideflocken oder süssen Brotaufstrichen, entmineralisiert seinen Körper im Laufe der Zeit. Die grössten Mineralstoffdepots befinden sich im Bindegewebe und in den Knochen. Durch den Mineralstoffverlust entstehen unseres Erachtens Bindegewebsschwäche und daraus folgende Krankheiten wie Knochen- und Gelenkzerfall, Degeneration der Wirbelsäule (Morbus Scheuermann). Aber auch Zellulite, Krampfadern, Besenreiser, sind Folgen von Bindegewebsschwäche, ferner alle Krankheiten, die mit einem Strukturmangel einhergehen, darunter fallen Allergien und Hauterkrankungen.

Kohlenhydratkonsum und Veränderungen im Hormonhaushalt

Der Verdacht, dass der Zuckerkonsum auf den Hormonhaushalt und damit auf die Entwicklung unseres Skelettes einen Einfluss haben muss, bestätigte sich bei der Untersuchung der Abhängigkeit des Wachstumsverlaufs vom Zuckerkonsum. In Basel wurde festgestellt, dass das Geburtsgewicht der Kinder zwischen 1900 und 1960 von durchschnittlich 3,1 auf 3,3 Kilogramm angestiegen war. Während der beiden Weltkriege zeigte sich eine Stagnation parallel zur Veränderung beim Zuckerkonsum. Eine Untersuchung in Oslo stellte fest, dass sich die Körpergrösse von Mädchen in den Jahren 1920 bis 1950 massiv verändert hatte. Vierzehnjährige Mädchen wurden innerhalb dieser 30 Jahre im Durchschnitt um 13 Zentimeter grösser. Der einzige Einbruch in dieser langfristigen Wachstumsrate erfolgte wiederum in der Zeit des Zweiten Weltkrieges parallel zum geringeren Zuckerkonsum (Lit. 16).

Ab 1950 stieg der Zuckerkonsum pro Kopf von durchschnittlich fünf auf ca. 50 Kilogramm im Jahr 2000. Das ist die dramatischste und tiefgreifendste Veränderung in den Ernährungsgewohnheiten des Menschen in den letzten eineinhalb Millionen Jahren. Sie hinterlässt ihre Spuren insbesondere bei Kindern. Eine der beachtenswertesten Wandlungen, die sich im Verlauf der letzten hundert Jahre in der Physiologie des Menschen vollzogen haben, ist das frühere Einsetzen der Geschlechtsreife. Da bei Mädchen mit der Menstruation die Reife leichter zu erkennen ist, verfügen wir über bessere Informationen als beim männlichen Geschlecht. In eingehenden Studien sind vergleichbare Veränderungen aber auch bei Jungen festzustellen. Pro Jahrzehnt setzt die Pubertät um drei bis vier Monate früher ein. In den letzten 120 Jahren hat sich das Durchschnittsalter, in dem bei norwegischen Mädchen die Pubertät beginnt, von 17 auf 13 Jahre verlagert. Die gleichen Verschiebungen liessen sich in Schweden, England (Abb. 4) und den Vereinigten Staaten feststellen. Im Jahr 1905 betrug das Durchschnittsalter des Pubertätseintrittes bei Mädchen 14 Jahre und drei Monate, 1970 lag er bei 12 Jahren (Lit. 16).

Die eindrücklichsten Beobachtungen liessen sich wiederum bei den kanadischen Eskimos, den Inuit, machen. Sie «geniessen» erst seit kurzem die Errungenschaften der industriellen Ernährung. Zwischen 1938 und 1968 nahm die Körpergrösse der erwachsenen Männer um circa fünf Zentimeter, die der

Frauen um etwa drei Zentimeter zu. Die Grösse der Kinder dagegen stieg weit stärker. Kinder zwischen zwei und zehn Jahren waren 1968 fünf bis sieben Zentimeter grösser als 1938. Elfjährige Jungen massen elf Zentimeter mehr, und bei dreizehnjährigen Mädchen betrug die Grössenzunahme sogar 20 Zentimeter. Ebenso verhält es sich mit der Verlagerung der Pubertät. 1938 lag das Mittel bei 15 Jahren, 1968 bei 12 Jahren. Der Konsum von Eiweiss ist in diesem Zeitraum von durchschnittlich 500 auf 100 Gramm täglich zurückgegangen (Lit. 16).

Die Zunahme des Längenwachstums wie auch der Frühreife der Kinder ist nach Yudkin ein deutliches Indiz dafür, dass der Zuckerkonsum unser Hormonsystem in einem Ausmass beeinflusst, wie wir uns dies nicht vorstellen können. Die hormonellen Veränderungen laufen unbemerkt ab. Die Auswirkungen werden unter Umständen erst Jahrzehnte später erkannt, sofern überhaupt danach gesucht wird. Wenn Onkel und Tante ihren Kleinen etwas Süsses schenken, ist das sicher nett gemeint, führt aber letztlich dazu, dass die Kinder ihnen schneller über den Kopf wachsen, als ihnen lieb ist. Das beschleunigte Wachstum geht mit einer mangelnden qualitativen Ausbildung des Skelettes einher. Dies erklärt, warum in der heutigen Zeit Morbus Scheuermann (Degeneration der Wirbelsäule während der Pubertät) bei über 50 % der Jugendlichen anzutreffen ist. Ein Blick hinüber zu den in der Natur frei lebenden Tieren zeigt uns, dass es dies dort nicht gibt. Bei unseren Haustieren hingegen sind ebenfalls Anzeichen

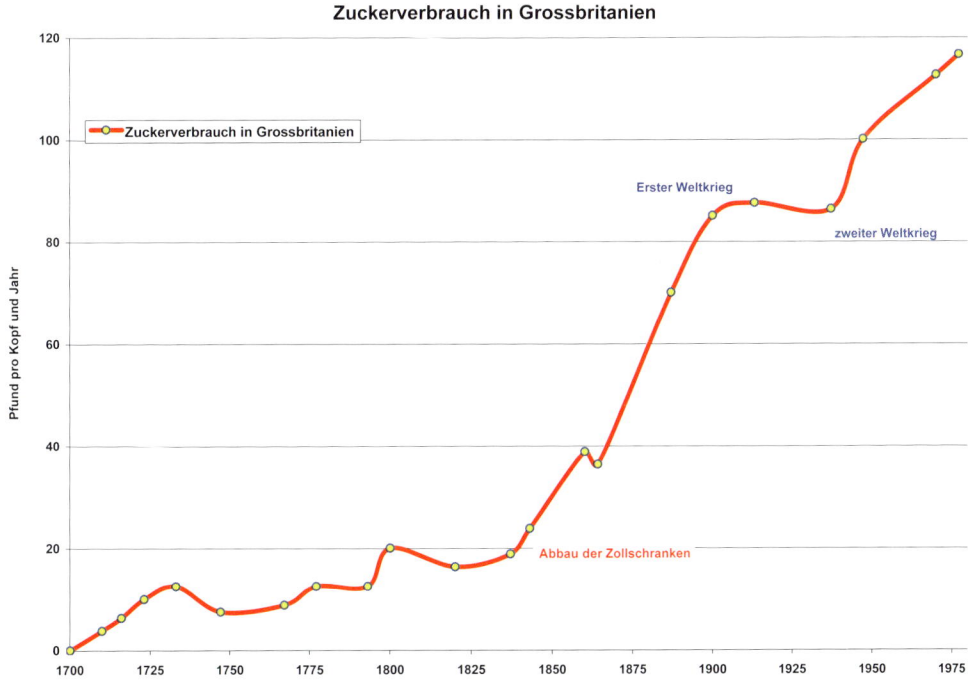

von Knochen- und Gelenkerkrankungen festzustellen. Seit das Hundefutter mit Getreideflocken und Zucker ergänzt wird, haben unsere vierbeinigen Lieblinge Probleme mit Hüftgelenken und Wirbelsäule.

Übergewicht: ein Symptom und keine Diagnose
von Udo Pollmer

Der Körper – ein Energiesparhaus
Beim Gewicht dreht sich bekanntlich alles ums Essen und die Bewegung. Von dem einem zuviel und vom anderen zuwenig – und schon bleibt die Differenz auf den Hüften hängen. Andererseits sind alle Versuche gescheitert, die Menschheit anhand dieser Einsicht zu verschlanken. Womöglich hat sich hier ein Denkfehler eingeschlichen. Denn Essen und Bewegung sind nur ein Teil unserer Energiebilanz. Bei den «Ausgaben» wird der grösste Posten geflissentlich unterschlagen: Die Heizung. Nicht umsonst gilt die Kalorie als Masseinheit für Wärme. Unser Körper braucht für seine Organe eine Arbeitstemperatur um die 37°C – sommers wie winters, Tag und Nacht. Sinkt diese Temperatur nur ein paar Grad ab, droht der Tod.

Deshalb lässt der Körper nichts unversucht, unter allen Umständen eine Mindest- und eine Höchsttemperatur zu gewährleisten. Die Heizung verbraucht nicht nur in unserer Wohnung die meiste Energie sondern auch im Körper. Wir merken das, wenn es im Sommer heiss ist; schon reichen uns kleinere Happen und statt einer sättigenden Mahlzeit ein frischer Salat. Amphibien, also wechselwarme Tiere wie Krokodile oder Schlangen, die sich bei der Heizung auf die Sonnenstrahlen verlassen, kommen mit reichlich wenig Futter aus und können problemlos lange Hungerperioden überstehen. Ihr Körper ist viel sparsamer als der von Säugern.

Eigenwarme Tiere wie Säuger und Vögel brauchen jede Menge Extra-Kalorien, um ihre inneren Organe auf immer gleicher Arbeitstemperatur zu halten. Auch wenn sie gut isoliert sind durch Speck, Fell oder Federn, geht viel Energie über die Atemluft verloren. Während einem vier Kilogramm schweren Python im Jahr läppische 8.000 kcal reichen, verheizt ein gleich schwerer, gut isolierter und nicht sonderlich sportbegeisterter Pinguin im gleichen Zeitraum etwa 340.000 kcal. Bei Vögeln isoliert das Federkleid den Körper. Deshalb brauchen Vögel kaum noch Fett und sind dadurch viel leichter als Säugetiere. Auf dieser Basis konnte dann der Vogelflug entstehen. Das ist nebenbei der Grund, warum Geflügel fettarm ist.

Die Heizkosten unseres Körpers sind nicht fix sondern hängen davon ab, wie warm es in der Wohnung oder an der frischen Luft ist, wie gut wir bekleidet sind, und wie stark Arme und Beine, Rücken und Bauch durchblutet werden. Wenn die Energiezufuhr knapp ist, weil «Kalorien gespart» werden, dann wird die Durchblutung von Armen und Beinen verringert, unsere Aussentemperatur sinkt. Und schon kann der Körper die eingesparten Kalorien ausgleichen. Manche Menschen haben dadurch immer kalte Arme und Beine. Andere haben sogar einen dicken, kühlen Bauch. Hier ist die Energieverwertung hocheffektiv – wie beim Energiesparhaus. Das setzt natürlich auch ein hartes Training mit fettarmer Kost, Diäten oder Süssstoffen voraus.

Unsere Kleidung beeinflusst die Energiebilanz stärker als Joggen. Umgebungstemperatur, Körpertemperatur und Isolation entscheiden über die Energiebilanz. Stellt der Körper Energiemangel fest, friert uns. Wenn die Damen auf Diät sind, dann drehen sie die Heizung in Wohnung und Büro auf. Deshalb wird heute mehr geheizt als früher. Wer abends weniger isst, wird nicht über Nacht schlank, sondern mummelt sich tiefer unter die Decke. Wer sich «überfressen» hat, strampelt die Decke runter, um die Energie abgeben zu können.

Das Körperfett hat deshalb auch eine andere Rolle als gemeinhin angenommen. Es ist in erster Linie Isolator und nicht Speicher. Der Isolator wird bei Energiemangel nicht abgebaut sondern verstärkt – um die Organe zu wärmen, also rund um den Bauch. Das ist der Grund, warum Hagere häufig wie die Scheunendrescher futtern können, ohne zuzunehmen. Sie haben wenig Unterhautfettgewebe – und damit hohe Wärmeverluste. Deshalb haben schlanke Kinder auch mehr Appetit auf Süsses als propere Kids. Deshalb essen Dicke im statistischen Mittel weniger als Schlanke. Dicke schwitzen dafür schneller als Schlanke. Wenns heiss ist, haben sie aufgrund der dicken Isolation Probleme, Körperwärme nach aussen abzugeben. Dann brauchen sie mehr Schweiss zum Kühlen.

Es gibt natürlich auch Fett das als Energiespeicher fungiert – aber das ist nicht immer auf den ersten Blick zu unterscheiden. Beim Europäer ist das Fett am Bauch vorwiegend Isolator und wird vom Körper bei Energiemangel als allerletztes abgebaut. Vorher geht's den Organen, Muskeln und Knochen an den Kragen – erst wenn es auf den Hungertod zugeht, wird der Isolator angegriffen. Winterspeck bei Tieren mit Winterschlaf ist Isolator und Speicher zugleich, der bis zum Frühjahr verbraucht ist. Bei der Frau sind Brüste und Po Energiespeicher für eine Schwangerschaft. Wenn sie Diäten macht, um die «Bikinifigur» zu erreichen, werden zuerst die Reserven von Brust und Po mobilisiert und kommen danach als Bauchspeck, also als Isolator wieder.

Die Tücken der Taille

Jeder Mensch verändert sich im Laufe seines Lebens. Er wird nicht nur skeptischer oder erwirbt sich ein paar Falten, er wird meistens auch dicker. Doch das ideale Gewicht, der ideale BMI (Body Mass Index) ist heute für alle Altersklassen, für Frauen und Männer das ganze Leben über gleich. Dabei müsste es doch wenigstens Unterschiede zwischen Mann und Frau geben? So haben die Sexualhormone für jeden sichtlich einen Einfluss auf Menge und Verteilung des Körperfettes. Und die verändern sich in typischer Weise im Laufe eines Lebens – und damit auch die jeweiligen Körperformen.

Nehmen wir die körperliche Entwicklung einer Frau: Da haben wir zunächst das knabenhafte Mädchen. In der Pubertät kommen die typischen Fettpölsterchen zum Ansatz, damit sie später auch genügend Reserven hat, um eine Schwangerschaft auszutragen. Zugleich sehen die Männer daran, dass das Mädchen geschlechtsreif ist. Wenn die junge Dame eines Tages mit ihrem Lover eine gemeinsame Wohnung bezieht, nimmt sie wieder ein paar Kilo zu. Das hängt nicht damit zusammen, dass die beiden händchenhaltend vor dem Fernseher sitzen und Chips knuspern, – sondern weil «Mutter Natur» herausgefunden hat, dass es hier nach Männchen riecht – und zwar immer nach dem gleichen. Also werden die biologischen Vorbereitungen für eine Schwangerschaft getroffen: Damits ein Prachtkerl wird, kommen zwei Kilo Reserve auf die linke und zwei auf die rechte Pobacke.

Sobald die Frau schwanger wird, ändert sich das System erneut. Nun kommt es zunächst einmal zu einer genau kontrollierten Gewichtszunahme, die weit über das Gewicht des Kindes hinausgeht. Nach der Geburt ändert sich die Körperform. Die Bikinifigur, die Taille schwindet mit der Anzahl der Geburten – und damit auch ein Stück Attraktivität. Aber nicht, weil sich Muttern überfuttert hat, sondern aus biologischen Gründen: Die jungen Männer sollen sehen, dass die Frau in ihrer persönlichen Evolution bereits einen Schritt weiter ist – damit sie sich auch um die noch «benachteiligten» Exemplare bemühen. Auf diese Weise trachtet die Natur, keine der vorhandenen Erbanlagen verkommen zu lassen. Damit das auch klappt, haben die Herren ein kleines Programm mitbekommen, das sie auf die Taille fixiert.

Die nächste hormonelle Umstellung folgt im Klimakterium. Früher nannte man das Matronenalter – und damit war die typische Gewichtsentwicklung aufgrund der hormonellen Umstellung charakterisiert. Der letzte Schritt ist dann das Greisenalter, dann werden die Menschen immer weniger. Da ist es gut, wenn man vorher Reserven aufgebaut hat.

Und wie ist das beim Mann? Woher kommen die heute ungeliebten Bierbäuche? Wenn die Herren zum ersten Mal Vater werden, kommen die Bäuche – aber nicht weil Gattin beginnt, besonders gut zu kochen, oder weil der Herr sich ab jetzt hochdosiert Bier verabfolgt, sondern weil sich «Mutter Natur» um die Erhaltung der Art sorgt. Da sich Männer tendenziell eher für junge Frauen interessieren als für neugeborene «Scheisserchen», zieht Mutter Natur die Notbremse: Der Pegel an männlichem Sexualhormon, an Testosteron geht in den Keller. Wenn man den Hahn kastriert, ändert sich die Fettverteilung und die Väter werden häuslich. Das Schöne daran: Die jungen Damen können nun am Bierbauch sehen, dass der Herr in seiner persönlichen Evolution bereits einen Schritt weiter ist.

Stress lass nach

Während wir wenig Einfluss auf die Sexualhormone und ihre Wirkungen auf Fettverteilung und Gewicht haben, sieht das bei der zweiten grossen Gruppe von Hormonen, den Stresshormonen anders aus. Es geht genauer gesagt um die Hormone, die im Falle von Ärger, von Verzweiflung gebildet werden. Der Mensch kommt meist gut mit Stress zurecht, solange er Herr des Geschehens ist. Gefährlich wird es, wenn die Hormone in scheinbar aussichtsloser Situation dauerhaft ausgeschüttet werden. Hier ist insbesondere das Cortisol zu nennen. Dieses Hormon kennen die meisten Menschen ja als Medikament. Da heisst es dann Cortison. Dieses Cortison ist bei längerer Einnahme höchst umstritten, einfach weil die Patienten davon dick werden, vor allem am Bauch. Und weil parallel zur Gewichtszunahme das Risiko für Diabetes und Herzinfarkt steigt. Man spricht dann vom Cushing-Syndrom.

Dieses Cushing-Syndrom tritt logischerweise nicht nur durch Cortisolpillen auf gleichermassen auch durch Ärger. Wer sich über Monate oder gar über viele Jahre in schwieriger, ja aussichtsloser Position befindet, schüttet massiv Cortisol aus und nimmt am Bauch zu. Das ist nebenbei bemerkt der Grund, warum Übergewicht am Bauch mit Diabetes und Herzinfarkt verknüpft ist. Nicht das Gewicht ist die Ursache, sondern die Cortisolproduktion. Ärger ist die wichtigste Ursache von Altersdiabetes.

Doch hier müssen wir noch eine kleine Unterscheidung treffen: Schlanke Menschen reagieren auf Ärger mit Gewichtsverlust! Wer hingegen zur Korpulenz neigt, der nimmt unter Ärger zu. Diese Unterscheidung ist wichtig, weil viele Hagere die biologischen Reaktionen der Dicken nicht begreifen und umgekehrt. Aber die beiden sind stoffwechseltechnisch unterschiedlich darauf. Wenn man einen Dünnen in den Urlaub schickt, dann nimmt er meist zwei Kilo zu, wenn die Reise erholsam war. Einen Dicken kann man vier Wochen lang auf Schlemmerurlaub schicken – wenn er zurückkommt ist er vier Kilo leichter. Vorausgesetzt natürlich, er hat beim Schlemmen kein schlechtes Gewissen.

Können wir die Cortisolausschüttung beeinflussen? Ja. Wichtig ist die Fähigkeit, Wege zu finden, den Ärger emotional in eine nützliche Kraft zu verwandeln. Gerade sensible Menschen, die sich für ihre Umwelt, für ihre Familie aufopfern, brauchen ein klein wenig Zeit für sich selbst, um sich runterzudrehen, sich zu erden. Übrigens können dabei Lebensmittel eine grosse Hilfe sei: Genussmittel wie Schokolade oder Kaffee senken das Cortisol – zumindest solange, wie man sie begehrt und auch «braucht». Gleiches gilt vielfach für fette Speisen und natürlich für die Lieblingsgerichte.

Nebenwirkung – Gewichtsreduktion

Es lohnt sich, die Vorteile einer kohlenhydratreduzierten Ernährung zu betrachten. Eine der angenehmsten «Nebenwirkungen» dieser Ernährungsform ist, dass bei Übergewicht die Reduktion desselben relativ einfach ist. Dies ziemlich schnell und insbesondere auch in der Wachstumsphase und bei Jugendlichen. Den Rekord in den Aufzeichnungen des Instituts hält bis anhin eine Schauspielerin, die im Jahr 2001 in Bad Ragaz einen Ferienkurs besucht hat. Die Dame reiste am Sonntagabend mit einem Gewicht von 73,2 kg an. Als sie am folgenden Samstag, also sechs Tage nach Kursbeginn, auf die Waage stieg, zeigte diese noch 70 kg. Der Gewichtsverlust von 3,2 kg erfolgte bei drei Mahlzeiten pro Tag und keinem Moment Hungern. Im Durchschnitt beträgt der Gewichtsverlust ein bis eineinhalb Kilogramm pro Woche und pendelt sich dann beim Erreichen des Normalgewichtes ein. Wir prüften auch, ob tatsächlich Körperfett reduziert wurde oder ob der Gewichtsverlust aufgrund von Wasserausscheidungen stattgefunden hatte. Diese Daten ermittelten wir in einer elektronischen Körperfettanalyse. Das Messverfahren ist einfach: Ein Gerät sendet ganz schwache elektrische Ströme durch den Körper. Fett leitet keine Elektrizität und bietet damit einen höheren Widerstand. Nimmt der Körperfettanteil ab, so nimmt auch der elektrische Widerstand ab. So kann ermittelt werden, wie hoch der prozentuale Anteil Fett in der Körpermasse ist. Auf diese Weise konnten wir also feststellen, dass die betreffende Kursteilnehmerin tatsächlich Fett verloren hatte. An dieser Stelle möchten wir festhalten, dass sich bei der kohlenhydrat- und säurearmen Ernährung Haut und Gewebe straffen, so dass keine Hautschürzen zurückbleiben. Dies auch nicht bei Personen, die 30 Kilogramm und mehr abgenommen haben.

Abnehmen ohne Hungern ist ganz einfach

In diesem Kapitel widmen wir uns der Frage, warum es bei einer kohlenhydratarmen Ernährung zu einer Gewichtsreduktion kommt. Warum sie gerade auch für Kinder und Jugendliche geeignet ist. Spannend ist der Mechanismus, der dahinter steckt. Grundsätzlich setzen sich unsere Nährstoffe aus Kohlenhydraten, Eiweiss und Fett zusammen. Sie alle enthalten eine gewisse Menge Energie, die sie unserem Organismus zur Verfügung stellen. In der Ernährungswissenschaft werden alle Nährstoffe energetisch gesehen gleich bewertet: Ein Gramm Fett liefert 38,9 kJ, ein Gramm Eiweiss beziehungsweise Kohlenhydrate 17,2 kJ. Darauf basiert die Empfehlung, wenig Fett zu essen, denn Fett hat die höchste energetische Dichte, nämlich rund das Doppelte von Eiweiss und Kohlenhydraten – Nahrungsfett gleich Körperfett, so einfach scheint die Gleichung. Doch macht da die Natur der Ernährungsberatung einen Strich durch die Rechnung, die Gleichung funktioniert so nicht! Des Rätsels Lösung ist in der Verdauungszeit und dem Blutzuckerverlauf zu finden.

Die Grundlagen der Verdauung

Damit man Ihnen in Zukunft nicht wieder einen Apfel für ein Ei verkaufen kann, möchten wir ihnen ein paar Stoffwechselfunktionen im Organismus erklären. Es ist wichtig, dass Sie die Prozesse im Körper nachvollziehen können. Die meisten Diätbücher leben von Hypothesen und Herleitungen, wir halten uns lieber an die Funktionen des menschlichen Organismus. Vielleicht lesen Sie diesen Abschnitt deshalb mehr als einmal durch.

Die drei Grundnährstoffe Eiweiss, Fett und Kohlenhydrate durchlaufen unterschiedliche chemische Verdauungsprozesse in unserem Körper. Sie werden im Verdauungsapparat in ihre Kleinstbestandteile zerlegt und gelangen von dort in die Blutbahn. Aus dem Blut kann der Organismus nur die Kohlenhydrate direkt zur Energiegewinnung nutzen. Sie werden im Darm bis zum einfachen Zucker abgebaut. Dann gelangen sie in die Blutbahn und bewirken ein Ansteigen des Blutzuckerspiegels. Eiweiss und Fett nehmen einen anderen Weg. Sie müssen vom Verdauungsapparat erst in die Blutbahn und dann in die Körperzelle gelangen. Dort werden sie «verzuckert», um dann wieder in die Blutbahn zurückgegeben zu werden.

Der Zucker (Glukose) aus Kohlenhydraten wird für fast alle Körperfunktionen wie Wärmeproduktion und körperliche sowie geistige Aktivitäten verbraucht. Auch das Gehirn funktioniert nicht ohne Glukose. In Anbetracht des umfangreichen Wirkungsbereiches könnte man meinen, dafür wären erhebliche Mengen dieser Glukose erforderlich. Dem ist aber nicht so: Der Körper funktioniert mit 20 g Glukose (fünf Würfelzucker) 24 Stunden lang problemlos. Die freie Zuckermenge bei einem 70 kg schweren Menschen in der Blutbahn beträgt gerade mal sechs Gramm. Das sind eineinhalb Würfelzucker auf unsere vier bis fünf Liter Blut, eine verschwindend geringe Menge also. Das Hormon, das den Blutzuckerspiegel reguliert, heisst Insulin. Es wird in einem speziellen Teil der Bauchspeicheldrüse produziert und macht die Zellwände für Zucker durchlässig. Durch Insulin gelangt der Zucker in die Zelle und steht ihr als Energielieferant zur Verfügung. Liegt nun der Zuckergehalt über dem Bedarf der Zellen, wird der Überschuss gespeichert. Dies geschieht zuerst in der Leber als besondere Zucker-Eiweissverbindung, dem Glykogen. Sind die Speicher in der Leber voll, wird die überschüssige Energie in Fett umgewandelt und als ungeliebtes Pölsterchen abgelagert. Fett ist die Speicherform des Körpers für überschüssige Energie.

In unserem Verdauungsapparat werden die Kohlenhydrate von allen Nahrungsmitteln am schnellsten gespalten. Und zwar alle bis zum einfachen Zucker, wenn sie denn überhaupt für uns verdaubar sind. Sehen Sie mehr dazu im Kapitel über die Ballaststoffe. Der Zucker gelangt umgehend in die Blutbahn. Ein Beispiel: Wenn wir 800 Kalorien in Form einer Portion Teigwaren zu uns nehmen, beträgt die Verdauungszeit circa zwei Stunden. Wie die nachstehende Grafik zeigt, gelangen diese Kalorien direkt in die Blutbahn, und es kommt zu einem schnellen und vor allem überhöhten Anstieg des Blutzuckerspiegels. Eine kleine Flasche Süssgetränk von 33 cl enthält sieben Würfelzucker. Also mehr Zucker als wir in 24 Stunden benötigen. Der Organismus reagiert also mit einer Speicherung der überflüssigen Energie im Fettgewebe.

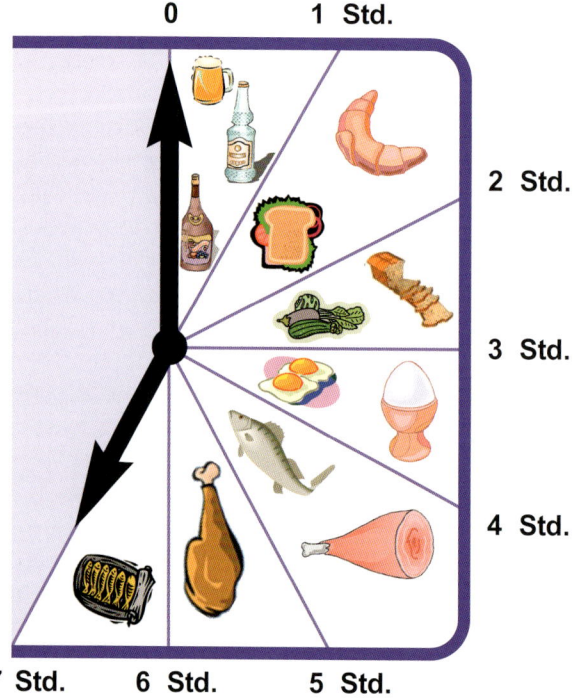

Abb. 1
Verweildauer verschiedener Nahrungsmittel im Verdauungsapparat bis zu ihrer vollständigen Aufnahme.

Wenn wir im Vergleich dazu die 800 kcal in Form von Hühnchenfleisch zu uns nehmen, dann dauert der Verdauungsprozess mit circa vier bis sechs Stunden doppelt so lang wie bei Kohlenhydraten. Damit dieses Eiweiss dem Körper als Energie zur Verfügung steht, muss es zuerst in Zucker umgewandelt werden. Eiweiss wie auch die Fett werden über den Darm aufgenommen, zu den Körperzellen transportiert, eingeschleust und dort in Zucker umgewandelt. Für diesen Prozess ist ein anderes Hormon zuständig. Es heisst Glukagon und wird ebenfalls in der Bauchspeicheldrüse hergestellt. Es hat genau die gegenteilige Aufgabe von Insulin: Es bewirkt, dass Fett in der Zelle zu Zucker abgebaut wird und in die Blutbahn gelangt. Und hier entsteht ein Problem. Die beiden Hormone Insulin und Glukagon sind Gegenspieler (Antagonisten). Dies bedeutet, dass, wenn der Insulinspiegel hoch ist, kein Glukagon ausgeschüttet wird. Das Problem für Abnehmwillige ist dabei, dass Insulin das stärkere und damit das bestimmende Hormon ist. Wenn Sie nun mengenmässig viele Kohlenhydrate essen, – was «viel» für den Körper bedeutet, werden wir im nächsten Abschnitt sehen – wird eine Glukagon-Ausschüttung verhindert. Sie können gar nicht oder nur schwer abnehmen. Deshalb ist eine Gewichtsreduktion mit einer kohlenhydratreichen Ernährung wenig erfolgreich. Bei einer kohlenhydratarmen Kost hingegen wird weniger Insulin produziert. Dadurch kann der Organismus überhaupt erst Fettdepots einschmelzen.

In einer kleinen Flasche Süssgetränk steckt also das Fünffache von dem, was in unserer Blutbahn natürlich vorkommt. Ein zu hoher Blutzuckerspiegel ist aber schädlich für die Blutgefässe. Man könnte sagen «sie verkleben» und können den Sauerstoff nicht mehr richtig ins Gewebe abgeben. Es gibt Menschen, die zu wenig Insulin haben und bei denen der Zucker zu lange in zu hoher Konzentration im Blut bleibt. Dieses Krankheitsbild nennt sich Diabetes. Wird nichts gegen den hohen Blutzuckerspiegel unternommen, dann erblinden die Patienten im Laufe der Zeit, oder ganze Gliedmassen sterben ab, weil sie nicht mehr richtig durchblutet werden. Der Körper wird also alles daran setzen, diese Schädigungen zu verhindern und den Zucker so schnell wie möglich aus der Blutbahn in die Körperzelle zu bringen.

Wie in Abb. 2 ersichtlich ist (blaues Säulendiagramm) nach einer Eiweissmahlzeit kaum ein Anstieg des Blutzuckerspiegels zu verzeichnen. Das ist logisch, denn der Körper setzt immer nur so viel Glukose frei, wie er gerade benötigt. Erst nach drei Stunden steigt der Blutzuckerspiegel schwach an. Wenn wir dieselbe Kalorienmenge in Form von Fett zu uns nehmen, zum Beispiel als Käse, dann verlängert sich die Verdauungszeit noch mehr, und zwar bis auf sieben Stunden. Damit haben wir eine lange andauernde Sättigung und einen extrem konstanten Blutzuckerspiegel erreicht.

Die Abbildung auf Seite 90 stellt die Verdauungszeiten der verschiedenen Nahrungsmittel dar: Kohlenhydrate werden am schnellsten verdaut. Fette brauchen bei gleicher Kalorienmenge dreimal so lang, bis sie in die Blutbahn gelangen. Darin liegt eines der Geheimnisse, warum Sie mit Eiweiss und Fett abnehmen, wenn Sie gleichzeitig auf Kohlenhydrate verzichten. Im Gegensatz zu Kohlenhydraten benötigen Eiweiss und Fett eine lange Verdauungszeit und

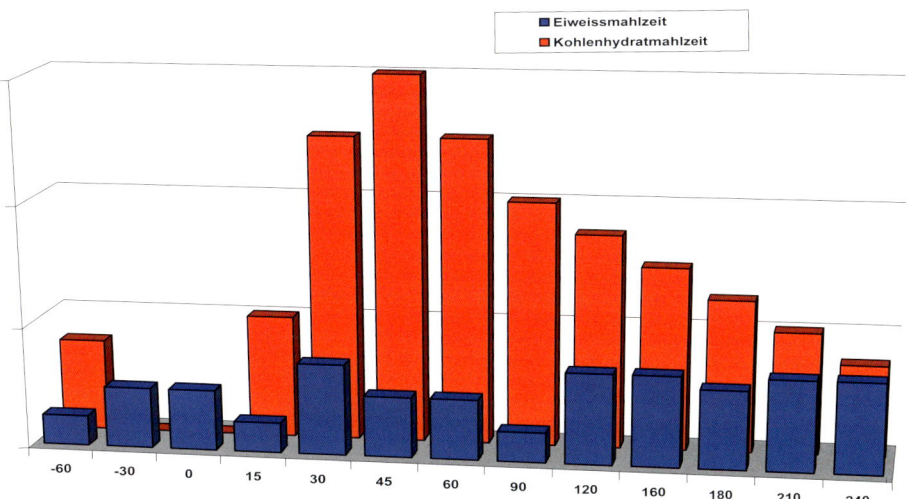

Eiweissmahlzeit
Kohlenhydratmahlzeit

-60 -30 0 15 30 45 60 90 120 160 180 210 240

Abb. 2

Blutzuckerspiegel

vermitteln deshalb ein über Stunden anhaltendes Sättigungsgefühl. Sie sind satt und nicht voll. Wie den obigen Grafiken zu entnehmen ist, bleibt dabei der Blutzuckerspiegel ebenfalls konstant.

Nun sind Sie dem Geheimnis des Gewichtsverlusts bei einer kohlenhydratarmen Ernährung auf der Spur. Solange keine oder nur ganz wenige Kohlenhydrate verzehrt werden, bleibt der Insulinspiegel niedrig (siehe Abbildung 3). Das Hormon Glukagon kann aktiv werden, und Fettreserven werden verzuckert und in die Blutbahn abgegeben. Die konstante Energieversorgung des Organismus bleibt nach einer Mahlzeit mit Eiweiss und Fett über mehrere Stunden erhalten. Dadurch ergeben sich nur geringe Blutzuckerschwankungen. Die Energieversorgung des Körpers ist konstant, wir haben keinen Hunger und sind sehr leistungsfähig. Bei einer Ernährung mit ausreichendem Fettgehalt sinkt das Bedürfnis nach Zwischenmahlzeiten, Süssigkeiten und stimulierenden Stoffen wie Kaffee, Cola, Zigaretten und so weiter zudem erheblich.

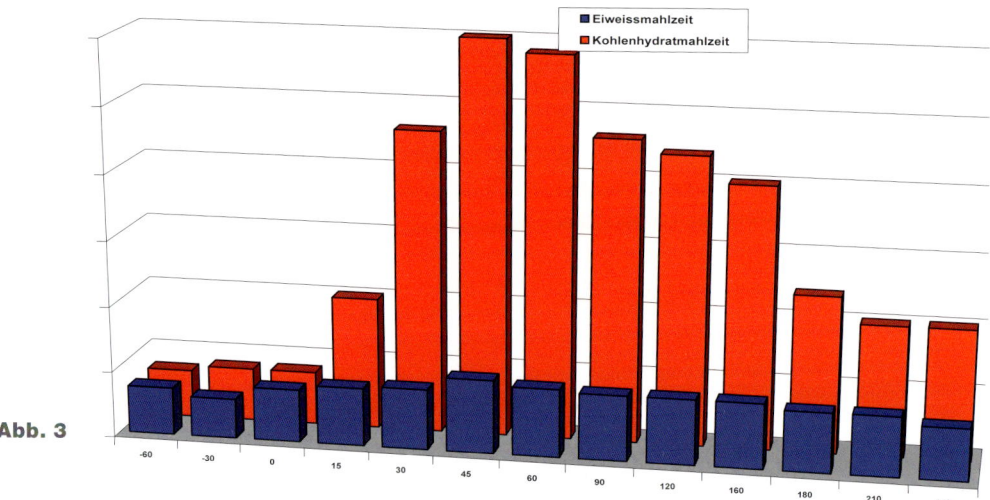

Abb. 3

Insulinspiegel nach Kohlenhydrat- und Eiweissmahlzeit.

Fett macht schlank

Die Annahme, unsere Nahrungsfette seien für Übergewicht verantwortlich, ist falsch und durch namhafte Wissenschaftler experimentell widerlegt. So haben Prof. Wieland in München sowie Prof. Huth und Dr. Kaspar an der Universität Giessen in Tierversuchen und beim Menschen – insbesondere fettsüchtigen Patient(inn)en – den Beweis erbracht, dass sogar bei übermässiger Fettzufuhr kein Gewichtsanstieg, sondern eine Gewichtsabnahme zu verzeichnen ist, wenn Kohlenhydrate gemieden werden.

Auch wir konstatieren bei unserer ausreichend fetthaltigen, aber kohlenhydratarmen Ernährung immer eine Regulierung des Körpergewichts. Bei Einhaltung der Anweisungen verlieren Übergewichtige innerhalb eines Jahres 15 bis 25 Kilo und können ihr neues Gewicht auch problemlos halten. Die unerwünschte und unästhetische Zellulite an Schenkeln, Hüften und Oberarmen verschwindet. Wenn der Organismus die für die Lebensfunktionen und für die Arbeitsleistung erforderlichen Kalorien in Form von Fett und Eiweiss statt als Kohlenhydrate zugeführt bekommt, ergibt sich offensichtlich eine andere Stoffwechselsituation.

Hunger ist überlebenswichtig

An dieser Stelle sollten wir uns ganz kurz über Sinn und Zweck des Hungergefühles, seine Entstehung und seine biologische Bedeutung Gedanken machen. Wie wir im vorangegangenen Kapitel beschrieben, entwickelte sich unser Hirn in zwei Phasen. Unsere frühen Vorfahren verfügten über ein rudimentäres Hirn, welches dem eines Affen ziemlich ähnlich ist. Diese frühe Hirnregion, heute sprechen wir beim Menschen vom Hirnstamm respektive dem Urhirn, ist immer noch vorhanden. Es steuert heute wie damals die Funktionen in unserem Körper, die zum Überleben wichtig sind. Im Hirnstamm befindet sich zum Beispiel das Herz-Kreislaufzentrum oder das Temperaturzentrum, oder auch die Atmung wird von hier aus gesteuert. Alle Hormone werden von hier aus orchestriert und damit der Stoffwechsel gesteuert. Alle Körperfunktionen, die wir zum Überleben brauchen, werden von hier aus zentral gesteuert, auch die Nahrungsaufnahme. Zu einem späteren Zeitpunkt, vor circa eineinhalb Millionen Jahren, begann sich das Hirn weiter zu entwickeln, und es bildete sich unser Neuhirn, der Neokortex, wie er im Fachjargon heisst. Er ist wesentlich grösser als der Hirnstamm und benötigt auch reichlich mehr Energie. Dafür ist er auch etwas anfälliger für Störungen durch Energieunterversorgung. Im Neokortex sind unsere menschlichen Fähigkeiten angelegt. Fähigkeit wie Ich-Bewusstsein, Rechnen, Lesen, Schreiben oder auch das Wort – Sprachverständnis, räumliches und zeitliches Vorstellungsvermögen, aber auch strategisches und politisches Verhalten. Einfach all das, was uns menschlich macht. Um es an einem Beispiel überspitzt auszudrücken, Menschen die im Wachkoma liegen, verfügen nur noch über die Funktionen des Hirnstammes. Das, was wir als Geist und Persönlichkeit bezeichnen, ist bei ihnen nicht mehr vorhanden. In der Fachsprache wird in diesem Moment unzimperlich von vegetable englisch für Gemüse, gesprochen: willen- und seelenlos.

Die Aufgabe des Überlebensmanagements ist trotz der Entwicklung des Neuhirns nach wie vor im Hirnstamm angesiedelt. Er teilt sich uns so mit, wie sich dieses Steuerungssystem bei allen Lebewesen mitteilt, nicht mit Worten sondern mit Gefühlen. Braucht unser Organismus Erholung, so werden wir müde. Braucht er Wasser, meldet er Durst. Und wenn unser Körper Baustoff oder Energie braucht, werden wir hungrig. Hunger hat die simple Funktion, uns zur Beschaffung von Nähr- beziehungsweise Baustoffen zu bewegen.

Der Mensch: ein Eiweissorganismus

An dieser Stelle müssen wir noch auf eine weitere, vermutlich die wichtigste Aufgabe des Körpers aufmerksam machen. Auf der einen Seite brauchen wir Energie, um zu arbeiten, Wärme herzustellen und zu denken, auf der anderen Seite muss sich unser Organismus täglich erneuern. Jeden Tag gehen Millionen von Körperzellen zugrunde, und die müssen ersetzt werden. Und diese Körperzellen bestehen zur Hauptsache aus Eiweiss, auch als Proteine bezeichnet. Alle Organe im Menschen sind aus Eiweiss zusammengesetzt: Muskeln, Sehnen, Bänder, die Leber, die Nieren, das Hirn. Einfach alles, sogar die Haare und Nägel oder die Haut bestehen aus Eiweiss. Und diese wachsen jeden Tag und müssen jeden Tag erneuert werden. Der menschliche Organismus ist wohl in der Lage, aus allem Energie herzustellen: aus Kohlenhydraten, Eiweiss und Fett. Er kann jedoch nur aus Eiweissverbindungen körpereigene Proteine produzieren, und die müssen von aussen zugeführt werden. Er kann wohl einen gewissen Anteil von Proteinen, die im Organismus abgebaut werden, rezyklieren. Er kann jedoch kein Eiweiss aus Fett und auch nicht aus Kohlenhydraten herstellen. Deswegen ist eine ausreichende Versorgung mit Eiweiss für ihn existentiell und zwar im wahrsten Sinne des Wortes. Wichtiger als Kohlenhydrate oder Fette. Ohne Eiweisszufuhr – und zwar tierisches Eiweiss – kann der Mensch langfristig nicht überleben. Der traurige Beweis lieferte der kleine Crown Shakur aus Washington. Er wurde gerade mal sechs Wochen alt, als er an Unterernährung starb. Seine Eltern hatten ihn vegan, also ohne jegliches tierisches oder menschliches Eiweiss (Muttermilch) ernährt. Der Körper des Babys war so ausgemergelt, dass die Ärzte durch die Haut die Knochen zählen konnten. Er verhungerte bei täglichem Essen.

Es ist schon erstaunlich, dass die Ernährungswissenschaft die Menschen vor zu viel tierischem Eiweiss warnt, weil dieses angeblich ungesund sei. Dann wäre eine vegetarische Lebensform Garant für beste Gesundheit. Dann hätten Völker, die sich fast ausschliesslich von Fleisch ernähren, einen katastrophalen Gesundheitszustand. Dann wären vegetarische Lebensformen auf der ganzen Welt verbreitet, weil sie einen Überlebensvorteil bieten. In irgendeinem Kulturkreis hätte sich der Vegetarismus durchgesetzt, weil er gesünder ist. Die Nachforschungen von Loren Cordain von der Colorado State University ergaben jedoch das pure Gegenteil: Von 229 zeitgenössischen Naturvölkern ernährt sich kein einziges vegetarisch. Der Anteil tierischer Kalorien lag und liegt bei den meisten der untersuchten Populationen bei über 50 % der Nahrungskalorien. Vor allem bei den Völkern, die jenseits des 40. Breitengrades leben. Die offiziellen Empfehlungen in der Schweiz und Deutschland sind 30 %, der Fettanteil der untersuchten Völker liegt zwischen 28 und 58 Prozent der Nahrungsmenge. Und dies, ohne dass sie unsere Wohlstandskrankheiten bekommen würden. Im Gegenteil: Ganze Völkerstämme wie die Samburu, Massai, Inuit, Samen (Lappen), Nenzen, Chanten, Ostjaken, Nanuks ernähren sich nahezu ausschliesslich von Fleisch, Fisch, und in Afrika, wo Viehzucht betrieben wird, mit Ziegenmilch gemischt mit Rinderblut. Keine der gefürchteten Zivilsations-krankheiten wie Diabetes, Bluthochdruck oder Fettleibigkeit ist bei ihnen zu finden. Im Gegenteil: Es sind schön gewachsene Menschen mit einer ausser-ordentlichen körperlichen Leistungs- und Widerstandsfähigkeit. Diese Befunde sprechen doch sehr stark dagegen, dass ein hoher Anteil tierischer Nahrung dem Menschen schadet. Und jetzt stehen Sie bitte auf und gehen zu einem Spiegel. Lächeln Sie! Was sehen Sie? Genau vier obere Schneidezähne und die Eckzähne. Die sind etwas grösser, länger und spitzer als alle anderen. Das sind Reisszähne und die sind nicht gemacht, um ins Gras zu beissen.

Eiweisse machen satt

Proteine machen satt, weil ihre ausreichende Zufuhr für uns lebenswichtig ist. Im Jahr 2005 wurde nun auch der Mechanismus des Sattwerdens geklärt. Im Tierexperiment und auch aus Untersuchungen mit Menschen ist spätestens seither bekannt, dass sowohl die Wahl der Nahrung als auch bei der Entschei-dung, wie viel verzehrt wird, eine angemessene Versorgung mit Proteinen als Massstab im Mittelpunkt steht – es wird so lange gegessen, bis eine bestimmte Proteinmenge aufgenommen worden ist. Dies erklärt, warum die das Schaub Gesundsystem funktioniert und man dabei Gewicht verliert. Jetzt hat ein inter-nationales Forscherteam gezeigt, dass ein Sättigungshormon namens PYY als Antwort auf Proteinzufuhr den Hunger drosselt. PYY wird nach der Mahlzeit im Darm produziert und ins Blut ausgeschüttet.

Im Rahmen der Studie bekamen die Versuchspersonen eine Mahlzeit, die ent-weder viel Protein, viel Fett oder viele Kohlenhydrate enthielt, die in der Mahl-zeit enthaltene Kalorienmenge war jedoch immer gleich. Anschliessend wur-den die Probanden nach dem Grad ihrer Sättigung befragt. Jene Studienteil-nehmer, die die proteinreiche Mahlzeit erhalten hatten, berichteten dabei von der deutlichsten Sättigung. Bei ihnen stieg auch die Menge PYY im Blut nach der Mahlzeit am stärksten an. Tierversuche mit Mäusen führten zum gleichen Ergebnis. Zudem hatten die Tiere mit der proteinreichen Diät langfristig weniger Fettgewebe als jene mit fett- oder kohlenhydratreicher Ernährung.

Der endgültige Beweis dafür, dass PYY eine wichtige Rolle für die Sättigung spielt, gelang den Forschern mit gentechnisch veränderten Mäusen, die kein PYY mehr herstellen konnten. Diese Mäuse frassen deutlich mehr als ihre Art-genossen – auch vom proteinreichen Futter – und waren bald doppelt so fett. Injektionen von PYY wiederum verhinderte diesen Effekt: Derart behandelte Tiere wiederum nahmen weniger zu oder sogar wieder ab, wenn sie schon übergewichtig waren. Sobald die PYY-Injektionen aber ausblieben, stieg das Gewicht der Mäuse erneut an.

Auch wenn wir nicht für Tierversuche einstehen, bietet diese Arbeit die Erklä-rung, warum Menschen bei Schaub Kost das Gewicht reduzieren. Eiweiss ist für unseren Körper derart wichtig, dass dieser so lange Hunger signalisiert, bis der Bedarf gedeckt ist. Und dieser Essenstrieb ist sehr stark. Stärker als unser Wille. Als Vergleich: Sie können willentlich für eine gewisse Zeit den Atem anhalten, aber kein Mensch kann sich willentlich ersticken. Der Atmungstrieb ist zu stark. Und genau so verhält es sich mit dem Nahrungstrieb. Der kommt wie der Antrieb zu Atmen aus dem Hirnstamm und setzt sich von einem gewissen Moment an durch. Ob wir wollen oder nicht, wir essen bewusst oder unbewusst soviel, bis die existentiell notwendige Menge der Proteine zugeführt wurde. Bis auf ein paar wenige, psychisch gestörte Menschen ist das bei allen so. Ist der Eiweissanteil im Essen zu gering, führt das zu vermehrter Nahrungsaufnahme. Besteht diese mehrheitlich aus Kohlenhydraten, werden diese gemäss der vorangegangenen Erklärungen gespeichert. Die Proteinzufuhr bewirkt, dass die Menschen einfach schneller satt sind und damit weniger essen. Darauf läuft es hinaus. Jede Diät, die den Proteinbedarf des Menschen mittelfristig nicht deckt, ist zum Scheitern verurteilt, weil die Leute dauernd Hunger haben und dem Essen nachstudieren. Die Tücke ist dabei, dass, wenn die Patienten wieder «normal» essen, die Prägung, wenig Eiweiss zu sich zu nehmen, bleibt. Und so essen sie nachher wiederum mehr Kohlenhydrate, die gespeichert werden – und bald danach sind sie schwerer als vor der Hungerkur.

Unser Organismus: ein Anpassungsgenie

Einen Pferdefuss haben die kalorienbilanzierten Diäten zusätzlich. Der Mensch passt sich Belastungen an, indem er die Fähigkeiten verstärkt, mit ihnen umzugehen. Wenn Sie Gewichte herumschleppen, dann fangen die Muskeln an zu wachsen, damit es Ihnen leichter fällt. Wenn Sie üben, den Atem anzuhalten, dann können Sie das mit der Zeit immer länger tun. Und wenn Sie viel rennen, werden Sie immer schneller. Wir nutzen diese Eigenschaft des Organismus und nennen es Training. Wenn Sie jetzt ihren Körper daran gewöhnen, mit wenig Nahrung auszukommen, weil Sie diese ihm für längere Zeit vorenthalten, dann lernt er auch dies. Sie haben ihn trainiert, mit ganz wenig Essen auszukommen. Abnehmen wird dann immer schwieriger. Damit werden Sie zum Dauerkandidaten beziehungsweise zur Dauerkandidatin für das Ernährungsstudio. Die Pharmaindustrie verdient auch gut daran, wenn Diäten nicht funktionieren. Dann kann Sie Ihnen zum Beispiel Xenical verkaufen.

Ein weiterer Punkt neben der Deckung des Eiweissbedarfes, welcher einen Einfluss auf die Nahrungsaufnahme hat, ist der Füllungszustand des Magens. Speisen, die eine lange Verweildauer im Magen haben, weil sie sehr eiweisshaltig sind, dehnen dessen Wände, und das blockiert ebenfalls den Appetit. Dieses Phänomen macht man sich beim Magenbanding zunutze. Chirurgisch wird das Volumen des Magens künstlich verkleinert, und schon meldet er frühzeitig, er sei voll und der Mensch daher satt. Das funktioniert ausgezeichnet. Alle Patienten mit einem Magenband nehmen ab. Die Operation ist aber teuer und nicht unproblematisch. Zudem wird sie erst bei massivem Übergewicht vorgenommen. Sie kommt also für die Mehrheit der Abnehmwilligen nicht in Frage und schon gar nicht für Kinder. Zudem wird ein gesundes, normal funktionierendes Organ durch die Operation weitgehend zerstört. Ja, Ärzte schrecken auch nicht davor zurück, mit einem Magenband oder Magenbypass ein an und für sich gesundes Organ kaputt zu operieren.

Eiweiss und Fett haben die längste Verweildauer im Magen. Aus diesem Grund machen diese für die längste Zeit satt. Dieses Sättigungssignal bedingt ebenfalls, dass Glukagon – Sie erinnern sich: das Hormon, das Fettreserven verzuckert – ausgeschüttet wird. Es ist Ihnen vielleicht schon aufgefallen, wenn Sie sehr hungrig waren und dadurch müde, dass Sie sich kurz, nachdem Sie gegessen hatten, wesentlich besser fühlten. Dies, obwohl die Nahrung gar noch nicht ausreichend genug verdaut worden war, um in die Blutbahn zu gelangen. Der Dehnungsreiz auf die Magenwand bewirkt die Mobilisation gespeicherter Energie aus den Fettreserven. Oftmals reicht es schon aus, ein grosses Glas Wasser zu trinken, um diesen Effekt zu erzeugen.

Der Schutz vor Fressattacken: ein konstanter Blutzuckerspiegel

Nun gibt es ein Phänomen, auf das Übergewichtige besonders achten sollten. Wir nennen es den ondulierenden (pendelnden) Blutzuckerspiegel. Man versteht darunter starke Blutzuckerspiegelschwankungen, so dass die Betroffenen nahezu fortlaufend essen müssen. Sie fallen ständig in eine Unterzuckerung. Diese ist darauf zurückzuführen, dass die Betroffenen über Jahre oder Jahrzehnte hinweg vorwiegend von kohlenhydrathaltigen Nahrungsmitteln gelebt haben. Durch die Einnahme von Kohlenhydraten erfolgt, wie oben beschrieben, ein steiler Anstieg des Blutzuckerspiegels, was die Insulinproduktion in der Bauchspeicheldrüse übermässig stark anregt. Darauf folgt ein beschleunigter Abbau des Blutzuckers, wobei dieser unter den Normalwert fällt. Geschieht dies, kommt es zu Leistungseinbussen, die dramatisch sein können. Es stellen sich unangenehme Symptome der Unterzuckerung ein. Eine Unterzuckerung beginnt mit Hunger- und Schwächegefühlen, man fängt unter Umständen an zu schwitzen, zittert, fühlt sich benommen, matt und bekommt Kopfschmerzen. Wenn der Zustand andauert, kann es zu Gleichgewichtsstörungen, unkontrolliert aggressivem Verhalten und geistiger Verwirrung kommen. Der Betroffene kann nicht mehr objektiv sein. All diese Symptome treten auf, weil der Blutzuckerspiegel auf ein abnorm niedriges Niveau absinkt und die Hirnzellen nicht mehr mit der notwendigen Energie versorgt werden. Der Zuckergehalt im Blut beeinflusst deshalb auch die Klarheit unseres Denkens, die Konzentrationsfähigkeit und die psychische Befindlichkeit. Der Körper will diese Unterzuckerung um jeden Preis beseitigen und entwickelt eine eigentliche Gier nach Süssigkeiten: die Betroffenen können sich nicht mehr beherrschen. Es zerreisst sie und sie essen querbeet Schokoriegel, Kuchen, Patisserie und/oder, was schlimm und viel zu wenig bekannt ist, sie konsumieren Süssgetränke – in einem Liter Cola sind 120 g Zucker = 42 Würfelzucker enthalten.

Abb. 4

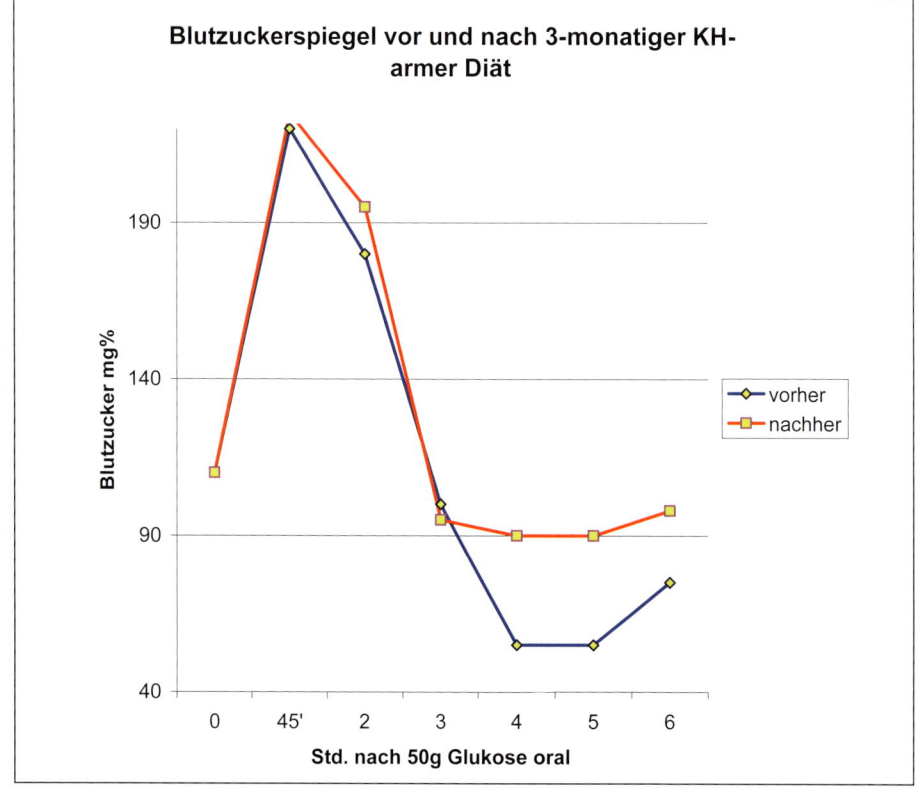

Nach 3 Monaten kohlenhydratarmer Ernährung, tritt keine Unterzuckerung mehr auf.

Ein langjähriger, hoher Zuckerkonsum scheint zu einer erhöhten Sensibilität der Bauchspeicheldrüse zu führen, so dass sie auf Zucker zunehmend schneller und stärker mit einer Insulinsekretion reagiert. Die Situation ist in Abb. 4 dargestellt (aus Lutz «Leben ohne Brot»). Die Unterzuckerung ist denn auch jener Moment, in dem die Menschen schwach werden, den Kühlschrank öffnen und Unmengen zu sich nehmen. Sie sind nicht mehr Meister ihrer Sinne. Genau das hat eine Patientin total am Boden zerstört berichtet. Während einer Schlankheitsdiät sei sie einmal mitten in der Nacht vor dem Kühlschrank erwacht, mit einer Tafel Schokolade in der Hand. Ein typischer Fall von akuter Unterzuckerung. Es wird zu viel Glukose aus der Blutbahn in die Zellen transportiert, und der Blutzuckerspiegel fällt auf einen sehr tiefen Wert ab. Die Menschen fühlen sich schwach, zittrig und elend. Die Betroffenen müssen dann essen, um überhaupt funktionieren zu können. Ein Teufelskreis, der sich erst nach circa drei Monaten Kohlenhydratreduktion – vergleiche die zweite, flacher verlaufende Linie in der Grafik – wieder normalisiert. Nach dieser Zeit kommt es auch bei Zuckerkonsum nicht mehr zu einer nachfolgenden so genannten hypoglykämischen Phase (Unterzuckerung).

Wie fangen wir eine akute Unterzuckerung auf?

Damit stellt sich die Frage, wie Blutzuckerschwankungen zu behandeln sind, wenn sich einmal eine einstellt. Wer in einer Unterzuckerungsphase steckt und Zucker konsumiert, wird feststellen, dass die Symptome innert weniger Minuten verschwinden. Doch dieses Vorgehen ist – so wirksam es sich im Moment auch zeigt – langfristig falsch. Die starken zyklischen Schwankungen des Blutzuckers, die jedes Mal in einem übermässigen Absinken enden, müssen verhindert werden. Es sollten daher nur Nahrungsmittel verzehrt werden, die zu einem sanften Anstieg des Blutzuckerspiegels führen, so dass die Bauchspeicheldrüse nicht exzessiv viel Insulin ausschüttet. Daher besteht die beste Behandlung bei Zuckermangel im Blut paradoxerweise darin, Zucker und hochkonzentrierte Kohlenhydrate in der Kost so weit wie möglich zu meiden. Ein paar Esslöffel Sahne, etwas Käse oder auch ein kleines Stück Banane reichen völlig. Sollten Sie unter diesem Phänomen leiden, achten Sie darauf, dass Sie mehr Eiweiss und Fett konsumieren.

Fazit

Nun versuchen wir zu verstehen, warum die Natur den Menschen so erschaffen hat, dass er auf Kohlenhydrate mit einer Speicherung reagiert. Der Grund liegt darin, dass die hoch konzentrierten Kohlenhydrate früher eigentlich nur im Hochsommer und im Herbst zur Verfügung standen, dann nämlich, wenn die Früchte reif sind. Das ist auch jene Jahreszeit, in der Reserven für den bevorstehenden Winter gebildet werden müssen. Der Körper brauchte eine Fettschicht als Energiereserve und Isolation für die kalte Jahreszeit. Da sind wir dem Bären oder Murmeltier gar nicht so unähnlich. Dieser Mechanismus funktionierte lange schon, ehe Tiefkühler und Konservendosen erfunden wurden und Erdbeeren 365 Tage im Jahr erhältlich waren. Heute haben wir keine Probleme mit der Lebensmittelversorgung mehr. Funktionieren tut unser Körper aber noch wie vor vielen tausend Jahren. Wir kennen keine Hungerzeiten mehr, und der überlebenswichtige Jojo-Effekt hat im Prinzip ausgedient. Die Konsequenz daraus ist: sich so zu ernähren, dass der Organismus nicht in den Speichermodus fällt – und das bedeutet kohlenhydratarm (nicht kohlenhydratlos!), dafür eiweiss- und fetthaltiger.

Zucker, der heimliche Verführer

Zucker kann, muss aber nicht dick machen – entweder man hat die Veranlagung dazu, oder man hat sie nicht (siehe Kapitel von Udo Pollmer). Es gibt tatsächlich Menschen, die häufig Süssigkeiten essen und dabei klapperdürr bleiben. Dass Zucker nicht gesund ist, wissen die meisten, was wir aber nicht wissen ist, wie viel Zucker wir unbewusst aufnehmen. Damit Sie sich den Zuckergehalt einiger Produkte konkret vorstellen können, haben wir diesen in Würfelzucker umgerechnet. Schauen Sie sich unten einmal an, wo wie viel Zucker enthalten ist, und entscheiden Sie dann selber, ob Sie sich das antun wollen. Bedenken Sie, dass der Organismus für das optimale Funktionieren nur eben sechs Gramm freie Glukose braucht, mehr nicht. Das sind eineinhalb Würfelzucker auf die durchschnittlichen vier bis fünf Liter Blut eines Menschen. Pro Tag benötigen wir deshalb gerade mal 20 Gramm reine Glukose. Alles andere landet auf der Hüfte. Berechnen Sie nun jeweils selbst, um wie viel die meisten Nahrungsmittel diesen Bedarf übersteigen. Um den alten Arzt und Gelehrten Paracelsus zu zitieren: «Alles ist Gift, allein die Dosis entscheidet.»

1 Würfelzucker = 4 g	Tagesbedarf = 20 g
Konfitüre	
40 g Konfitüre (Frühstücksportion)	5–7 Würfelzucker
20–28 g Zucker	1 Tagesration
Nuss-Cremes/Brotaufstrich	
40 g Nutella, Nutoka, Nusspli usw.	5–7 Würfelzucker
20–28 g Zucker	1 Tagesration
Frühstücks-Flocken (Zuckergehalt je nach Fabrikat 15–50%)	
50 g Frühstücksflocken (15%)	2 Würfelzucker
8 g Zucker	⅓ Tagesration
50 g Sugar-Smacks usw. (ca. 50%)	6 Würfelzucker
24 g Zucker	1 Tagesration
Früchte-Joghurt	
180–200 g (1 Becher)	5–6 Würfelzucker
20–24 g Zucker	1 Tagesration
Milchschnitte	
30 g Milchschnitte	3 Würfelzucker
ca. 12 g Zucker	½ Tagesration

Getreide-Riegel

60–80 g Farmer-Riegel o.ä.	5–8 Würfelzucker
20–32 g Zucker	1 Tagesration

Schokolademilch/Frühstücks- und Sportgetränk

2 TL Pulver (15 g)	3 Würfelzucker
ca. 12 g Zucker	½ Tagesration

Schokolade

1 Tafel (100 g)	13 Würfelzucker
52 g Zucker	2x Tagesration

Schoko-Riegel (Zuckergehalt je nach Fabrikat 30–43 %)

1 Mars, Milky Way o.ä. (50–60 g)	4–5 Würfelzucker
16–20 g Zucker	1 Tagesration

Pralinen (Zuckergehalt 60 %)

100 g Pralinen	15 Würfelzucker
60 g Zucker	3x Tagesration

Eiscreme mit Milch oder Rahm (Zuckergehalt 20 %)

2 Kugeln (120 g)	6 Würfelzucker
24 g Zucker	1 Tagesration

Wasser-Eis mit Fruchtaroma (Zuckergehalt ca. 32 %)

1 Stängel (50 g)	4 Würfelzucker
16 g Zucker	¾ Tagesration

Süsse Backwaren wie Torten, Patisserien (Zuckergehalt 12–35 %)

1 Stück Schwarzwäldertorte (150 g)	5 Würfelzucker
ca. 20 g Zucker	1 Tagesration
150 g Apfelstrudel	6 Würfelzucker
ca. 24 g Zucker	1 Tagesration

Gesüsste Getränke (Zuckergehalt ca. 12 %)

1 Liter	27 Würfelzucker
100 g Zucker	5x Tagesration

Daneben enthalten die meisten Gewürzmischungen, Salat-Dressings, Soja-saucen, Ketchup, Back-, Fleisch- und Wurstwaren, industriell hergestellte Fertiggerichte und vieles mehr Zucker. Lesen Sie die Produktinformationen auf verpackten Lebensmitteln und bedenken Sie, dass die im Offenverkauf ange-botenen Erzeugnisse mit den gleichen Zutaten aufbereitet sind.

Zuckerarten

Oft sind auf der Verpackung verschiedene Zuckerarten aufgeführt, vielfach mit Fremdwörtern wie Saccharose (weisser Haushaltzucker) Glukose oder Dextrose (Traubenzucker), Fruktose (Fruchtzucker), Maltose (Malzzucker) oder Laktose (Milchzucker). Lassen Sie sich von den nach Natur klingenden Bezeichnungen nicht täuschen. Traubenzucker wird nicht aus Trauben, Fruchtzucker nicht aus Früchten hergestellt. Und diese Zucker sind nicht harmloser als der gewöhnliche Industriezucker. Vor allem aber lassen mehrere einzeln als Zutaten aufgeführte Zuckerarten nicht erkennen, wie hoch der Gesamtzuckergehalt des betreffenden Produkts ist. Zudem ist zum Beispiel Maltose ein nicht süsser Zucker. Er ist billig in der Herstellung und wird gerne als Füllmittel in Beutelsuppen und Saucen verwendet – damit das Päckchen auch etwas hermacht und der Kunde es kauft.

Die Verträglichkeit pflanzlicher Kohlenhydrate

Alle pflanzlichen Nahrungsmittel wie Getreide, Hülsenfrüchte, Kartoffeln, Früchte und Gemüse, aber auch Milch und Frischmilcherzeugnisse enthalten gewisse Mengen Kohlenhydrate. Die Kohlenhydrate der verschiedenen Produkte haben unterschiedliche Strukturen, die vom Organismus unterschiedlich schnell oder langsam in einfachen Zucker umgewandelt werden.

Jene gängigen wissenschaftlichen Abhandlungen, die konkrete Empfehlungen beinhalten, geben an, wie hoch in einer ausgewogenen Ernährung der Anteil Kohlenhydrate (60–70%), Eiweiss (10–15%) und Fett (25–30%) sein sollte. Wenn Sie bei einer solchen Ernährungsweise dennoch Figurprobleme haben oder sich nicht gesättigt fühlen und mit dem Verlangen nach Süssigkeiten kämpfen, stimmen diese Angaben für Sie nicht. Scheinbar unbedeutende Befindlichkeitsstörungen können darauf hinweisen, dass Ihr Organismus mit der Kohlenhydratzufuhr überfordert ist. Symptome für eine Überlastung des Stoffwechsels sind feuchte Hände, Fussschweiss, Schwitzen in der Nacht, Fussbrennen, Schnarchen und Hautunreinheiten. Häufig verschwinden bei einer kohlenhydratarmen Kost auch andere Unpässlichkeiten, mit denen Sie glauben, leben zu müssen.

Es ist sehr spannend der Frage nach zu gehen woher die Empfehlung kommt ca. nicht mehr als 15% der verzehrten Kalorienmenge in Form von Eiweiss zu sich zu nehmen. Wenn Sie Zahlenmaterial zu diesem Thema suchen finden sie absolut nichts. Es sind Schätzungen, Annahmen und Vermutungen. Soviel zum Thema «exakte Ernährungswissenschaft».

Austauschzucker = zuckerfrei?

Neben den oben aufgeführten Zuckerarten beschenkt uns die Lebensmittelindustrie mit so genannten Austauschzuckern unter den Bezeichnungen Sorbit/ Sorbitol, Xylit/Xylanose, Mannit/Mannitol und so weiter. Mit solchen Stoffen gesüsste Produkte gelten als zahnschonend und dürfen als zuckerfrei verkauft werden. Sie sind in Kaugummi, Lutschtabletten, Kräuterzucker, Vitamin- und Kalziumpräparaten, Hustenbonbons, Husten- und Antibiotikasirup, Medikamenten sowie in vielen Diät- und Diabetikerprodukten, Süsswaren und industriell aufbereiteten Erzeugnissen wie Suppen, Saucen, Fertigmahlzeiten und so weiter enthalten. Obwohl diese Austauschzucker keinen Karies verursachen, sind sie dennoch nicht unbedenklich. Sie können Blähungen und Durchfall auslösen. Dies führt zu einem Mineralstoffverlust, wodurch wiederum Wasseransammlungen im Gewebe entstehen können.

Künstliche Süssstoffe

Weil die nachteiligen Auswirkungen der verschiedenen Zuckerarten bekannt sind, wird mit künstlichen Süssstoffen versucht, dem Süssigkeitsbedürfnis zu genügen. Süssstoffe sind in Form von Pulver, Tablettchen oder flüssig unter verschiedenen Namen wie Assugrin, Aspartam, Canderel, Cyclamat, Saccharin und so weiter im Handel. Bei mässigem Verbrauch sind bis anhin keine gesundheitlichen Risiken nachweisbar. Einen schwerwiegenden Effekt aber haben alle süss schmeckenden Erzeugnisse, einerlei ob sie Zucker, Honig, Austauschzucker, pflanzliche oder künstliche Süssstoffe enthalten: Wenn die Zunge süssen Geschmack wahrnimmt, wird dieses Geschmacksempfinden an die Verdauungsorgane übermittelt. Diese beginnen umgehend, entsprechende Verdauungssäfte bereitzustellen. Die Bauchspeicheldrüse produziert Insulin, um den über die Geschmacksnerven angekündigten Zucker abzubauen. Künstliche Süssmittel enthalten jedoch keinen Zucker. Wenn nun die künstlich gesüssten Nahrungsmittel oder Getränke keine oder nur wenig Kohlenhydrate enthalten, senkt das infolge des Fehlalarms irrtümlich produzierte Insulin den Blutzucker unter den normalen Wert. Dadurch entsteht eine Unterzuckerung mit den bekannten Symptomen wie Energielosigkeit, Müdigkeit, Hunger und so weiter. Dieser Zustand regt den Appetit auf weitere Kalorienzufuhr erst recht an, wodurch es zu eigentlichen Heisshungerattacken kommt. Die Fachwelt weiss um dieses Phänomen und nutzt es in der Tiermast. Schweinen werden mit dem Futter künstliche Süssstoffe verabreicht. Dadurch fressen die Tiere mehr, legen entsprechend mehr Gewicht zu und werden so schneller schlachtreif. Künstliche Süssmittel sind eine perfide Irreführung des Organismus und somit der übergewichtigen Menschen.

Die Geschmacksgewohnheiten umprogrammieren

Die vorangehenden Darlegungen zeigen auf, in welch ausweglose Situation wir durch den Konsum von süss schmeckenden Speisen und Getränken geraten können. Bedeutet dies nun den absoluten Verzicht auf alles, was das Leben versüsst? So schlimm ist es nicht, gewisse Kompensationsmöglichkeiten sind später beschrieben. Vor allem aber geht das Verlangen nach Süssigkeiten zurück, wenn der Körper ausreichend sättigende Nahrungsmittel – das heisst: genügend Kalorien in Form von Eiweiss und Fett – bekommt. Bei einigen Verpflegungsanweisungen werden Sie sich möglicherweise einen kleinen Schubs geben müssen. Weil Ihr Geschmack auf süss eingestellt ist, erscheint es Ihnen vielleicht unvorstellbar, Getränke ungesüsst zu konsumieren. Doch Sie können Ihre Geschmackswahrnehmung umprogrammieren. Trinken Sie ab sofort Ungesüsstes, und Sie werden nach wenigen Tagen feststellen, dass der Kaffee wirklich nach Kaffee und der Tee nach Kräutern schmeckt, nicht nach Zucker. Zudem dürfen Sie Kaffee und Tee mit Sahne verfeinern und werden dabei abnehmen.

Ernährungsfachleute warnen stets vor Eiweiss und Fett, doch wissen die meisten Konsument(inn)en zu wenig darüber, wie wichtig diese Nährstoffe für den Organismus sind und was sie effektiv bewirken, um selber entscheiden zu können.

Die Idee, durch Kohlenhydratreduktion abzunehmen, ist nicht neu. Schon 1862 riet ein englischer Arzt namens Dr. Harvey einem stark übergewichtigen Patienten mit dem Namen William Banting, keine Kohlenhydrate mehr zu essen. Der Erfolg war so aussergewöhnlich, dass Banting 1864 ein Büchlein und später seine «Letters of Corpulence» veröffentlichte. Auch der amerikanische Arzt Dr.Robert C. Atkins behandelt seine Patienten schon seit den frühen 70er-Jahren mit einer kohlenhydratarmen Kost, und das mit sehr gutem Erfolg. Die Atkins-Diät eignet sich jedoch unserer Meinung nach nicht als Langzeiternährung, weil sie zu einseitig ist. Schon gar nicht für Kinder und Jugendliche.

Eiweisse, die Bausteine des Körpers

Eiweisse sind die wichtigsten Bausteine für alle Körperzellen, die Blutbildung, die Enzym- und Hormonproduktion sowie das Immunsystem. In Lebensmitteln sind sie vorwiegend in Eiern, Käse, Fleisch und Fisch, in geringeren Mengen auch in pflanzlichen Erzeugnissen enthalten. Ein Grossteil der Körpersubstanz wird laufend erneuert, und die Proteine sind für das Wachstum und die Regeneration des gesamten Organismus unentbehrlich. Der Mensch besteht hauptsächlich aus Eiweiss. In der neuzeitlichen Ernährungslehre wird jedoch Zurückhaltung beim Eiweisskonsum empfohlen mit der Begründung, insbesondere von Tieren stammende Nahrungsmittel seien Säurebildner. In der Fachliteratur werden Fleisch, Fisch, Eier und Käse als Säurebildner, Obst und Gemüse hingegen als Basenträger aufgeführt. Dieser Ansicht waren auch wir, bis wir erkennen mussten, dass die körperliche Verfassung bei einer Ernährung mit wenig Eiweiss nicht zufrieden stellend ist. Über saure und basische Eigenschaften von Lebensmitteln gibt es unterschiedliche Auffassungen. Durch die Ausführungen von Dr. med. Rumler (siehe Seite 110) wurden wir darauf aufmerksam, dass die in Früchten und Sauermilchprodukten enthaltenen Säuren zwar bei der Verstoffwechselung basisch werden, dies jedoch auf Kosten körpereigener Mineralstoffe geht.

Diabetes und Schaub Kost

Dieses Kapitel ist für Patienten mit dem Krankheitsbild des Diabetes geschrieben, zweitrangig, von welchem Diabetes-Typ diese betroffen sind. Also auch dem juvenilen Diabetes. Nicht Betroffene brauchen es nicht zu lesen, es sei denn, Sie sind Fachperson aus einem Medizinalberuf.

Wenn wir uns damit beschäftigen, warum der Insulinspiegel bei Kohlenhydratkonsum so schnell ansteigt, dann bringt uns die Beantwortung dieser Frage bei der Behandlung des Diabetes einige Schritte weiter. Zucker und hochkonzentrierte Kohlenhydrate sind für den Körper schnell verfügbare Energieträger, denn sie gelangen schnell in die Blutbahn. Schon unser Speichel enthält Enzyme, die Kohlenhydrate bereits im Mund in einfache Zucker spalten können, sofern wir die Speisen ausgiebig kauen. Dieser Zucker wird über die Mundschleimhaut direkt in die Blutbahn aufgenommen. Wie wir bereits erläutert haben, reagiert der Körper bereits auf den Geschmack «süss» mit einer Insulinausschüttung. Der Grund liegt darin, dass Zucker in grossen Mengen in der Blutbahn nicht ungefährlich beziehungsweise sogar gesundheitsschädigend ist. Die Ausschüttung von Insulin ist deshalb eine Schutzreaktion, um gravierende Schädigungen zu vermeiden. Was für bedenkliche Auswirkungen ein erhöhter Blutzuckerspiegel hat, sehen wir am deutlichsten beim Krankheitsbild des Diabetes. Diabetiker haben das Problem, dass sie entweder zu wenig Insulin produzieren, ihr Insulin unwirksam ist, von ihrem Immunsystem abgebaut wird oder die Körperzellen nicht darauf reagieren. Bei allen Formen des Diabetes bleibt der Blutzuckerspiegel zu hoch. Das schädigt die Blutgefässe und das Gewebe. Es kommt zu sogenannten kapillaren Durchblutungsstörungen. Feine Gewebeteile wie zum Beispiel die Augenbindehaut können dann absterben, Blindheit ist die Folge. Aber nicht nur die Augen-, alle Kapillaren sind betroffen. Die gesundheitlichen Auswirkungen sind vielfältig. Wir möchten sie hier nicht aufzählen, weil das den Rahmen dieses Buches sprengen würde und Diabetikern ohnehin hinlänglich bekannt sind. Ein weiteres Indiz, dass der Körper den Umgang mit hochkonzentrierten Kohlenhydraten nicht gewohnt ist, ist folgender Mechanismus: Wenn wir grössere Mengen Zucker zu uns nehmen, gelangen diese in die Blutbahn. Der Körper hat keinen Bremsmechanismus, um den Übertritt von Zucker aus dem Darm ins Blut zu verhindern. Dieser Vorgang unterliegt dem Gesetz der Diffusion, welches besagt, dass ein Stoff immer vom Ort der höheren zum Ort der niedrigeren Konzentration wandert. In unserem Fall also vom Darm in die Blutbahn. Kann nun die übergetretene Menge Zucker nicht durch Insulin abgefangen und in die Zellen verbracht werden, steigt der Blutzuckerspiegel dramatisch hoch an. Er kann so hoch ansteigen, dass er die Nierenschwelle überwindet und Zucker über den Harn ausgeschieden wird. Früher nannte man Diabetes auch Zuckerharnruhr. Dieses Phänomen ist schon seit der Antike bekannt. Die Folgen der Zuckerharnruhr für die Gesundheit wie Blindheit oder das Absterben von Gliedmassen wie Zehen und Fingern waren ebenfalls bekannt. Ein kurzer Blick in alte Medizinbücher bestätigt uns dies. Nun dürfen Sie dreimal raten, welche Therapie in diesen Medizinlehrbüchern empfohlen wurde, als es noch keine Medikamente gegen Diabetes gab und Insulin noch nicht gespritzt werden konnte: das Meiden von hochkonzentrierten Kohlenhydraten in der Ernährung. Dadurch würden die meisten Patienten von den üblen Folgen der Zuckerharnruhr verschont, heisst es in dem von Dr. Eugen Seitz 1879 erschienen Lehrbuch über Pathologie und Therapie. Wenn wir Abb. 3 über den Blutzuckerverlauf nach einer Eiweiss- und nach einer Kohlenhydratmahlzeit betrachten, finden wir auch die Erklärung dafür: Eine Eiweissmahlzeit benötigt minimalste Mengen Insulin. Auch Fett wird nahezu ohne die Anwesenheit von Insulin verstoffwechselt. Eiweisse und Fette gelangen mit sehr wenig Insulin in die Zellen und werden dort zu Energie umgebaut. An dieser Stelle sei bemerkt, dass die nun folgenden Empfehlungen sich an den Diabetiker Typ II richten. Bei allen anderen Diabetesformen muss von Fall zu Fall abgeklärt werden, welches Vorgehen möglich und sinnvoll ist. In diesem Falle wenden Sie sich am besten an das Schaub Institut in Bad Ragaz.

Die Schaub Kost lässt sich bei Diabetes mellitus Typ II besonders gut einsetzen, auch wenn er bereits im Kindesalter eintritt. Durch die geringe Kohlenhydratzufuhr ergeben sich immer eine erhebliche Senkung des Blutzuckerspiegels und bei Übergewicht auch ein Gewichtsabbau. Für Diabetiker(inn)en sind folgende Hinweise wichtig, insbesondere wenn Medikamente eingenommen werden oder Insulin gespritzt wird:
Die Kostumstellung sollte zu einem Zeitpunkt erfolgen, in dem sich die Patientin respektive der Patient beobachten kann. Also nicht während grosser Stressphasen und bei hektischer Lebensweise. Zu Beginn der Umstellung muss die gleiche Anzahl Mahlzeiten eingenommen werden wie zuvor, also täglich fünf bis sechs kleinere Mahlzeiten.
Die vom Arzt festgesetzten Werte (Brot-, Obst-, Gemüse- und Milch-Werte) werden in Kartoffel-, Bananen-, Apfel-, Melonen-Werte umgerechnet; also in Nahrungsmittel, die in der Schaub Kost empfohlen sind. So können zum Beispiel statt 20 Gramm Brot etwa 50 Gramm Kartoffeln gegessen werden. Im Rahm (Sahne) sind so wenige Kohlenhydrate (Milchzucker) enthalten, dass sie vernachlässigt werden können.
Während der Umstellungsphase müssen insulinpflichtige Diabetiker/innen wie vom Arzt verordnet vor jeder Insulingabe ihr Blut auf dessen Zuckergehalt prüfen. Auf Medikamente eingestellte Diabetiker/innen sollten den Blutzucker jeweils vor den Mahlzeiten kontrollieren. Ergibt sich ein Rückgang oder eine Normalisierung des Blutzuckers (70 bis 120 mg%), muss die Insulingabe respektive die Medikation sofort entsprechend reduziert werden. Es kann sein, dass die Medikamente oder gespritzten Insulin-Einheiten sehr schnell reduziert und eventuell bald ganz abgesetzt werden können.

Um sich vor einer Hypoglykämie (Unterzuckerung) zu schützen, sollte immer etwas Zucker oder Glycoramin in Griffweite sein. Eine Unterzuckerung kündigt sich mit Zittern, Unbehagen, Schweissausbruch, Nervosität und Angstzuständen an. Bei leichten Unterzuckerungssymptomen genügt es, ein Stück Banane, zwei bis drei Esslöffel Rahm oder ein Stück Käse zu essen.

Wenn sich der Organismus auf die neue Ernährung eingestellt hat und sich der Patient gut fühlt, kann er die Anzahl Mahlzeiten reduzieren. Gleichzeitig kann man die Medikation entsprechend senken. Durch dieses Vorgehen wird ein Diabetes so weit gebessert werden, dass nur noch wenige oder keine Medikamente oder Insulin mehr notwendig sind. Voraussetzung ist das strikte Befolgen dieser Anweisungen. Eine Kalorienbeschränkung ist nicht erforderlich. Sollten Sie betroffen sein und sich unsicher fühlen, diesen Schritt zu tun, dann empfehlen wir einen Aufenthalt im Schaub Institut in Bad Ragaz. Da kann der Prozess begleitet und Ihr Gesundheitszustand überwacht werden.

Des Weiteren sind zwei Dinge zu beachten: Sollten während der Umstellung zwischenzeitlich einmal erhöhte Blutzuckerwerte auftreten, dann muss sie das nicht beunruhigen. Folgendes ist in diesem Moment geschehen. Die gegessene Kohlenhydratmenge bei der vorangegangenen Mahlzeit war zu gross, der daraus entstandene Zucker konnte nicht abgebaut werden. In diesem Moment sind folgende Massnahmen zu treffen: Ein zügiger Spaziergang von 30 Minuten und das Trinken von mindestens einem Liter Wasser, bevor Sie wieder etwas essen. Bewegung reduziert die Zuckermenge in der Blutbahn, weil dieser verbraucht wird, und durch das Wasser kann mehr Zucker in Lösung übergehen, wodurch die Konzentration in der Blutbahn abnimmt.

Diabetiker Produkte
Produkte mit Diabetiker- und Austauschzuckern wie Sorbit, Mannit, Xylit, Frucht- und Traubenzucker sind in der Schaub Kost nicht erwünscht. Künstliche Süssstoffe sind ganz zu meiden.

Fazit der Diabetes-Ernährung
Man kann also an das Problem Diabetes Typ II von zwei Seiten angehen. Sie passen entweder die Zuckermenge dem noch vorhandenen Insulin an oder Sie gehen den Weg des Schulmediziners und passen die Menge Insulin, dass ja bekanntlich gespritzt werden muss, den gegessenen Kohlenhydraten an. Als Betroffene oder Betroffener werden Sie sich jetzt vermutlich fragen, warum Ihnen nie jemand gesagt hat, dass unser Körper auch Energie aus Fett und Eiweiss gewinnen kann. Das er sogar während längerer Zeit komplett ohne Kohlenhydrate auskommt. Untersuchungen an der Amerikanischen Mayoklinik haben ergeben, dass freiwillige Versuchspersonen, die über ein Jahr lang keine

Kohlenhydrate gegessen hatten, sich bester Gesundheit erfreuten. Dann wurde der Versuch abgebrochen, weil es keinen Sinn gab weiter zu machen. Die Völkerstämme der Nanuk, Eskimo, Massai, Samburu und viele mehr ernähren sich ausschliesslich von Eiweiss und das über viele Generationen. Diabetes ist bei ihnen gänzlich unbekannt.

Beim Diabetes liegt also das Problem vor, dass die gegessene Kohlenhydratmenge nicht abgebaut werde kann und somit die Blutgefässe geschädigt werden. Der Fett- und der Eiweissstoffwechsel sind davon nicht betroffen. Die logische Konsequenz daraus ist, den Stoff wegzulassen, der den Organismus schädigt, und das sind der Zucker beziehungsweise die Kohlenhydrate. Wenn Sie mit diesem Ansinnen zu Ihrem Diabetologen gehen, dann wird dieser entsetzt die Hände über dem Kopf zusammenschlagen und Sie sich die Haare raufend eingehendst von den gesundheitsschädigenden Folgen einer Kohlenhydratreduktion warnen. Das Gehirn hätte keinen Betriebsstoff mehr und so weiter und so fort. Er wird Ihnen tausend Dinge prognostizieren, an denen Sie in Bälde unheilbar erkranken werden. Das Problem liegt wohl eher woanders: Der Diabetologe hat nämlich bald keine Patienten mehr, weil Diabetes verschwunden ist. Pro Tag verbraucht ein insulinpflichtiger Diabetiker Material wie Spritzen, Insulin, Testerkitt und so weiter im Wert von durchschnittlich CHF 20.–. Europaweit leben 30 Millionen insulinpflichtige Diabetiker. Das ergibt einen Tagesumsatz von CHF 600 Millionen und das an 365 Tagen im Jahr alleine in Europa. In den USA wären es noch einmal etwa gleichviel, und in Asien, wo das Problem zunehmend auftaucht, sieht man die grössten Zukunftsmärkte. Das ist eine gigantische Summe, die nur schon europaweit mit dem Krankheitsbild Diabetes verdient wird. Geschweige denn die Zusatzeinkünfte durch Operationen, Amputationen, Transplantationen und Medikamente. Denn die Insulintherapie vermag die Auswirkungen von Diabetes nicht aufzuhalten. Sie treten einfach etwas später ein. Es geht hier um viel Geld, so viel Geld, dass niemand, aber auch wirklich niemand ein Interesse daran hat, Ernährungsempfehlungen auf dem Markt zu sehen, die in der Lage sind, den Krankheitsprozess zu stoppen. Im Gegenteil, man bekämpft diese mit allen Mitteln. Man wird die Empfehlungen als gesundheitsschädigend anprangern und deren Verfechter wie im Mittelalter denunzieren, wirtschaftlich ins Abseits drängen und versuchen, deren Kommunikation mit den Betroffenen durch Zensur zu unterbinden. Ach ja, das hatte ich bereits erwähnt.

Für Sie als Patient/in ist es relativ einfach. Sie halten sich an unsere Ernährungsempfehlungen für drei Wochen. Tritt das ein, was wir sagen, nämlich, dass die Zuckerwerte besser werden, dass Sie abnehmen und weniger Medikamente beziehungsweise Insulin benötigen und sich wohler fühlen, dann haben vermutlich wir recht. Machen Sie den Versuch, in diesem Falle können Sie nur gewinnen.

Zusammenfassung

Die Forschungsarbeiten von Prof. Yudkin, London, Prof. Katase, Osaka, und Dr. Lutz, Salzburg, lassen erkennen, dass sich konzentriert kohlenhydrathaltige Nahrungs- und Genussmittel im Organismus von Mensch und Tier gesundheitsschädigend auswirken. Sie sind – wie langjährige Beobachtungen und Experimente gezeigt haben – am Entstehen von Wachstumsstörungen, Knochenzerfall, Gefässkrankheiten (Arteriosklerose), Ekzemen und vielen anderen Erkrankungen wesentlich beteiligt. Zudem greifen sie störend in den Hormonhaushalt des Körpers ein.

Aus diesen Gründen meiden wir in unserem Speiseplan nach Möglichkeit Zucker und getreidehaltige Produkte. Anhand der praktischen Erfahrung sehen wir die Richtigkeit der angeführten Forschungsergebnisse bestätigt. Die Gewichtsregulation stagniert, und die Patienten(inn)en werden nicht beschwerdefrei, solange sie konzentriert kohlenhydrathaltige Speisen und Getränke konsumieren. Jeder kann selber beobachten, wie während und nach Feiertagen, wenn überdurchschnittlich viele Zuckerwaren und Gebäck genossen werden, Beschwerden und Erkrankungen sprunghaft ansteigen.

Die praktische Anwendung kohlenhydratarmer Ernährung bestätigt die Forschungsergebnisse vollumfänglich. Milly und Paul Schaub konnten dies bei Tausenden von Patienten beobachten. Bei der Arbeit mit Leidenden ist nicht zu übersehen, dass der Genuss von Zucker und getreidehaltigen Lebensmitteln die Neigung zu Erkrankungen begünstigt und die Heilung von Krankheiten behindert. Lutz hat in seinen Veröffentlichungen «Leben ohne Brot» und «Die Lutz-Diät» Menü-Vorschläge und Rezepte aufgeführt. Wir möchten hier festhalten, dass diese nicht unseren Richtlinien entsprechen. Den Einfluss der Säuren und der Mahlzeitenkombination im Tagesverlauf hat Dr. Lutz nicht berücksichtigt.

Die Auswirkungen von Säuren und Basen auf den Organismus

Paul und Milly Schaubs ursprüngliches Ziel war es, eine Ernährungsform zu finden, mit der sich in erster Linie Erkrankungen am Bewegungsapparat heilen und vermeiden lassen. Insbesondere all jene Leiden, die unter dem Begriff Rheuma zusammengefasst werden, wie: Arthrose, Arthritis, Fibromyalgie, Polymyalgie, Polyarthritis, aber auch andere degenerative Krankheiten des Bewegungsapparates wie Osteoporose, Bandscheibenleiden, Morbus Bechterew und viele mehr. Und sie wurden fündig, ja, sie fanden sogar viel mehr, als sie erhofft hatten. In diesem Kapitel widmen wir uns ihrer Entdeckung und bieten Ihnen ein alternatives Erklärungsmodell, in dem die Ursache der oben genannten Krankheiten zu finden ist. Bitte lesen Sie zuerst die Einführung dazu, ehe Sie Ihr Krankheitsbild nachlesen. Das ist ganz wichtig für das bessere Verständnis. Die Wissenschaft hat keine taugliche Erklärung für die Ursachen der Leiden. Ganz im Gegenteil, die Begründungsversuche, woher diese Krankheiten kommen, halten einer genaueren Prüfung nicht stand. Vor allem bieten sie keine Hilfe für einen Behandlungsansatz. Die Wissenschaft will uns weismachen, dass sich aus irgendeinem Grund das körpereigne Immunsystem gegen Bestandteile des Organismus richtet und die Gelenke zerstört. Ein System, das eine sechs Millionen Jahre lange Entwicklungsgeschichte hinter sich hat, soll nun plötzlich Amok laufen und quasi zellulären Harakiri* betreiben? (*japanisch für ritueller Selbstmord).

Schon seit langer Zeit wird in Ernährungsbüchern und von wissenschaftlicher Seite her darauf hingewiesen, dass die gesundheitliche Verfassung des Menschen mit dem Säure-Basen-Haushalt korrespondiert. Da der Organismus durch Übersäuerung krank werden kann, werden Empfehlungen für eine Basen zuführende Ernährung gegeben. Als säureüberschüssig werden in der Literatur mineralstoffarme Produkte wie Weissmehl, Reis, Zucker und so weiter sowie eiweisshaltige Speisen, (Fleisch, Fisch, Eier, Käse, Hülsenfrüchte) aufgeführt. Bei den Basenträgern findet man neben Salat und Gemüse auch Obst, Zitrusfrüchte, Beeren, Joghurt, Quark und so weiter, obwohl diese mitunter recht sauer schmecken.

Milly und Paul Schaub waren stets bestrebt, Erkenntnisse in der Ernährung praktisch anzuwenden. Der Gesundheit zuliebe bauten sie die in den Büchern als basisch bezeichneten Nahrungsmittel in reichlichen Mengen in die Mahlzeiten ein. Doch in der Praxis bestätigte sich leider nicht, was die Theorie versprach. Trotz reichlichem Früchte- und Fruchtsaftkonsum vor allem von angeblich so basischen Orangen, Grapefruits, Zitronen, Sauermilch und Milchsäureprodukten und des Essigwassers, das sie (nach Dr. Jarvis, «5 x 20 Jahre leben») gläubig tranken, liess ihr Gesundheitszustand und auch der ihrer Kindern sehr zu wünschen übrig. Diese Feststellung und ansehnliche Zahnarzt-rechnungen liessen Zweifel aufkommen. Waren diese basischen Produkte gar nicht so gesund, oder waren die zum Teil doch recht sauer schmeckenden Früchte, Säfte und Joghurts vielleicht gar nicht so basisch? Mit Schleckereien hielt sich die Familie nämlich sehr zurück. Statt mit Zucker süsste sie Frucht- und Birchermüsli mit Honig oder Vollrohrzucker, weil sie glaubte, diese seien weniger schädlich. Fleisch, das in den Büchern als säureüberschüssig be-zeichnet wird, assen sie nicht, lebte sie doch über viele Jahre nach den Lehren der neuzeitlichen Ernährungspioniere vegetarisch. Was lief falsch? Oder lag der ganzen Theorie eine Fehlannahme zu Grunde?

Antwort auf ihre Fragen fanden Milly und Paul Schaub in einem Kurs des Che-mikers F. W. Koch, in einer Abhandlung von Dr. med. Karl Rumler und in dem Werk «Der Säure-Basen-Haushalt im menschlichen Organismus» von Dr. med. UND Dr. chem. F. Sander (siehe Literaturangaben).

Chemiker und Ernährungsfachleute alter Schule sind der Meinung, Frucht-, Zitrus-, Milch- und Essigsäuren und so weiter seien organische Säuren, die im Organismus zu Kohlendioxyd und Wasser verbrannt würden und daher keinen Schaden anrichteten.

Der Chemiker Fred Koch erwidert darauf: Dies ist der grösste Irrtum aller Zei-ten. Ehe diese organischen Säuren an die Stelle gelangen, wo sie verbrannt werden, haben sie den Schaden durch Entzug von Mineralstoffen aus den Organen bereits angerichtet. Eine Säure wie die Zitronen- oder Milchsäure kann weder in der Mundhöhle noch in der Speiseröhre noch im Magen, Zwölffinger- oder Dünndarm verbrannt werden. Sie kann erst verbrannt werden, wenn sie über den Blutkreislauf in die Zellen gelangt ist. Nur dort findet überhaupt eine Verbrennung statt.

Kaum ein Thema verwirrt Patienten(inn)en so sehr wie das der Säure-Basen-Theorie. Da wird von einem Nahrungsmittel wie zum Beispiel Fleisch behaup-tet, es sei säureüberschüssig. Wenn wir es jedoch mit einem Indikator-Papier messen, zeigt es einen basischen pH-Wert (pH 7,4) an. Andererseits bezeich-net man eine sauer schmeckende Zitrone (pH 1–2) als Basenträger. Die Ver-wirrung ist perfekt. Für das bessere Verständnis der Säuren-Basen-Thematik ist empfehlenswert, sich in diesem Falle mit den Grundlagen zu beschäftigen. Dafür müssen wir einen Exkurs in die Welt der Chemie machen. Also beginnen wir einmal ganz vorne.

Chemische Grundbegriffe

Zuerst müssen wir der Frage nachgehen, was den Stoff ausmacht, der et-was sauer werden lässt. Wodurch werden Säuren definiert? Zu Beginn des letzten Jahrhunderts meinte man, dass das chemische Element Sauerstoff O_2 Oxygenium (von griechisch oxys «scharf, spitz, sauer» und -gen- «erzeu-gen») verantwortlich sei für die basische respektive saure Eigenschaft einer Substanz. Deswegen bekam er den Namen «Sauerstoff» weil man meinte,

O2 sei ein saurer Stoff. Dies war allerdings ein Irrtum, einer wie so viele in der Wissenschaft. Erst später stellte sich heraus, dass nicht O2 etwas sauer macht, sondern eine ganz andere Substanz. Es ist das chemische Element Wasserstoff H+ (griechisch «Hydrogenium»). Ist viel von diesem Wasserstoff in bindungsfähiger Form vorhanden, dann wird etwas als sauer angesehen, das heisst, der Stoff reagiert sauer. Den Namen hat der Sauerstoff leider behalten, obwohl er gar kein saurer sondern ein basischer Stoff ist, wie wir noch sehen werden. Damit es noch vollends kompliziert wird, wird die Skala für Säuren und Basen in einem umgekehrten Wert angegeben. Das bedeutet, dass der Wert 1 den höchsten Säuregrad darstellt und der Wert 14 den höchsten Basenwert. Der Wert 1 enthält ausschliesslich reaktionsfähige Wasserstoffionen. Im Gegensatz dazu steht der Wert 14 für sehr basisch. Als internationaler Massstab dient die sogenannte pH+-Skala, auf der der Säuregrad wie folgt abgelesen werden kann:

pH-Skala von 1 bis 14

1	2	3	4	5	6	7	8	9	10	11	12	13	14
sauer						neutral							basisch

Die saure oder basische Eigenschaft einer Substanz kann, solange die Lösung flüssig ist, mit einem Indikator-Papier gemessen werden. Wird der Indikator-Teststreifen mit einer Säure in Berührung gebracht, so verfärbt er sich orange bis rot, ist die Substanz basisch, verfärbt sich der Teststreifen grün bis blau (siehe Seite 126).
Säuren haben die Eigenschaft, mit basischen Substanzen zu reagieren. Es kommt zu einem Ionenaustausch. Gemeinhin wird dieser Prozess als Neutralisation bezeichnet, was bedeutet, dass beim Aufeinandertreffen von Säuren und Basen diese sich gegenseitig aufheben. Jede Hausfrau macht sich diesen Effekt zu nutzen. Wenn sie eine verkalkte Pfanne hat, gibt sie Essig dazu und der Essig löst den Kalk von der Pfanne. Kalk und alle Mineralsalze wie Kalzium, Magnesium und Natrium sind basisch. Verwendet sie den gleichen Essig öfters löst dieser mit der Zeit keinen Kalk mehr, er ist neutralisiert. Das heisst, er verfügt über zuwenig reaktionsfähige Wasserstoffionen, so dass kein Kalk mehr gebunden werden kann. Und da gibt es ein weiteres Naturgesetz: Säuren und Basen reagieren immer, wenn sie aufeinander treffen. Der Neutralisationsprozess kann nicht unterbrochen oder zeitlich verschoben werden. Das ist, wie wenn sie ein Streichholz an ein Papier halten, es brennt sofort. Säuren und Basen reagieren auch sofort miteinander.

Säuren zerstören die Zähne

Unsere Zähne bestehen aus Mineralstoffen. Bereits im Jahr 1882 wies der St. Galler Zahnarzt Dr. Schlenker in einem eindrücklichen Versuch nach, dass Säuren die Mineralstoffe aus den Zähnen herauslösen wie der Kalk aus der Pfanne. Dr. Schlenker führte seine Untersuchungen in folgender Weise durch: Er legte gezogene Zähne und von diesen hergestellte Dünnschliffe in die Säuren von Fruchtsäften ein und stellte die Veränderungen einschliesslich Gewichtsverlust fest. Der Gewichtsverlust entstand, weil die Säuren in den Fruchtsäften die Mineralstoffe aus den Zahnschliffen herauslösten. Aus den Versuchsreihen hier ein Beispiel: Dr. Schlenker machte Versuche mit rotem Johannisbeersaft, mit Zitronen-, mit Birnen- und mit Apfelsaft.

Versuch Nr. 4: roter Johannisbeersaft

(Ribes rubrum – Reaktion sehr stark sauer)
Nach 5 Minuten hat der Zahnschmelz den Glanz verloren, und nach einer halben Stunde ist er total weiss. Nach einer Stunde ist er so aufgeweicht, dass er mit dem Fingernagel abgekratzt werden kann. Die Wurzel lässt sich oberflächlich schwach schneiden, Gewichtsverlust 1/200. Der Schmelz des Schliffes beginnt abzubröckeln. Nach 12 Stunden ist der Schmelz sehr leicht abzuschaben, und die Wurzel lässt sich oberflächlich leicht schneiden, Gewichtsverlust 1/130. Nach 24 Stunden: Der Schliff ist vollständig entkalkt, der Schmelz grösstenteils abgelöst, und der angegriffene Schliff lässt sich zusammenrollen. Nach 48 Stunden beträgt der Verlust 1/10.

Versuch Nr. 12: Birnensaft

Der Zahnschliff lässt sich schon nach einer Stunde biegen, nach 60 Stunden ist er total entkalkt.

Versuch Nr. 13: Zitronensaft

Der Schliff ist total entkalkt, und die Substanzen sind verschwunden. Nach 48 Stunden beträgt der Verlust 1/20.

Versuch Nr. 14: Apfelsaft

Nach 48 Stunden weist der Zahn einen Verlust von 1/10 auf.

Man darf a priori annehmen, dass das Essen von unreifem oder saurem Obst für die Zähne ganz besonders schädlich ist. Hier erlauben wir uns die Gretchenfrage zu stellen: Wenn eine Substanz derart verheerende Schäden an unseren Zähnen, dem härtesten Stoff unseres Körpers überhaupt, anrichtet, wie kann sie als gesund bezeichnet werden? Wer behauptet, dass Zitronen und Orangensäfte für unseren Organismus wichtig sind, outet sich als jemand, der vielleicht einen akademischen oder halbakademischen Titel trägt, von Chemie aber keine Ahnung hat. Kapitän Haddock aus Timm und Struppi würde solche Leute als Nichtskönner, Amateure, Stümper, Schaumschläger und Dummschwätzer bezeichnen. Harte Worte meinen Sie? Nein, es gehört eine besonders grosse Portion Ignoranz dazu, gewisse chemische und physiologische Realitäten auszublenden und darauf beruhend noch Ernährungsratschläge zu erteilen. Wie zum Beispiel, der Körper brauche pro Tag mindestens 100 mg Vitamin C. Vitamin C ist die sehr aggressive Ascorbinsäure, sie hat pH+1.

Der Körper versucht, die Zähne vor Säureangriffen aus der Nahrung zu schützen. Dies macht er, indem er dem Speichel basische Mineralstoffe wie Natriumbikarbonat und Kalzium zusetzt. Diese Mineralstoffe reagieren mit den Säuren und neutralisieren diese, ehe sie die Zähne angreifen. Das Resultat dieses Neutralisationsprozesses meisselt ihnen ihre Dentalhygienikerin alle halbe Jahre von ihren Zahnhälsen. Wenn Säuren und Basen miteinander reagieren, dann entstehen dabei Wasser, CO_2 und ein schwer lösliches Salz, und dieses Salz ist der Zahnstein. Das Essen von Nahrungsmitteln, die unter pH 4 liegen, schädigt die Zähne. Der Speichel vermag wohl eine gewisse Differenz zu puffern. Ein dauernder pH-Wert unter 6 im Mund greift aber die Zähne an und schädigt sie irreparabel. Na, wundert Sie jetzt noch Ihre horrende Zahnarztrechnung?

Säuren = Gift

Säuren sind probate Körperzellgifte. Sie zerstören die Zellen und verursachen Entzündungen. Dazu können sie leicht ein Experiment durchführen. Vielleicht haben sie es schon unfreiwilligerweise gemacht. Ist ihnen schon ein Spritzer Zitronensaft oder Essig ins Auge gelangt? Was passierte? Es brannte ganz arg und das Auge entzündete sich innert Sekunden. Es wurde rot, schwoll an und fing an zu tränen. Stellt sich die Frage warum das so war, wenn die Zitrone doch so gesund für den Körper sein soll. Hier die Erklärung: unsere Körperzellen haben eine Zellwand. Diese besteht aus Eiweiss- und Fett-Partikeln. Die Eiweisse sind mittels einer Mineralstoffbrücke miteinander verbunden. Gelangt nun eine starke Säure wie die Zitronensäure auf die ungeschützte Schleimhaut, dann löst diese innert Sekunden die Mineralstoffe aus den Eiweissverbindungen der Zellwand heraus (wie der Essig den Kalk von der Pfanne löst). Dabei zerfallen die Eiweisse und geben ihre räumliche Struktur auf. Die Zellwand stürzt sprichwörtlich ein. Die Körperzelle zerfällt und geht zugrunde. Bei diesem Sterbeprozess wird das Hormon Histamin freigesetzt. Man könnte diese Hormonfreisetzung als Todesschrei der Zelle bezeichnen. Histamin bewirkt nun, dass dem Körper gemeldet wird, dass ein Schaden entstanden ist und ein Reparaturprozess eingeleitet werden muss. Die Durchblutung wird verstärkt, das Auge rötet sich. Die Zellzwischenräume werden breiter, damit die weissen Blutkörperchen des Immunsystems besser durchkommen, um die Zelltrümer abzuräumen. Dabei tritt mehr Flüssigkeit aus und die Region um das Auge schwillt an. Es entsteht ein Schmerz, der uns dazu bewegt, keinen weiteren Zitronensaft oder Essig mehr ins Auge zu lassen. Es entsteht eine Entzündung. Fazit: eine Entzündung ist immer eine Heilreaktion auf einen Zellschaden. Und wenn irgendwo im Körper eine Entzündung entstanden ist, sollte man sich ganz heftig Gedanken darüber machen, was diese verursacht haben könnte. Dann findet man auch schnell eine Antwort darauf, was man dagegen tun kann. Wann immer Sie von ihrem Arzt Cortison verordnet bekommen, versucht er, eine Entzündung zu bekämpfen. Fragen sie ihn doch einmal, woher diese kommt.

Wie sich Nahrungsmittel-Säuren im Organismus auswirken

Nahrungsmittel haben die Eigenschaft, sauer oder basisch zu sein, abhängig von der Konzentration der bindungsfähigen Wasserstoffionen. Die eben erwähnte Zitrone enthält sehr viele davon und ist damit sauer. Fleisch hingegen hat keine und ist damit basisch. Damit sei es für ein und allemal gesagt, völlig egal was in anderen Büchern steht: Fleisch und alle tierischen Eiweisse sind nicht sauer und sie werden auch nicht sauer verstoffwechselt! Ist schon interessant, wie sich Wissenschaftler und selbstberufene Ernährungsfachleute in Theorien verrennen, obwohl die Realität auf der Welt ganz anders aussieht. Ganze Völker müssten vor Übersäuerung darnieder liegen. Massai, Eskimos, Lappen und so weiter – sie alle müssten einen katastrophalen Gesundheitszustand haben, weil sie sich fast nur von tierischem Eiweiss ernähren. Das haben sie aber nicht. Sie sind gesund und vital. Es ist unglaublich, dass solche Tatsachen einfach nicht zur Kenntnis genommen werden.

Kehren wir zurück zum Thema. Mehr Antworten bekommen wir, wenn wir den Verdauungsprozess, das heisst das Aufspalten eines Nahrungsmittels beobachten. Verfolgen wir den Weg einer Orange von dem Moment, in dem wir sie essen, bis zu dem Moment, wo sie ausgeschieden wird.

Wenn wir die Orange mit dem Indikator-Papier messen, dann stellen wir fest, dass sich dieses rot verfärbt und damit anzeigt, dass die Orange sauer ist bei einem pH+ 2–3. Beim Kauen löst die Säure in der Orange zuerst die Mineralstoffe aus dem Zahnschmelz und verursacht schon hier Schäden, denn die Mineralstoffe im Speichel reichen nicht aus, die in der Orange enthaltene Säure zu neutralisieren. Dann schlucken wir die Fruchtteilchen herunter und sie gelangen in den Magen. Da befindet sich Magensäure mit dem pH+ 1–2. Wenn Säuren auf Säuren treffen, passiert nichts. In diesem Falle findet keine Neutralisation statt. Im nächsten Schritt gelangt die Orange vom Magen in den Zwölffingerdarm. Das ist der oberste Dünndarmabschnitt. Aufgab des Dünndarms ist es, die Nahrungsmittel enzymatisch (chemisch) zu spalten, das heisst in kleinste Einzelteile zu zerlegen, damit diese durch die Darmwand in die Blutbahn schlüpfen können. Im Zwölffingerdarm wechselt der pH+-Wert ins Basische, damit dieser Abbauprozess überhaupt stattfinden kann. Damit unsere Verdauungsenzyme wirksam werden und die Nahrungsmittel ordnungsgemäss zerlegt werden können, muss ein pH+ Wert von 8 vorhanden sein. Ist das Nahrungsmittel – wie in unserem Beispiel die Orange – sauer, dann muss dieses neutralisiert werden. Andernfalls sind die Aufspaltung und die anschliessende Resorption nicht möglich. Das bewerkstelligt der Organismus, indem er Mineralstoffe mittels eines Sekretes aus der Bauchspeicheldrüse zum Speisebrei dazu gibt, bis der erforderliche pH+ 8 erreicht ist. Da die Spaltung der Nahrungsmittel und deren Aufnahme für unser Überleben elementar sind, wird der Körper alles daran setzten, dass der optimale pH+-Wert erreicht wird. Zu diesem Zweck filtriert die Bauchspeicheldrüse die basischen Mineralstoffe wie Natriumbikarbonat, Kalzium, Magnesium und so weiter aus dem Blut. Dieses wiederum muss es sich aus den Geweben holen. Dazu zählen Knochen, Knorpel sowie Binde- und Stützgewebe. Der Verzehr von sauren Nahrungsmitteln mit einem tiefen pH+-Wert entzieht also unserem Körper grosse Mengen Mineralstoffe, weil diese beim Neutralisationsprozess im Verdauungsapparat gebraucht werden. Dabei kommt es zu einer Komplexbildung, das heisst, Säuren und Mineralstoffe kleben zusammen und bilden ein Granulat, das so nicht mehr aufgenommen und als Nährstoff verwertet werden kann Im Laufe der Jahre entsteht so ausserdem ein Mineralstoffdefizit. Heutzutage kann das auch bereits im Kindesalter der Fall sein, wie wir gleich sehen werden.

Ein konstanter Blut pH+-Wert ist lebenswichtig

Auch unser Blut hat einen pH+-Wert, der vom Organismus konstant gehalten werden muss. Dieser liegt bei pH+ 7,34 im venösen Teil und bei pH+ 7,42 im arteriellen Teil des Kreislaufes.

Sie werden vielleicht erstaunt sein, dass in den beiden verschiedenen Kreisläufen verschiedene Blut-pH+-Werte herrschen. Aber das hat seinen Sinn, wie sie gleich sehen werden. In unserem Körper entstehen in jeder Sekunde Säuren. Es ist ein Gesetz des Stoffwechsels, sprich der Energiegewinnung, dass dabei Säuren – und zwar Kohlensäure – entsteht. Auch viele andere Säuren wie Milchsäuren, Brenztraubensäure und Zitronensäure. Das Blut nimmt diese Säuren auf und transportiert sie zu den Organen, die diese ausscheiden. Unter anderem atmen wir über die Lunge Kohlensäure an die Umgebungsluft ab und nehmen beim Einatmen ein basisches Gas auf, genannt Sauerstoff, der eben kein saurer Stoff ist sondern ein basischer. Der Umstand, dass wir atmen, kommt daher, dass unser Körper fortwährend das Säure-Basengleichgewicht der Blutbahn stabil erhalten muss. Fällt dieses Entsäuerungssystem aus, geschehen innert drei Minuten irreparable Schäden im Zentralnervensystem (Hirn). Weil das Blut aus der Lunge (arterieller Kreislauf) gesättigt ist mit Sauerstoff und nur noch wenig Kohlensäure enthält, ist es basischer als das Blut, das aus dem Körper (venöser Kreislauf) kommt. Hier wurde der Sauerstoff verbraucht und das Blut mit Kohlensäure beladen, damit diese in der Lunge abgeatmet werden kann.
Säuren werden nie frei sondern immer nur gebunden in der Blutbahn transportiert. Der Grund liegt daran, dass freie Säuren in der Blutbahn mit den Mineralstoffen chemisch reagieren würden. Die Blutmineralstoffe würden gebunden.

Es käme zur oben beschriebenen Komplexbildung. Das Blut verlöre seine Fähigkeit zur Gerinnung. Es hätte eine dramatische Verschiebung des Blut-pH+-Wertes zur Folge und wir würden auf der Stelle tot umfallen.

Das Blut muss also die Eigenschaft haben, das Säure-Basen-Gleichgewicht innerhalb einer engen Schwankungsbreite zu halten. Für diese Aufgabe stehen dem Organismus verschiedene Regelmechanismen zur Verfügung. Man bezeichnet das Abfangen und Binden von Säuren auch als Pufferung. Diese gestaltet sich wie folgt:

Pufferung über Phosphat-Mineralstoffe	Phosphatpuffer	5 %
Pufferung über Eiweissverbindungen	Proteinatpuffer	7 %
Pufferung über den roten Blutfarbstoff, der CO_2 aufnehmen kann	Hämoglobinpuffer	35 %
Pufferung über Natriumbikarbonat	Bicarbonatpuffer	53 %

Der pH+-Wert der Verdauungssäfte

Werden viele saure Nahrungsmittel gegessen, erschöpfen sich mit der Zeit die Mineralstoffreserven im Körper. Für die Produktion der Verdauungssäfte wird eine nicht unerhebliche Menge Mineralstoffe benötigt. Wenn wir die Produktion der Verdauungssäfte im Tagesdurchschnitt und insbesondere deren pH-Werte betrachten, zeigt sich folgendes Bild:

1,5 Liter	Speichel	pH-Wert nicht unter 6,34
2,5 Liter	Magensäure	pH-Wert 1 – 2
0,5 – 1,5 Liter	Galle	pH-Wert 7,5 – 8,8
0,7 Liter	Bauchspeichel-Sekret	pH-Wert 7,5 – 8,8
3 Liter	Darmsäfte	pH-Wert 7,5 – 8,8

total: bis 9,2 Liter

Es werden rund ⅔ aller Säuren in der Blutbahn mittels Mineralstoffen (Alkalimetallen) gepuffert. Diese gewährleisten die lebensnotwendige Einstellung des optimalen pH+-Wertes. Werden viele Mineralstoffe im Verdauungsapparat durch den Verzehr saurer Nahrungsmittel verbraucht, weil sie neutralisiert werden müssen, entsteht eine Übersäuerung im Organismus, wie wir gleich sehen werden.

Säurebildung: Resultat eines jeden Stoffwechsels

Wie oben bereits erwähnt, entstehen in jeder Sekunde unseres Lebens in unserem Organismus Säuren als Folge des Stoffwechsels. Diese Säurebildung kann jeder selber an sich beobachten. Wenn Sie Sport treiben, entstehen wesentlich mehr CO_2 und Milchsäure als im Ruhezustand. Das veranlasst den Organismus den Atem zu vertiefen um mehr CO_2 sprich Kohlensäure über die Lungen an die Umwelt abgeben zu können. Die Säuren, die in den Geweben entstehen, müssen jedoch über die Blutbahn abtransportiert werden. Da sie nicht frei ins Blut abgegeben werden können, müssen sie an einen der oben aufgeführten Puffer gebunden sein. Das ergibt eine Karrierfunktion (Transporteurfunktion) dieser Mineralstoff – bzw. Eiweissverbindungen. Die Säuren werden sozusagen huckepack genommen und zu ihren Ausscheidungsorten gebracht. Dies sind die in erster Linie die Lungen, die Nieren und die Haut.

Es sind also die gleichen Mineralstoffe, die im Verdauungsapparat benötigt werden um saure Nahrungsmittel zu neutralisieren, die auch die Aufgabe haben, die Säuren in der Blutbahn zu den Ausscheidungsorten zu transportieren. Konsumiert ein Mensch über lange Jahre reichlich saure Produkte wie Joghurt, Orangensaft oder oxalsäurehaltige Nahrungsmittel wie Spinat, Rhabarber, Tomaten, Randen (rote Beete), Spargel und Soja oder phytinsäurehaltige Nahrungsmittel wie Brot, Teigwaren und praktisch alle Arten von Getreide (siehe Liste), dann verbraucht er im Verdauungsapparat grosse Mengen Mineralstoffe. Es kommt zu einem Mineralstoffdefizit im System. Da nur so viele Säuren aus den Geweben abtransportiert werden wie mengenmässig Mineralstoffe als Transportpuffer zur Verfügung stehen, kommt es bei einem Mineralstoffdefizit zu einem Rückstau der Säuren ins Gewebe. Man könnte sagen, das Bindegewebe wird im Laufe der Zeit mit Säuren zugemüllt. Es kommt zur Bindegewebsübersäuerung, und damit beginnt das, was wir im Schaub Institut als das «Übersäuerungssyndrom» bezeichnen. Erste Anzeichen einer latenten Übersäuerung des Körpers können Wadenkrämpfe, Hexenschuss, aber auch eine sauer riechende Ausdünstung (Käsefüsse) sein.

Das Übersäuerungssyndrom

Die Übersäuerung des Organismus kann sich in mannigfachen entzündlichen Prozessen zeigen. Seien dies Arthritis, Polyarthritis, Arthrose, Morbus Bechterew, Fibromyalgie, Polymialgie, aber auch Hauterkrankungen wie Neurodermitis, Psoriasis und viele Arten von Ekzemen, Asthma und Allergien. Alle Arten von Darmentzündungen gehören ebenso dazu. Je nach individueller Schwachstelle des Menschen und seiner Konstitution können die Probleme an ganz unterschiedlichen Stellen auftreten, obwohl sie ein und dieselbe Ursache haben: die Übersäuerung des Gewebes beziehungsweise ein Mangel an Mineralstoffen. An dieser Stelle präsentieren wir Ihnen, liebe Leserin und lieber Leser, ein alternatives Erklärungsmodell für die Ursachen verschiedenster chronischer und entzündlicher Krankheiten. Es ist uns wohl bewusst, dass dieses wissenschaftlich angreifbar ist. Aber die Erklärung der Wissenschaft, es handle sich dabei mehrheitlich um Autoimmunerkrankungen, ist es ebenfalls. Die argumentative Kausalkette der Übersäuerungstheorie ist sogar wesentlich schlüssiger und vor allem: Die von uns daraus abgeleitete Handlungskonsequenz – sprich Therapie – ist wirksam. Das können Sie in unzähligen Patientenberichten auf unserer Web-Site nachlesen.

Wollen wir nochmals zusammenfassen, wie Säuren die Körperzellen schädigen: Nimmt die Säurekonzentration in unmittelbarer Nähe einer Körperzelle zu, bildet die Säure ab einer gewissen Konzentration mit den Mineralstoffen, die in der Zellwand eingebaut sind, einen Komplex. Die Mineralstoffe werden herausgelöst. Die Eiweisse, die durch diese Mineralstoffe zusammengehalten werden, werden instabil und die Zellewand zerfällt. Die Zelle wird förmlich in Säure aufgelöst. Dabei wird das entzündungsvermittelnde Hormon Histamin frei, und der Organismus reagiert mit einer mehr oder weniger heftigen Entzündung auf den Zellschaden, je nach Ausmass des Zellschadens. Die Entzündung ist immer ein Versuch, geschädigtes Gewebe zu heilen. Das sollten wir uns merken.

Wir werden nachfolgend die Ätiologie und Pathophysiologie (Lehre der Krankheitsentstehung und -prozesse) einiger sehr verbreiteten Krankheitsbilder aus der Sicht des Schaub Instituts erläutern.

Arthritis

Alle unsere Gelenke sind von einer festen Bindegewebskapsel umschlossen. Darin befindet sich eine Flüssigkeit, die als Synovialflüssigkeit bezeichnet wird. Sie hat die Konsistenz eines rohen Eigelbs und die Aufgabe, das Gelenk zu schmieren. Das heisst: das Gleiten des Gelenkkopfes in der Gelenkpfanne zu ermöglichen. Gelenkkopf und -pfanne verfügen über einen Knorpelüberzug, der sehr mineralstoffreich ist. Sinkt nun der pH+-Wert dieser Synovialflüssigkeit, reagieren bereits ab einem pH+-Wert von 6,5 die Säuren in der Flüssigkeit mit den Mineralstoffen im Knorpel. Nun geschieht das gleiche wie beim Zitronenspritzer im Auge – diesmal eben in einem Gelenk. Es entzündet sich akut, schmerzt, schwillt an und kann für eine gewisse Zeit nicht mehr richtig bewegt werden. Die akuten Arthritis-Schübe treten in der Regel nach längerem Konsum von sauren Nahrungsmitteln, Zucker oder starker Anstrengung ein. Auch bei Anstrengungen entstehen nämlich wie oben beschrieben Säuren. Werden diese nicht abtransportiert, bleiben sie liegen und schädigen so das Gewebe und verursachen Entzündungen. Ihr Orthopäde wird ihnen vielleicht sagen, dass stimme alles nicht. Fragen Sie ihn doch einmal nach dem pH+ Wert eines Gelenkpunktates bei Arthritis. Er wird es nicht wissen, und sollte er es nachmessen, wird er sich ganz gehörig an der Platte kratzen. Er liegt unter 6,5. Dabei sollten alle Gewebeflüssigkeiten im Organismus bei pH+ 7,3 – 7,5 liegen.

Fibromyalgie/Polymyalgie

Ein zunehmend verbreitetes Syndrom, welches die Ärzteschaft vor Rätsel stellt: Die Patientinnen und Patienten berichten von starken Schmerzen in den Muskelansätzen. Sie fühlen sich andauernd, als hätten sie eine Grippe. Sie leiden unter erhöhter Temperatur, Abgeschlagenheit, Schweissausbrüchen und eben Muskelschmerzen bei jeder Bewegung. Durch die Schmerzen kommt Schlaflosigkeit dazu, was mit der Zeit zu Depressionen führen kann. In früheren Jahren bezeichnete man dieses Krankheitsbild als Weichteilrheuma. Auch hier attestieren wir Übersäurung, in diesem Falle der Muskelansätze. Diese sind chronisch entzündet, und die Patienten fühlen sich, als hätten sie einen Dauermuskelkater. Gerade bei diesem Krankheitsbild zeigt die kohlenhydrat- und säurearme Ernährung aus dem Schaub Institut sehr gute Resultate.

Neurodermitis und andere Ekzeme

Kein Krankheitsbild hat in den letzten Jahren insbesondere bei Neugeboren und Kleinkindern vergleichbar stark zugenommen. Auch Erwachsene sind immer häufiger betroffen. Gerade unter ihnen sind nicht selten die ganz besonders schweren Fälle zu finden. Diesen Abschnitt widmen wir ganz bewusst den Betroffenen. Auch hier ist die Erklärung, woher die Krankheit kommt, eigentlich recht simpel. Das Problem liegt in einem zu tiefen pH+-Wert des Schweisses. Die Haut des Menschen verfügt pro Quadratzentimeter ungefähr über zehn bis fünfzehn Haare. Je nach Geschlecht und Ort sind diese mehr oder weniger dick. Die Haare stecken in einem kleinen Säckchen, der sogenannten Haarwurzel. Diesen Haarwurzeln angehängt sind Talg- und Schweissdrüsen. Die Talgdrüsen produzieren ein Fett, welches entlang des Haarschaftes herausgeschoben und mittels des Haares über die Haut verteilt wird. So bleibt unsere Haut schön feucht und geschmeidig. Ebenfalls wird Schweiss in den Schweissdrüsen produziert und über das Haar an die Körperoberfläche abgegeben, damit uns die Abdampfungskälte kühlt. Bei Neurodermitis-Patienten ist es nun so, dass der Körper vermehrt Säuren über den Schweiss ausscheidet. Der Grund ist darin zu suche, dass der Organismus die Säuren nicht ordnungsgemäss über die Blutbahnen abtransportieren kann, weil jenen zu wenig Mineralstoffe zur Verfügung stehen. Ursache dafür ist ein zu grosser Mineralstoffverbrauch im Verdauungsapparat zur Neutralisation saurer Nahrungsmittel. Nun sinkt der pH+-Wert des Schweisses auf bis zu pH+ 4. Der saure Schweiss entzündet die Haarwurzel. Histamin wird freigesetzt und die Haut beginnt zu jucken und zu brennen. Zugleich kann kein Talg mehr hergestellt werden, weil die Talgdrüsen geschädigt werden. Die Haut wird trocken und beginnt zu schuppen. Wir haben den Versuch gemacht und den pH+-Wert des Schweisses bei Neurodermitikern gemessen. Der Wert liegt durch das Band weg unter 5. Das ist die Erklärung, wie Neurodermitis zu Stande kommt. Nicht selten berichten uns Patienten, sie hätten den Eindruck, sie seien allergisch auf den eigenen Schweiss. Sie glauben die Hypothese nicht? Dann testen sie den Schweiss eines Neurodermitikers mit dem Indikatorpapier. Sie werden staunen. Dass uns die Kosmetikindustrie weissmachen will, die Haut hätte einen Säureschutzmantel von pH+ 5,5 und bedürfe aus diesem Grund sogenannte pH-neutrale Duschmittel und Lotionen, ist wieder einmal ein Marketing-Gag. Das einzige Medium, das geschaffen ist, darin die menschliche Haut mehrere Monate lang aufzubewahren, ist das Fruchtwasser, und das hat pH+ 7,5. Nur bei Neurodermitiskindern sind tiefere Fruchtwasser-pH+-Werte zu verzeichnen. Daraus ersehen wir, dass die Mutter übersäuert ist. Leider ist dann auch die Muttermilch sauer. So unterhält sich das Problem, wenn die Kinder gestillt werden. Der vermeintliche Säureschutzmantel auch bei Nicht-Neurodermitikern ist das Resultat der Entsäuerung über die Haut. Die Therapie der Neurodermitis und aller anderen Ekzeme – die haben nämlich meistens denselben Ursprung – ist vor allem einmal die Säuren in der Nahrung zu eliminieren: keine Zitrusfrüchte mehr, keine Sauermilchprodukte, kein Zucker, keine Phytinsäuren aus Getreide und keine Oxalsäuren mehr (siehe Liste). Dafür muss eine konsequente Entsäuerungstherapie durchgeführt werden durch Mineralstoffzufuhr, mit basischen Bädern, sofern diese vertragen werden, und mittels basischer Duschlotionen. Das Trinken von basischem Wasser unterstützt zusätzlich. Entsprechend bewährte Produkte erhalten Sie bei uns im Institut. Handelt es sich um ein betroffenes Kind, bei welchem eine Entsäuerungstherapie nicht wie bei einem Erwachsenen durchgeführt werden kann, nehmen Sie bitte mit dem Institut Kontakt auf. Wir helfen gerne weiter.

Bindegewebsschwäche/Zellulite/Krampfadern (Varikosen)

Diese drei Probleme besprechen wir im selben Kapitel, weil sie alle gleichen Ursprungs sind und sich lediglich an verschiedenen Orten zeigen. Wenn über längere Zeit wenig Eiweiss gegessen wird, baut der Körper da Eiweissreserven ab, wo er sich das leisten kann, ohne ein gravierendes Strukturproblem zu bekommen – und das ist im Bindegewebe. Das Unterhautgewebe besteht mehrheitlich aus Fettzellen. Diese sind in einem Gerüst von Eiweissfasern (kollagenen Fasern) «aufgehängt» beziehungsweise fixiert. Werden Eiweissfasern abgebaut, weil die Eiweisse für den Erhalt lebenswichtiger Organe benötigt werden, wird das Bindegewebe immer instabiler. Es wird schwabbelig und verliert seine Elastizität. Die Säure wird zwischen den Fettzellen eingelagert, und so kommt es zu Staugewebe. Warum dies mehrheitlich Frauen betrifft, wird bei einer globalen Betrachtung des Problems sichtbar. Naturgemäss versuchen Frauen, gesünder zu leben. Sie essen mehr Salat, Gemüse, Obst und Sauermilchprodukte und weniger Fleisch und Eier als Männer. Sie sind es, die in der Regel eiweissmangelernährt sind. Doch die Eiweisse sind das Struktur gebende Element im Körper. Sie kommen in jeder Zellwand vor und sind für Stabilität und Festigkeit der Gewebe zuständig. Die Übersäuerung bildet zusätzlich eine Diffusionsbarriere, so dass das Gewebe immer mehr verschlackt. Sicher, der Arzt wird milde lächeln und sagen, so etwas wie eine Bindegewebsverschlackung gäbe es nicht. Dann soll er einmal die Gewebe unserer Kundinnen und Kunden anschauen. Schön knackig und alles da, wo's sein sollte. Noch eine gute Nachricht: Zellulite verschwindet. Eine weniger gute: Krampfadern bleiben leider, tun aber nicht mehr weh, und es werden auch nicht mehr.

Dünn- und Dickdarmentzündungen / Reizdarmsyndrom

Werden saure Nahrungsmittel länger konsumiert, ist der Darm irgendwann nicht mehr in der Lage, den Speisebrei von der basischen Seite her ausreichend zu bearbeiten, ihm fehlen schlicht die Mineralstoffe dazu. Der zur optimalen Verdauung erforderliche basische Wert kann durch zu viel Säure nicht mehr oder nur noch ungenügend erreicht werden. Die übermässig eingebrachten Säuren reizen die Schleimhäute von Magen und Darm. Durch das Absinken des pH+-Wertes kommt es zu Magen- und Darmschleimhautentzündungen, Magen- und Darmgeschwüren und dem weit verbreiteten Reizdarm.

Wohl versucht der Körper, die Säuren in den Nahrungsmitteln durch den hohen Basenwert der Verdauungssäfte zu neutralisieren (Speichel beim gesunden Menschen: pH 7–8; Galle, Darm und Bauchspeicheldrüsensekret: pH 8,5). Je grösser jedoch die Säurenkonzentration wird, desto mehr sinken die Basenreserven im Organismus ab. Reichen quantitativer und qualitativer Grad der Verdauungssekretion zur Neutralisation nicht mehr aus, so nimmt eine saure Darmgärung mit Dysbakterie und Hyperbakterie (Veränderung und Wucherung der Darmbakterienflora) überhand. (Sander «Die Darmflora in der Physiologie, Pathologie und Therapie des Menschen»). Coli-Bakterien überwuchern den Verdauungsapparat durch den Dünndarm, Zwölffingerdarm, die Gallengänge und Bauchspeicheldrüsenkanäle, wo sie gar nicht hingehören und die Gesundheit dieser Organe empfindlich stören. Coli-Bakterien gehören richtigerweise nur in den Dickdarm, im Dünndarm haben sie nichts zu suchen, denn da sollte die Verdauung enzymatisch verlaufen. Der Mensch kann mit einem sauren

Dünndarminhalt auf Dauer nicht gesund bleiben, der Verdauungsapparat wird zum vielschichtigen Krankheitsherd. Gallenblasenentzündungen entstehen unserer Auffassung nach einzig durch ein übersäuertes Darmmilieu. Darin können sich Bakterien sehr gut ausbreiten, und Gallenblasenentzündungen sind immer bakterieller Art. Morbus Crohn und Colitis Ulcerosa haben ein und dieselbe Ursache: Der Darminhalt ist zu sauer und zerstört die Darmzellen. Die Folge ist wiederum eine Entzündung der Darmschleimhäute. Da können Ärzte lange mit dem Koloskop hineingucken und sagen, sie fänden keine Ursache. Sie könnten zur Abwechslung ja einmal den pH+-Wert messen. Es ist schon erstaunlich, mit wieviel Betriebsblindheit gearbeitet wird.

Saure Nahrung fördert Blähungen

Der durch Übersäurung verminderten enzymatischen Spaltung der Nahrungsmittel folgen unausweichlich eine mangelhafte Verdauung und Resorption (Aufnahme) derselben. Wird die Nahrung nicht richtig verdaut, zersetzt sie sich im Dickdarm und wird zum Gift. Hier kommen wir zu einer weiteren Tatsache, weshalb wir vom Verzehr ballaststoffreicher Nahrung abraten: Faserstoffe werden, wie schon besprochen, im Dickdarm mittels bakterieller Zersetzung abgebaut. Dies ist ein Gärprozess. Bei Gärprozessen verschiebt sich der pH-Wert wiederum in den sauren Bereich.

Die Bakterien, die den Gärprozess verursachen, nehmen Kohlenhydrate auf und scheiden als Stoffwechselprodukte sowohl Säuren als auch Alkohole aus. Bei der Milchsäuregärung beispielsweise nehmen Milchsäurebakterien den Milchzucker auf und scheiden dafür Milchsäure aus. So entsteht auch Joghurt. Entsprechend verhält es sich mit Wein- oder Essigsäurebakterien. Der erwachsene Mensch kann Milchzucker gar nicht verdauen, weil die Produktion des dazu notwendigen Enzyms Laktase von Natur aus schon in der Kindheit eingestellt wird. Deshalb passiert der Milchzucker aus der Milch unseren Verdauungsapparat unverändert und gelangt in den Dickdarm. Da leben die Milchsäurebakterien, welche ihn aufnehmen und in Milchsäure umwandeln. Dies hat für den Organismus nachteilige Folgen. Im Dickdarm werden sowohl die Flüssigkeit, die wir getrunken haben, als auch die von den Verdauungsdrüsen hergestellten Säfte (circa neun Liter pro Tag) zurückgewonnen. Durch die Gärung im Dickdarm verschiebt sich der pH-Wert der aufgenommenen Flüssigkeit in den sauren Bereich. Die Säure-Basen-Differenz muss in der Folge im Dickdarm durch die Produktion eines basischen, mineralstoffhaltigen Sekretes, welches den sauren Darminhalt neutralisiert, ausgeglichen werden.

Aus diesem Grund erachten wir es nicht als sinnvoll, reichlich unverdauliche Pflanzenfasern und Produkte, die viel Milchzucker enthalten, zu konsumieren. Neben dem Entzug von Mineralstoffen kann es durch das Sauerwerden des Darminhaltes zu einer Reizung der Dickdarmschleimhäute (Reizdarm) und zu Entzündungen kommen. Eine durch den Darminhalt verursachte, endogene Übersäurung kann ebenso eine Bindegewebsschwäche zur Folge haben wie durch Nahrungsmittel zugeführte exogene Säuren. Weil dadurch auch die Darmwände schwächer und durchlässiger werden, kann der bereits erwähnte Gasdruck Divertikel verursachen. Auch der wunde Po bei kleinen Kindern ist auf eine saure Beschaffenheit des Stuhls zurückzuführen, der die empfindliche Babyhaut reizt. Die Stühle der Babys riechen dann auch sauer.

Alle höher entwickelten Lebewesen ernähren sich vorwiegend von basischen Nahrungsmitteln (pH 5–8). Ausnahmen sind der Mensch und – Verzeihung – das domestizierte Schwein. Und ausgerechnet diese beiden – wenn auch sehr ungleichen – Geschöpfe zeigen enge Parallelen in der Krankheitsanfälligkeit, was beim Schwein durch den vorzeitigen Schlachttod freilich weniger publik wird.

Manche Forscher suchen heute in derselben Richtung. So sollen nach Prof. Ardenne Messungen am Herzmuskel ergeben haben, dass dieses Muskelgewebe vor einem Herzinfarkt immer tiefer in «saure Bereiche» gerät. Bei pH 6,2 beginnt der Herzinfarkt. Das Herz ist demnach extrem anfällig auf Schäden durch Gewebeübersäuerung. Nach Prof. Ardenne und Dr. B. Kern wären folglich nicht Arteriosklerose und durch Blutgerinnsel verstopfte Herzkranzgefässe die Ursache von Herzinfarkt, sondern die Übersäuerung des Herzmuskels (DDR-Fachblatt: Das deutsche Gesundheitswesen Nr. 38).

Nach den Erkenntnissen von Dr. Sander sind rheumatische Erkrankungen, insbesondere an Knochen und Gelenken, weit mehr auf diese die Knochensubstanz abbauenden Säuren zurückzuführen als auf die allgemein so gefürchteten Harnsäure-Ablagerungen. Harnsaure Salze können kristallisieren und bei überlastetem Stoffwechsel in die Gewebe eingelagert werden, wodurch sie unter Umständen Schmerzen (Gicht) verursachen. Aber sie rauben dem Körper keine Substanz. Bei günstiger Stoffwechsel- und Ausscheidungsfunktion lösen sie sich wieder auf und werden ausgeschieden, so dass sie bei einer vernünftigen Lebensweise keine Gefahr für unsere Gesundheit darstellen.

Verlust von Mineralstoffen

Wie die Untersuchungsergebnisse von Dr. Rumler zeigen, scheidet der Körper bei einer Übersäuerung durch Frucht-, Milch-, Wein- und Essigsäure vermehrt Vitamin C und Kalzium aus. So ist die Zufuhr von Vitamin C – haltigen, aber sauren Früchten und Säften nicht nur sinnlos, sondern auch noch schädlich, da sie zu einem übermässigen Mineralstoffverlust sowie zu einem Kalziummangel führt. Ausserdem führt die Diskussion darum zur blossen Verwirrung bezüglich säure- und basenüberschüssigen Nahrungsmitteln. Wenn Kalzium mit einer Säure reagiert, bildet es ein schwer lösliches Salz. Dieses wird über die Nieren ausgeschieden, wobei der Harn wegen der darin enthaltenen Mineralstoffe dann alkalisch wird. Es ist wohl einer der grössten Irrtümer in der Fachliteratur, wenn behauptet wird, ein basischer Urin bedeute, dass der Organismus auch basisch sei. Der im Harn angezeigte Basenüberschuss ist in Tat und Wahrheit ein Basenverlust. Wird der Urin nach dem Verzehr von sauren Nahrungsmitteln basisch, verlassen die Mineralstoffe (die Basen) den Körper und gehen buchstäblich den Lokus hinunter. So verschiebt sich der Säure-Basen-Haushalt des Körpers auf die saure Seite.

Kalziummangel erhöht die Neigung zu rheumatischen Erkrankungen, Knochen- und Gelenkzerfall, Entzündungen, Allergien sowie Hautkrankheiten stark.

Säuren und Basen messen mit dem Indikator-Papier

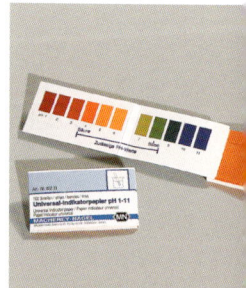

Säuren und Basen lassen sich mittels Indikator-Teststreifen messen. Wir empfehlen das Universal-Indikatorpapier pH 1–11 von Macherey-Nagel (in unserem Institut erhältlich). Bei diesem Fabrikat ist die Färbung besonders deutlich ablesbar. Ein Indikator-Block enthält 100 Teststreifen. Messbar ist die saure oder basische Beschaffenheit von Produkten, die Flüssigkeit enthalten. Zum Messen der Säure- oder Basenwerte wird der Indikator-streifen mit der Flüssigkeit oder dem Saft des zu messenden Produkts in Berührung gebracht. Eine grüne bis blaue Verfärbung zeigt den Basenanteil, eine gelbe bis rote den Säuregehalt an. Das Resultat lässt sich durch den Vergleich mit der Farbskala ablesen. Die Werte werden mit der Formel pH (potenzierte H-Ionenkonzentration) bezeichnet. Die Farbe Grün (pH 7) liegt im neutralen Bereich zwischen Säure und Base. Wasser liegt in diesem Bereich, der Teststreifen verfärbt sich grün. Bei den Nahrungsmitteln zeigt das Eiweiss vom Ei eine Blaufärbung an, und auch Kalzium ist eine starke Base. Früchte färben den Teststreifen je nach Säuregehalt gelb bis rot. Produkte mit viel Eigenfarbstoff können nicht mit dem Indikatorpapier gemessen werden. Man kann beispielsweise Weisswein messen, nicht aber Rotwein oder Holundersaft.

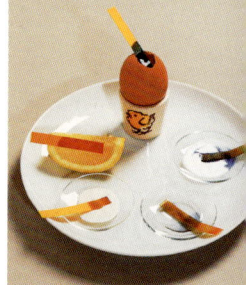

Wir empfehlen bei Gesundheits- oder Gewichtsproblemen, Nahrungsmittel unter pH 4 zu meiden. Ein gewisses Neutralisationsvermögen hat der Körper allerdings, wodurch Gesunde gelegentlich auch etwas Saures konsumieren können. Jeder Mensch kann selber feststellen, ob und wie viele säurehaltige Produkte er verträgt. Der Genuss saurer Speisen und Getränke kann innert weniger Stunden Beschwerden auslösen, die nicht unbedingt im Verdauungsbereich auftreten müssen. Bei manchen Produkten ist jedoch nicht der Säuregehalt der Grund, weshalb sie in der Schaub Kost nur in begrenzter Menge konsumiert werden sollten. Der Anteil an Kohlenhydraten wie

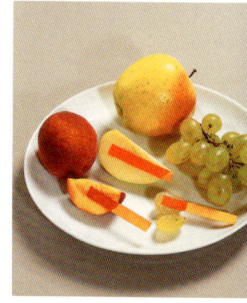

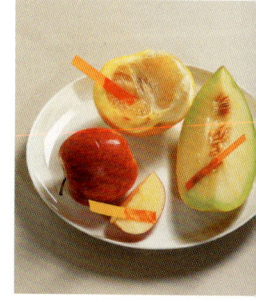

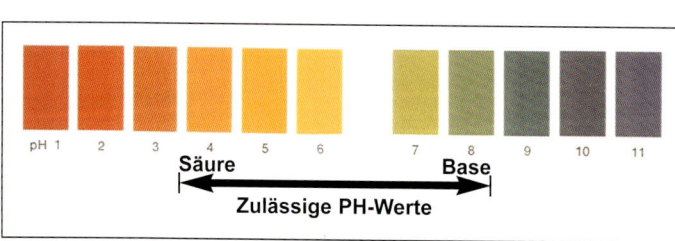

Das Indikator-Papier mit der Farbskala für das Messen von Säuren und Basen erhalten Sie in jeder Apotheke oder bei uns im Schaub Institut.

Milchzucker in Frischmilchprodukten oder Fruchtzucker in Obst, Säften und Dörrfrüchten und so weiter kann ebenfalls eine Beschränkung bedingen.

Oxalsäure

Oxalsäure ist wie alle organischen Säuren ein Kalziumräuber. Da starke Säuren den Zahnschmelz angreifen, wird die Zahnoberfläche beim Genuss oxalsäure-haltiger Produkte rau (mit der Zunge spürbar). Oxalsäure ist in manchen Gemüsesorten, Salaten und in Soja in hoher Konzentration enthalten.

Phytinsäure

Phytinsäure gehört zu den bioaktiven Substanzen in Pflanzen (Hexaphosphor-säureester des Inosits). Sie dient Pflanzen wie zum Beispiel Hülsenfrüchten (Bohnen), Getreide und Ölsamen als Speicher für Phosphat und Ionen (für Kalium-, Magnesium-, Calcium-, Mangan-, Barium- und Eisen-II-Ionen). Aufgrund ihrer komplexbildenden Eigenschaft bindet sie vom Menschen mit der Nahrung aufgenommene Mineralstoffe wie Calcium, Magnesium, Eisen und Zink im Darm unlöslich. So können diese vom Körper nicht aufgenommen werden und stehen nicht zur Verfügung. Damit wird das Phytat zum Mineralstoffräuber im Darm.

Basische Nahrungsmittel	Saure Nahrungsmittel (abzuraten)
Getränke Brunnen-, Quell- u. Leitungswasser Mineralwasser ohne Kohlensäure Alle Tees ausser den unter sauer aufgeführten Bohnenkaffee Kakao Sahne/Vollrahm Schwarz- und Grüntee	**Getränke** Mineralwasser mit Kohlensäure Lauretana-Mineralwasser Wein Obst-, Trauben-, Orangen-, Grapefruit-, Zitronensäfte, Süssmost Fruchtsafthaltige und gesüsste Tafelwasser, Sauermilch und Molkegetränke, Sauerkraut- und Gemüsesäfte, Essigwasser, Hagebutten-, Karkade-, Fruchtschalentee Eistee, isotonische Getränke
Milchprodukte Tafel- und Frischkochbutter, Bratbutter (Butterschmalz). Alle Käse von fester Konsistenz, Ziegen- und Schafkäse, Camembert, Weiss- und Blauschimmelkäse, Mascarpone, Ricotta/Topfen, Sahne/Vollrahm, Doppelrahm	**Milchsäurehaltige Produkte** Joghurt, Quark, Kefir, Molke, Sauermilch, Buttermilch, saurer Rahm, Bifidus, quarkähnlicher Frischkäse, Kräuter-, Gewürz-, Nusskäse, Mozzarella

Basische Nahrungsmittel	Saure Nahrungsmittel (abzuraten)
Fleisch und Fisch Alle Fleischarten sind basisch Alle Fischarten sind basisch Alle Meeresfrüchte sind basisch Eier	
Hülsenfrüchte und Gemüse Geschälte Puffbohnen, Erbsen, Linsen, Mungobohnen, Kastanien, Glasnudeln aus Mungobohnen, geschälte Tomaten, Peperoni, Meerrettich, Blumenkohl, Broccoli, Kartoffeln, Avocados	**Hülsenfrüchte und Gemüse mit Oxalsäuren** Grüne Mungobohnen, Sojabohnen, Sojamehl, Sojamilch, Tofu, industriell aufbereitete Sojaprodukte und -saucen, Spinat, Spargeln, Sellerie, Lauch (Porree), Randen (rote Bete), Sauerkraut, Brennnesseln, die grünen Blätter von Mangold, Lattich, Rhabarber
Salate Endivien, Chicorée, Chinakohl, Spitzkohl, Kohl, Gurken, Karotten, Radieschen, Kopfsalat, Rettich, Nüsslisalat (Feldsalat), Rucola, Löwenzahn, Kapuzinerkresse	**Salate mit Oxalsäuren** Spinat-, Brennnessel-, Sauerampfer, Sauerkleesalat, rohes Sauerkraut, alle Arten von Keimlingen, Randen
Früchte mit einem niedrigen Anteil an Fruchtsäuren Süsse Äpfel, Birnen, Bananen, Melonen, süsse Trauben, Kaki, Sharonfrucht, Pomelo, Mango, Papaya, süsse Ananas, frische reife Feigen, reife Kirschen, reife Pfirsiche, reife Aprikosen, reife Zwetschgen, reife Pflaumen, reife Nektarinen, Oliven	**Früchte mit einem hohen Anteil an Fruchtsäuren** Saure Äpfel, Birnen, Orangen, Mandarinen, Grapefruits, Zitronen, Kiwi, Heidelbeeren, rote, weisse, schwarze Johannisbeeren, Holunder, Sanddorn, Erdbeeren, Himbeeren, Brombeeren, Heidelbeeren, Stachelbeeren
Nüsse Alle Arten von Nüsse sind basisch. Ohne Probleme im Verdauungsapparat können diese hin und wieder verzehrt werden. Pilze können verzehrt werden, wenn sie vertragen werden und keine Blähungen verursachen.	**Getreide** Alle Arten von Getreide enthalten Phytinsäuren: Roggen, Weizen, Reis, Mais, Hirse, Gerste, Dinkel, Amaranth, Hafer, Quinoa usw.

Zusammenfassung

Sowohl die über Speisen und Getränke zugeführten exogenen als auch die durch eine Darmgärung entstehenden endogenen Säuren müssen vom Körper durch Mineralstoffe – die unsere Basenträger sind – neutralisiert werden. Bei reichlichem Genuss saurer Produkte kommt es zum Absinken der Basenreserven im Organismus und damit zum Substanzverlust in den Geweben und Knochen. Dieser Mineralstoffverlust ist unseres Erachtens auch eine Ursache für Entzündungen, Allergien, Autoimmunerkrankungen sowie für eine ganze Reihe von Erkrankungen im Verdauungsapparat. Um gesund zu werden und zu bleiben, sollten keine Nahrungsmittel unter pH 4 gegessen werden.

Die praktische Erfahrung gibt Koch und Rumler recht. Wenn die Patient(inn)en neben den konzentrierten Kohlenhydraten (Zucker, Getreide) auch sauer schmeckende Lebensmittel meiden, verlieren sie ihre Beschwerden innert kurzer Zeit. Konsumieren sie diese erneut, treten auch die gesundheitlichen Schwierigkeiten alsbald wieder auf. Die Zunge kann sich freilich durch den häufigen Genuss saurer Produkte an den Säuregeschmack so sehr gewöhnen, dass der Mensch saures nicht mehr als sauer empfindet. Sind die Speisen und Getränke noch gesüsst, registriert der Geschmackssinn die Säure ohnehin nicht richtig.

Nun wird vielleicht deutlich, wie verheerend Süssgetränke für uns sind. Neben den Unmengen an Zucker (100 g pro Liter) enthalten sie Frucht- oder Milchsäure und zusätzlich Genusssäuren. Solche Getränke sind für uns und noch viel mehr für unsere Kinder pures Gift. Nach den obigen Ausführungen lässt sich nachvollziehen, warum die Skelette vieler Jugendlicher schon im Wachstum degenerieren (Morbus Scheuermann), Allergien zunehmen und selbst 15-jährige Mädchen bereits Zellulite haben.

Bilanz

Wenn man die hier aufgeführten Forschungsarbeiten im Zusammenhang mit den heutigen Ernährungs- und Lebensgewohnheiten betrachtet, dann dürfte die Frage nach den Ursachen vieler Beschwerden und Krankheiten nicht mehr so schwer zu beantworten sein. Die Antworten lauten:

Der Mensch isst zu viel, zu vielerlei und sehr oft am Abend die Hauptmahlzeit, wenn sein Verdauungsapparat müde ist. Damit werden die Verdauungsorgane überfordert, die Nahrung wird schlecht verdaut und damit zu Gift.

Es werden zu viele saure Lebensmittel konsumiert. Weil der Gaumen saure Speisen und Getränke aber instinktiv ablehnt, werden sie mit beträchtlichen Mengen Zucker, Honig oder anderen Süssstoffen geniessbar gemacht. Die Zuckerstoffe verleiten den Menschen zum Genuss von Produkten, die er sonst gar nicht oder nur in kleinen Mengen zu sich nehmen würde. Die Säure wiederum bewirkt, dass man sich nahezu unbemerkt versteckte Kohlenhydrate zuführt.

Die Kohlenhydrat-Überernährung ist heute ein besonders schwerwiegendes Problem. Der Verbrauch von Süssgetränken, Süssigkeiten und Backwaren ist in den letzten 50 Jahren massiv angestiegen. Immer mehr verdrängen auch Zerealien wie Getreideflocken, Teigwaren, Reis, Mais und anderes die mehr Rüstarbeit verursachende Kartoffel vom Speiseplan.

Wohin diese Ernährungsfehler führen, sehen wir in unserem Beruf täglich. In unsere Beratung kommen zehnjährige Kinder mit Knochenzerfall, sechsjährige mit Polyarthritis, vierzehnjährige im Gips- oder Stahlkorsett und noch nicht dreissigjährige Männer und Frauen mit Bandscheibenschwund, Hüftgelenkarthrose und ähnlichen Zerfallserscheinungen.

Milly und Paul Schaub haben aufgrund ihrer Beobachtungen und Studien die kohlenhydrat- und säurearme Ernährung konzipiert. Mitberücksichtigt sind darin auch die Direktiven von Dr. Franz Xaver Mayr: Einfachheit sowie Ess- und Verdauungsrhythmus.

Die Erfolge dieser gesundheitsgerechten Lebensweise sind beeindruckend. Das Gesamtbefinden, die Körperform und das Aussehen werden wesentlich besser. Zahlreiche Leiden, darunter auch solche, die als unheilbar gelten, kommen zum Stillstand. Sehr oft ist eine weitgehende, mitunter eine vollständige Wiederherstellung möglich. Nur dort, wo der körperliche und geistige Zerfall zu weit fortgeschritten sind, Erb- oder Geburtsschäden oder bereits irreparable Organschädigungen bestehen, sind der Regeneration Grenzen gesetzt. Sehr oft kann aber auch in solchen Fällen noch Linderung verschafft werden.

Nach fünfzigjähriger Berufserfahrung im Dienst an Gesunden und Kranken sagen wir heute: Sehr viele Menschen können gesünder werden und bleiben. Krankheit muss kein unabwendbares Schicksal sein. Gesundheit ist weitgehend machbar.

Zur Beachtung: Im Literaturverzeichnis sind verschiedene Forscher und wissenschaftliche Werke aufgeführt. Aus diesen Arbeiten haben wir diejenigen Ausführungen übernommen, die sich in der praktischen Anwendung im täglichen Leben und bei zahlreichen Patienten als richtig erwiesen haben. Wir gehen nicht in allen Teilen mit den betreffenden Abhandlungen, Empfehlungen und Kostanweisungen einig.

Eine Idee auf dem klinischen Prüfstand

Die durch die Schaub-Kost erzielten aussergewöhnlichen Ergebnisse bei vielen Beschwerdebildern, insbesondere bei chronischen Leiden und die gewichtsregulierende Wirkung begannen sich herumzusprechen. Immer mehr Ratsuchende wandten sich an das Schaub Institut. Unter ihnen eine damals 32-jährige Laborantin des Weidspitals in Zürich, die wegen ihrer schweren Polyarthritis (sehr schmerzhafte rheumatische Gelenksentzündungen) innerhalb von zwölf Jahren 17 Mal an den Gelenken operiert worden war. Aufgrund ihres Gesundheitszustandes konnte sie nur 50 % arbeiten. Als sie sich an Milly und Paul Schaub wandte, waren bereits weitere Operationen an Hüftgelenk und Ellbogen vorgesehen. Durch die Ernährungsumstellung gingen die Entzündungen, Schwellungen und Schmerzen stark zurück, die noch geplanten Eingriffe konnten abgesagt werden. Die Patientin liess regelmässig im Labor des Weidspitals in Zürich Blutuntersuchungen vornehmen. Ihre Blutsenkung (Entzündungsparameter) wurde zunehmend besser, bald konnte sie die Medikamente reduzieren und schliesslich ganz absetzen. Der ziemliches Aufsehen erregende Erfolg, beeindruckte ihren Vorgesetzten, den Leiter des Labors, so stark, dass er es dem Schaub Institut ermöglichte, in seinem Labor weitere Reihenuntersuchungen vornehmen zu lassen. Er und die Laborantin waren bei der Auswertung der Ergebnisse behilflich.

Da die Schaub-Kost ursprünglich für die Behandlung von Patienten mit Rheuma (Arthritis, Polyarthritis, Fybromyalgie, Arthrose usw.) entwickelt worden war, richtete sich das Augenmerk besonders auf Laborwerte, die Aussagen zum Krankheitsverlauf dieser Leiden zuliessen. Dies waren die Blutsenkung = BSG (Entzündungsparameter) als auch der Hämoglobinspiegel. Dieser ist bei Polyarthritikern meistens zu tief. Die Resultate bei gerade nur elf Tagen Schaub-Kost waren erstaunlich. Bei 80 % der Teilnehmenden verbesserten sich beide Werte markant (siehe Grafiken).

Andere Forscher wie Dr. Wolfgang Lutz, der das Buch schrieb; «Leben ohne Brot», untermauerten mit eigenen Ergebnissen die Erkenntnisse von Milly und Paul Schaub. Lutz wies nach, dass eine kohlenhydratreduzierte, dafür aber eiweissreiche Kost, keinerlei negative Auswirkungen auf den Harnsäurespiegel hat. Im Gegenteil, die Werte verbesserten sich auch wiederum markant.
Diese Labortests waren für Milly und Paul Schaub enorm wichtig. Mit ihrer Hilfe konnten sie die Wirksamkeit und die Unschädlichkeit ihres Ernährungsprogramms überprüfen. Der Anteil an Eiern, Käse, Butter, Rahm (Sahne) und Fleisch ist bei dieser Kost nicht unbedeutend. Deshalb war die Überwachung des Harnsäure- und des Cholesterinspiegels besonders wichtig. Zudem meldeten viele Klienten ihre Laborresultate, wenn beim Hausarzt eine Untersuchung vorgenommen worden war.

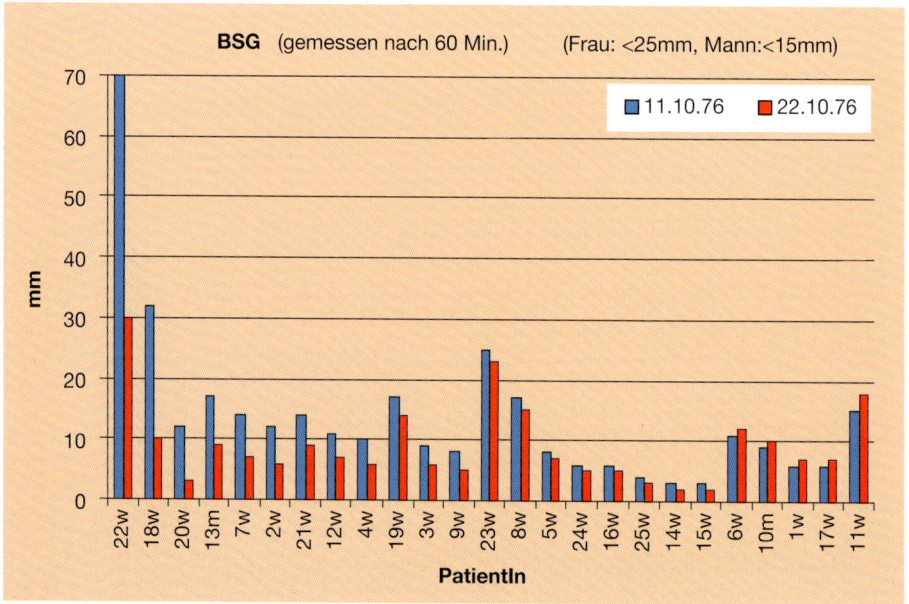

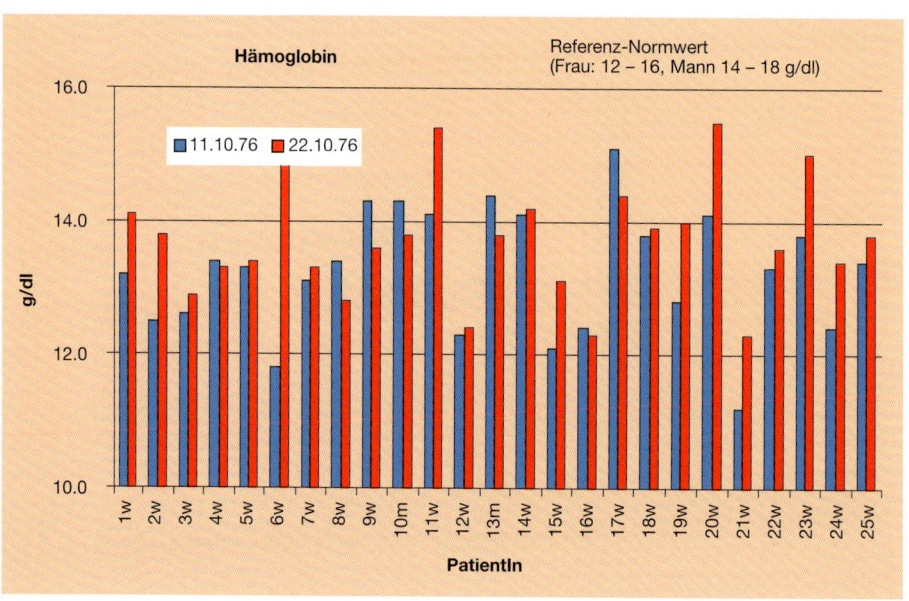

Die Laborkontrollen ergaben in vielen Fällen eine auffallende Verbesserung und öfters sogar eine Normalisierung der Blutsenkung, dies vielfach bei Patienten, deren Senkung zuvor über viele Jahre zu hoch gewesen war. Daraus wurde ersichtlich, dass durch die kohlenhydrat- und säurearme Ernährung die Entzündungstendenzen im Körper zurückgehen.

Die Überprüfung zahlreicher Laborergebnisse über viele Jahre zeigt eindeutig eine Verbesserung des gesamten Gesundheitszustandes. Der Harnsäurespiegel bleibt trotz der eher eiweiss- und fettbetonten Nahrung im normalen Bereich. In der Regel lässt sich sogar eine Senkung von zuvor überhöhten Harnsäurewerten feststellen. Zudem verschwinden akute Gichtschübe innert weniger Wochen und treten nicht wieder auf, wenn die Kost richtig befolgt wird.

Wie eingangs erwähnt, ist eine weitere Voraussetzung, dass sich neben objektiven Verbesserungen des Gesundheitszustandes auch die subjektive Befindlichkeit wie Figur, Schmerzen oder andere Unpässlichkeiten verbessern. Dazu machten sie Reihenbefragungen, welche durchs Band eine deutliche Steigerung des Wohlbefindens ergaben.

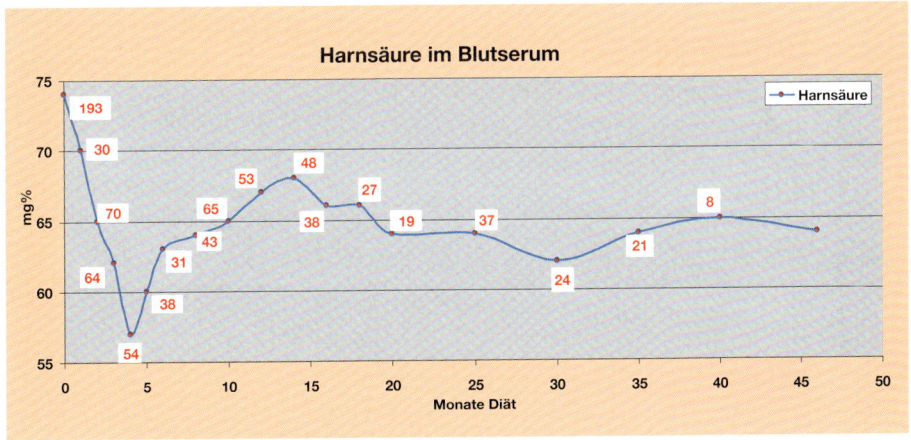

Verhalten des Harnsäurespiegels bei 193 Patienten mit Gicht. Die Zahlen geben die Anzahl Messungen an. Eine Untersuchung durch Dr. Wolfgang Lutz. Aus «Leben ohne Brot» p. 120. Die Zahlen sind die Anzahl Messungen.

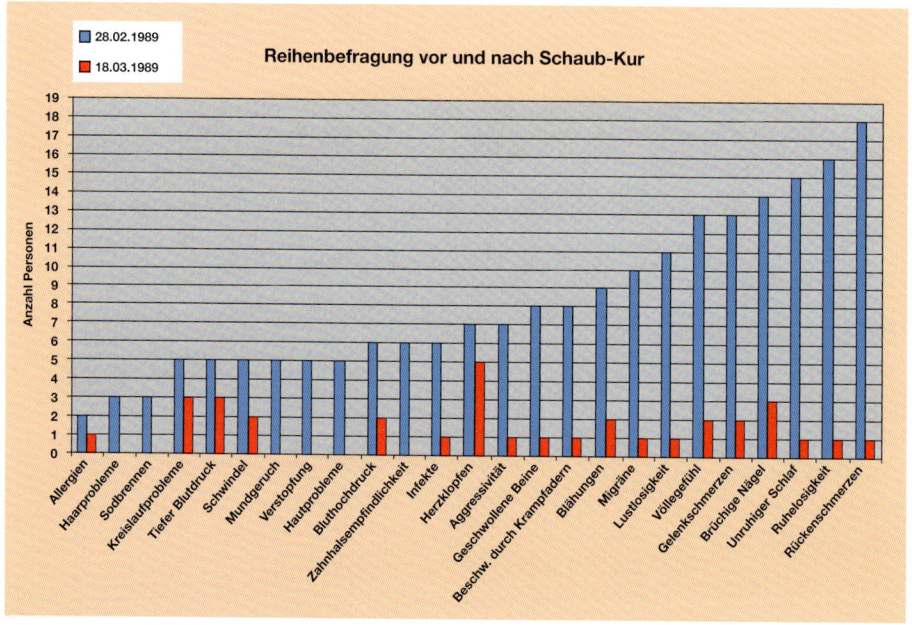

Gesundheit ist machbar!

Nach über 40 Jahren Erfahrung mit der kohlenhydrat- und säurearmen Ernährung können wir dies bejahen. In der Regel kommt der Verlauf der Leiden durch eine Kostumstellung zum Stillstand, häufig ist eine wesentliche Besserung oder gar vollständige Beschwerdefreiheit zu erreichen. Dieselben Ergebnisse sind bei Übergewicht zu verzeichnen, wobei die überflüssigen Pfunde dort abgebaut werden, wo es erwünscht ist.

Zu folgenden Beschwerdebildern liegen dem Schaub Institut Berichte von Patienten vor, denen es durch die Kostumstellung besser geht. Sie sind im Buch «100 kleine Wunder – wie die Natur heilt» zusammengefasst und nachzulesen. Das Buch kann unter www.schaub-institut.ch eingesehen werden.

Akne	Bluthochdruck
Amöbeninfektion	Blutsenkung
Arthrose	Bronchialbeschwerden
Asthma	Brustgeschwulst, gutartige
Atemnot	Cholesterin
Beine, gestaute	Colitis ulcerosa
Beine, offene	Darmverwachsungen
Blähungen	Depressionen

Diabetes	Müdigkeit
Diskus hernie	Multiple Sklerose
Divertikulitis	Myom
Durchfall, chron.	Neuralgie
Eisenmangel	Neurodermitis
Ekzem	Ohrenentzündung
Erkältungen	Osteoporose
Fersensporn	Polyarthritis
Fibromyalgie	Polymyalgie
Gallenbeschwerden	Reizdarm
Gebärmutterentzündung	Restless-legs-Syndrom
Gewichtsabnahme	Rheuma
Gewichtsverlust, krankhafter	Roemheld-Syndrom
Gicht/Harnsäure	Rohkost
Gleichgewichtsstörungen	Rückenschmerzen
Granulomatose	Schilddrüsendysfunktion
Haarausfall	Schlafstörungen
Hallux-Entzündungen	Schuppenflechte
Halsentzündungen	Schwangerschaft
Hämorrhoiden	Sonnenallergie
Haut, unreine	Süsssucht
Heuschnupfen	Thrombose
Hungerattacken	Übergewicht Kinder
Ischias	Venenentzündung
Knochenheilung	Verstopfung
Kopfschmerzen	Wallungen
Krampfadern	Weissfluss
Lebensgefühl	Wunder Po
Leberentzündung	Zahnfleischbluten
Lupus erythematodes	Zahngesundheit
Magenschmerzen	Zöliakie
Mensbeschwerden	
Migräne	
Morbus Bechterew	

Richtlinien für eine gesunde Lebensweise

Dieses Kapitel ist so verfasst, dass es sich sprachlich an Sie als Leserin bzw. Leser richtet. Sie können es jedoch auf jedwede Person beziehen. Auf Kinder die schon «normal» am Tisch essen auf Jugendliche bzw. Teenager.

Die wichtigste Erkenntnis lautet: Der Körper mag keine Extreme; nicht süsse, nicht saure, und unverdauliche Nahrungsmittel schon gar nicht. Er braucht entgegen der landläufigen Meinung nur wenige Ballaststoffe. Wer den Körper nach seiner Meinung fragt, bekommt als unmissverständliche Antwort: Ich fühle mich ohne Ballast wohler, denn Blähbäuche und Reizdarmsyndrome verschwinden. Letztlich zeigen auch die Erfahrungen an Abertausenden: Wir sind für die enormen Mengen Getreide, die wir dem Körper heute zumuten, evolutionär noch nicht ganz ausgerüstet.

Neben dem Was berücksichtigt die Schaub-Kost auch das Wie und das Wann. Wie essen: möglichst reif, möglichst ohne künstliche Zusatzstoffe, möglichst ausgewogen, das heisst: lieber einfach als ein Durcheinander. Wann essen: wenn der Körper die Energie auch brauchen kann, die ihm zugeführt wird. Also morgens reichlich, mittags sättigend, abends zurückhaltend. Das ist übrigens wörtlich gemeint: Wir haben es uns angewöhnt, die Hauptmahlzeit auf den Abend zu legen, sozusagen als gemütlichen Teil des Tages. Dann gehen wir mit vollem Bauch zu Bett und wundern uns, dass wir nicht oder schlecht schlafen können. Diese Gewohnheit wieder abzulegen, das müssen viele erst üben. Der Lohn für die Anstrengung: tiefer Schlaf, leichte Träume, müheloses Erwachen und ein frisches Aussehen am Morgen.

Es ist Ihr freier Wille, nach dieser Ernährungsweise zu leben. Wenn Sie sich dafür entscheiden, halten Sie sich daran, denn alles andere ist eine Verschwendung von Kraft und Energie. Dazu ein Tipp, den viele, die die Ernährung umstellen, als hilfreich empfinden: Denken Sie nicht ständig, dass Sie jetzt vielleicht für den Rest Ihres Lebens auf etwas verzichten müssen, was Ihnen doch so gut schmeckt. Nehmen Sie sich diese Ernährung Tag für Tag vor, immer nur für diesen einen Tag. So können Sie verhindern, dass Sie falsche Belohnungen aussetzen wie: «Wenn ich die ganze Woche über Diät halte, kann ich mich am Sonntag mit einem Stück Torte trösten.» Denken Sie einfach nur daran, dass Sie diese Ernährung heute strikt einhalten werden. Dann kommen Sie gar nicht auf die Idee, eine Torte einzukaufen.

Sagen Sie sich: «Ich bin ein freier Mensch. Ich kann die Schaub-Kost sofort abbrechen, wenn ich will. Heute halte ich mich aber daran, freiwillig.» Entwickeln Sie Ihre eigene Formel, jeden Tag neu in Angriff zu nehmen. Der Lohn wird nicht lange auf sich warten lassen. Sobald Sie in den vollen Genuss der Wirkungen dieser Ernährungsweise kommen, wird Ihnen das Einhalten leicht fallen. Sie werden sich leicht und wohl fühlen und merken, dass Störungen verschwinden, mit denen Sie sich längst arrangiert haben, wenn auch ungern. Ein paar ausgewählte Möglichkeiten: Das ständig blutende Zahnfleisch ist plötzlich gesund und straff; die ehedem empfindlichen Zahnhälse schmerzen nicht mehr; der Hautausschlag bildet sich zurück und verschwindet; die Fingernägel werden elastisch und stark, die Haare brechen nicht mehr und wachsen üppig, die Haut schuppt nicht mehr wie früher, das Bindegewebe beginnt sich zu straffen, Sie werden agil und leistungsfähiger usw. Es gibt positive Veränderungen, die fast über Nacht auftreten: Der Bauch wird flach, die quälenden Blähungen verschwinden, die gerötete Haut um die Augen erholt sich usw. Und es gibt chronische Störungen, die längere Zeit benötigen. Als Faustregel gilt: Nach drei Wochen strikter Schaub-Kost sollten Sie sich sehr, sehr viel besser und um einiges leichter fühlen.

Einfachheit

Eine vielseitige Ernährung, wie sie heutzutage empfohlen wird, überlastet den Verdauungsapparat. Er ist nicht in der Lage, ein Durcheinander an Speisen und Getränken richtig zu verdauen. Als Folge nehmen die mikrobiellen Zersetzungsvorgänge (Gärung und Fäulnis) in den Verdauungswegen überhand, wobei gesundheitsschädigende Darmgifte entstehen.
Die Kost muss deshalb einfach sein. Eine Mahlzeit sollte nicht mehr als drei verschiedene Speisen enthalten. Die Gerichte kann man schmackhaft und gefällig zubereiten.

Ernährungs- und Verdauungsrhythmus

Der natürliche Lebensrhythmus wird in vieler Hinsicht irritiert: Wir essen zu oft, und wir essen zur Unzeit, nämlich am Abend, wenn die Verdauungsorgane genauso müde sind wie der ganze Körper. Sie bürden ihrem Organismus eine Arbeit auf, die er gar nicht mehr zu leisten vermag. Diese Menschen können dann nur mit Mühe oder mit Schlafmitteln einschlafen. Häufig erwachen sie in der Nacht, wälzen sich in ihrem Bett, sie schwitzen oder haben heisse Füsse. Erst wenn die Zeit zum Aufstehen naht, fallen sie in einen schweren Schlaf. Am Morgen sind sie müde und verdriesslich statt munter, und in ihren Gesichtern sind die Strapazen der Nacht zu sehen – und diese schädigen. Man merke sich ausserdem: Früchte sind am Morgen Gold, am Mittag Silber, am Abend Blei. Dasselbe gilt für Salat, Gemüse und andere leicht gärfähige Speisen und Getränke.

PRAKTISCHER TEIL

Angepasste Nahrungsmenge

Essen Sie nur, wenn sie hungrig sind und nicht, wenn es Zeit dazu ist. Essen sie nur, bis sie satt sind und nicht, weil es noch gut schmeckt oder sie keine Resten übrig lassen wollen. Falsch wäre aber auch, bei normaler Arbeitsleistung zu wenig zu essen. Die Folgen davon sind Nervosität und Schwächezustände.

Angepasste Nahrungsauswahl

Die Devise lautet: eher bescheiden bemessene Nahrungsmengen, dafür gehaltreiche Nahrungsmittel. Nur wenn die Speisen sättigen, gelingt es dem Menschen, Mass zu halten. Eiweiss und Fett haben einen hohen Sättigungswert, sie stehen deshalb bem Schaub Gesundsystem im Vordergrund.

Nahrung und Verdauung

Was wir an Nahrung zu uns nehmen, muss richtig verdaut werden. Verdauung ist nicht mit Ausscheidung (Stuhlgang) gleichzusetzen. Die Verdauung beginnt im Mund, indem die Speisen beim Kauen zerkleinert und mit Speichel vermischt werden. Im Magen, Zwölffinger- und Dünndarm wird der Nahrungsbrei durch weitere Verdauungssäfte aufgeschlossen und in Nährstoffe umgewandelt. Werden bekömmliche Nahrungsmittel in zuträglichen Mengen gegessen, werden sie auch richtig verdaut.

Die Mahlzeiten im Tagesablauf

Essen Sie zum Frühstück und am Mittag so viel, dass Sie sich angenehm gesättigt fühlen. Ein bescheidenes Abendessen bringt am meisten. Wenn Sie übergewichtig sind und problemlos ohne Nachtessen auskommen, können Sie dieses auch weglassen. Hungern sollten Sie jedoch nicht, denn der Körper reduziert dann auch den Stoffwechsel, und Sie fühlen sich schlecht. Insulinpflichtige Diabetiker dürfen keine Mahlzeiten auslassen.

Essenszeiten/Zeitabstände zwischen den Mahlzeiten

Die kohlenhydrat- und säurearme Ernährung ist sehr gehaltvoll, deshalb dürfen die Zeitabstände zwischen den Mahlzeiten im Normalfall 4 bis 5 Stunden betragen. Mehrere, dann jedoch kleinere Mahlzeiten sind angezeigt für Personen mit Untergewicht, bei Magen- und Darmerkrankungen, Diabetes und Neigung zu Unterzuckerung. Wenn der Abstand zwischen zwei Hauptmahlzeiten (aus beruflichen Gründen) übermässig lang ist, sollte eine kleine Zwischenverpflegung eingeplant werden.

Flexible Essenszeiten

Oft isst man aus Gewohnheit oder weil Essenszeit ist. Essen Sie nach einer sättigenden Mahlzeit erst wieder, wenn Sie wirklich Hunger haben. Das Frühstück sollten Sie jedoch einhalten, sonst sind Sie abends hungrig und essen dann zu viel. Nach einem reichhaltigen Abendessen haben Sie am nächsten Morgen keinen Appetit und essen nur wenig oder gar nichts. Dadurch geraten Sie in einen falschen Rhythmus. Wenn Sie wegen der Familie oder Arbeitseinteilung bestimmte Zeiten einhalten müssen, reduzieren Sie allenfalls die Mengen.

Das Abendessen

Allgemein herrscht die Auffassung, das Abendessen sollte früh eingenommen werden. In der kohlenhydrat- und säurearmen Ernährung bestehen die Abendmahlzeiten hauptsächlich aus eiweiss- und fetthaltigen Speisen, und davon benötigt man nur kleine Mengen, um satt zu werden. Dadurch wird die Essenszeit unwichtig. Auch wenn Sie erst um 21 Uhr essen, belastet dies den Verdauungsapparat nicht, und Sie fühlen sich leicht und wohl. Falls Sie das Abendessen auslassen oder nur wenig essen, vor dem Zubettgehen jedoch Hunger haben, essen Sie dann eine Kleinigkeit. Am Abend sollte es jedoch immer nur eine Eiweissspeise, Käse, Eier, Fleisch, Fisch etc. sein.

Die Mahlzeitengestaltung

Die Mahlzeiten sollen einfach sein und nur wenige Gerichte enthalten, denn im Wechsel der Speisen liegt der Anreiz zum Essen.

Die Nahrungswahl

Zwingen Sie sich nicht, etwas zu essen, was Ihnen widersteht. Wählen Sie ein anderes Nahrungsmittel aus derselben Produktgruppe (Eiweisse, Fette, Kohlenhydrate). Vielleicht mögen Sie zum Frühstück kein Ei, dann können Sie stattdessen etwas mehr Käse oder auch Fleisch essen. Sie mögen keine Banane, dann nehmen Sie etwas mehr von einer anderen in der Schaub-Kost empfohlenen Frucht. Nicht ausgetauscht werden Eiweissspeisen gegen Kohlenhydrate. Wir raten Ihnen davon ab, weniger Käse, Eier oder Fleisch und dafür mehr Kartoffeln, Gemüse oder Obst zu essen.

Die Nahrungsmenge

Der Nahrungsbedarf ist je nach Konstitution, körperlicher Leistung und Alter verschieden. Junge Menschen essen meist mehr als Senioren, und Personen mit einem sitzenden Beruf können nicht so viel verdauen wie Sportler(inn)en oder Schwerarbeiter. Lernen Sie zu erspüren, wie viel Sie benötigen.

Beilagen: Kartoffeln, Gemüse, Salat

In der Schaub-Kost sind Kartoffeln die häufigste Beilage zu Eiweissspeisen. Dazu können Sie am Mittag etwas Gemüse oder Salat essen. Weitere Beilagen sind unter «Mahlzeitengestaltung» und noch ausführlicher im Schaub-Kochbuch beschrieben.

Entweder oder

Essen Sie entweder Früchte oder Gemüse oder Salate in einer Mahlzeit und nur bis 14.00 Uhr. Am idealsten sind eine Eiweissspeise und maximal zwei Beilagen. Folgende Kombinationen sind empfehlenswert:

Gemüse und Kartoffel zu Eiweiss
Salat und Kartoffel zu Eiweiss
Früchte zu Eiweiss
Gemüse zu Eiweiss

Alles wird gekocht und geschält

Alle Gemüse müssen im Wasser gekocht und das Kochwasser abgegossen werden. Darin befinden sich die herausgelösten Giftstoffe. Es muss alles geschält und das Krengehäuse entfernt werden.

Eiweissspeisen

In jeder Mahlzeit muss immer eine Eiweissspeise enthalten sein und diese soll mindestens 50% der verzehrten Kalorienmenge ausmachen. Die Eiweisse können auch miteinander kombiniert werden, beispielweise in einer Käse- oder Fleisch-Omelette. Die hochwertigen und leicht verdaulichen Eiweisse sind in Eiern, Käse, Fleisch und Fisch enthalten. Pflanzen haben einen relativ geringen Eiweissgehalt, und sie enthalten auch nicht alle für den Organismus essentiellen (unentbehrlichen) Eiweissarten.

Früchte

Früchte schmecken gut und gelten als gesund. Sie enthalten jedoch Fruchtzucker und oft auch einen erheblichen Anteil an Fruchtsäuren. Deshalb sollten sie nur in begrenzten Mengen konsumiert werden. Manche Früchte sind heute durch Züchtung doppelt bis dreimal so gross wie vor 70 Jahren. Aus diesem Grund kann die Hälfte oder gar nur ein Drittel eines Apfels zuträglich sein, eine ganze Frucht ist vielleicht schon zu viel. Früchte eignen sich als Ergänzung zu Eiweissspeisen zum Frühstück, Brunch oder Mittagessen. Eine Ausnahme ist die Banane. Eine halbe Banane kann auch abends anstelle einer kleinen Kartoffel oder – sofern Bedarf besteht – als Zwischenverpflegung am Nachmittag gegessen werden.

Nicht mehrere Früchte zusammen essen

Durch das Mischen verschiedener Obstsorten kann der Verdauungsapparat überfordert werden. Wir empfehlen, zu einem halben Apfel oder der Hälfte einer Birne oder einem Stück Melone als zweite Frucht eine halbe Banane zu essen. Andere Früchte sollten nicht zusammen gegessen werden, also nicht Apfel und Birne oder Melone und Trauben. Stark übergewichtige und empfindliche Personen tun sogar gut daran, jeweils nur eine halbe Frucht pro Mahlzeit zu nehmen.

Salz – Gewürze

Essen Sie nicht salzarm. Der Organismus braucht Salz für die Eiweissverdauung. Es genügt das ganz normale Koch- oder Tafelsalz ohne Fluor und Jod. Im Übrigen würzen Sie mit natürlichen Gewürzen wie Pfeffer, Senfpulver, Majoran, Basilikum, Thymian, Liebstöckel usw. Diese können Sie frisch, tiefgekühlt, getrocknet oder als Pulver verwenden. Nicht zu empfehlen sind industriell aufbereitete Gewürzmischungen. Sie enthalten meist Hefe, Zuckerstoffe, Glutamat (Geschmacksverstärker) und andere in der Schaub-Kost nicht erwünschte Zusätze (Zutaten lesen). Zwiebeln und Knoblauch können als Gewürz in kleinen Mengen verwendet werden.

Fett

Fetthaltige Speisen sättigen über viele Stunden, dadurch benötigen Sie insgesamt weniger Nahrung. Wenn Sie Zucker und Getreide meiden, werden Sie trotz des Fettkonsums überflüssige Pfunde verlieren. Erfahrungsgemäss treten auch bei Leber- respektive Gallenleiden und nach Gallenblasenoperationen oder nach einer Gelbsucht keine Schwierigkeiten auf, wenn die hier aufgeführten Empfehlungen befolgt werden.

Trinken

Trinken Sie morgens beim Aufstehen und jeweils etwa 30 Minuten vor jeder Hauptmahlzeit zwei Gläser Wasser, dazwischen tagsüber nach Bedarf. Die Flüssigkeitsmenge ist dann Ihrem Bedürfnis angepasst, wenn die Harnausscheidung hell- und nicht dunkelgelb ist. Ist der Harn gelb und riecht er streng, dann ist die zugeführte Wassermenge zu klein. Auch wenn Sie keinen Durst empfinden, sollten Sie dann auf regelmässiges Trinken achten.

Alkoholkonsum

Gelegentlich ein Glas Wein oder Bier mag für gesunde Menschen zuträglich sein, der Gewichtsabbau kann aber dadurch verzögert werden. Wein enthält Fruchtzucker und Fruchtsäuren. Bier wird aus Gerste (Getreide) hergestellt. Aperitife und Spirituosen sollte man nicht trinken, sie belasten die Leber.

Die Wahl der Produkte

Das Nahrungsmittelangebot ist heute kaum mehr überschaubar. Bei industriell verarbeiteten Erzeugnissen sind in den Angaben über die Zusammensetzung der Produkte oft für die Verbraucher unverständliche Fachausdrücke und nicht immer alle Zutaten aufgeführt. Dies veranlasst uns, ausschliesslich natürliche Lebensmittel ohne Zusätze zu verwenden. In diesem Buch sind genügend Informationen über die Wahl der Produkte enthalten, so dass Sie einen praktischen Versuch mit der kohlenhydrat- und säurearmen Ernährung unternehmen können. Ausführlichere Erklärungen und reichhaltigere Rezepte bietet das Schaub-Kochbuch.

Milchprodukte

In der Schaub-Kost meiden wir Frischmilchprodukte wegen ihres Gehalts an Milchzucker oder Milchsäure. Gewöhnliche Vollmilch, entrahmte Milch, Joghurt, Buttermilch, Kefir, Sauerrahm, Molke, Quark und Frischkäse sollten bei dieser Ernährung nicht konsumiert werden. Empfohlen hingegen ist Vollrahm, da er nur wenig Milchzucker enthält. In der Butter hat es keinen Milchzucker. Rahm und Butter sollten wegen der Haltbarkeit pasteurisiert, jedoch nicht ultrahoch erhitzt sein (UP-Rahm, H-Sahne). Wir empfehlen, nur Produkte ohne Zusätze (Stabilisator, Binde-, Verdickungs-, Säuerungsmittel) zu verwenden (Verpackungsaufdruck lesen).

Käse hat in der Schaub-Kost einen hohen Stellenwert. Zu bevorzugen sind vollfette, unpasteurisierte Hartkäse (Greyerzer, Sbrinz, Bergkäse, Emmentaler). Weich- und Halbweichkäse enthalten noch einen Anteil Milchzucker, weshalb diese nicht immer gut vertragen werden. Weiss- und Blauschimmelkäse (Camembert, Gorgonzola, Roquefort) sollten von empfindlichen Personen nicht konsumiert werden. Vorsicht ist auch bei Raclettekäse geboten, es sind nicht alle Marken bekömmlich. Ein milder Bergkäse eignet sich auch für Raclette. Zu meiden sind Käse, die Schmelzsalz enthalten (Aufschrift beachten).

Fleisch

Die Tierart ist bei der Wahl der Fleischsorte nicht so sehr von Bedeutung, es kommt auf die Fütterung und Haltung der Tiere an. In einer tiergerechten Nutztierhaltung werden keine Antibiotika, Hormone und Leistungsförderer verabreicht.

Fisch

Fisch wird als besonders gesund bezeichnet, doch Fische sind so gesund wie das Wasser, in dem sie leben, und das Futter, das ihnen zur Verfügung steht. Vielerorts werden sie in Zuchtanlagen zu Tausenden bis Zehntausenden gehalten. In dieser Situation ist die Seuchengefahr beträchtlich, und deshalb werden dem Futter Medikamente beigemischt. Bei verpackten Fischprodukten ist die Haltungsart deklariert, zum Beispiel «Forelle respektive Lachs aus Zucht oder Farm» oder «Wildlachs». Im Offenverkauf ist die Information schwieriger. Ihr Fischhändler kann Ihnen jedoch sagen, welche Fische generell nicht aus Zuchthaltung stammen. An Fischkonserven empfehlen wir Thunfisch und Sardinen in Olivenöl konserviert. Achten Sie auf das Zeichen «Dolphin friendly»!

Kartoffeln

Alle selbst zubereiteten Kartoffelgerichte erachten wir als zuträglich, am Abend jedoch nur in kleinen Mengen. Kartoffeln sollten nicht mit der Schale verspeist werden, weil diese Schutzstoffe gegen Frassfeinde enthält und unbekömmlich ist.

Salat und Gemüse

Als rohen Salat sollten Sie zarte, knackige Sorten wie Chinakohl, Zuckerhut, Eisberg-, Krach- und Lollosalat sowie zarte Endivienblätter bevorzugen. Kopf- und Nüsslisalat (Feldsalat) sind weniger zu empfehlen. Gemüse essen wir gekocht (nicht als Rohkostsalat). Meiden Sie Spinat, Randen (rote Beete), Sauerampfer und Rhabarber, denn sie enthalten viel Oxalsäure und entziehen dem Körper Mineralstoffe. Auch Sellerie und Tomaten sollten deswegen nur als Gewürz oder Garnitur verwendet werden.

Früchte

Wir empfehlen nur süsse Früchte, und sie werden ohne Schale und Kerngehäuse gegessen. Der Säurewert lässt sich mit einem Indikatorpapier messen (kann im Schaub Institut bezogen werden). Früchte sollten nicht in rohem Zustand geraffelt (gerieben), püriert oder zu Saft gepresst werden, denn der Obstsaft oxidiert, wenn er mit Sauerstoff in Berührung kommt. Dies kann eine Darmgärung und dadurch eine Übersäuerung des Organismus bewirken. Dörrfrüchte enthalten viel Zucker, weshalb sie während einer Kur zur Gewichtsreduktion nur in ganz kleinen Mengen konsumiert werden sollten.

Fette und Öle

Wir empfehlen die folgenden Fette und Öle: Tafelbutter oder Frischkochbutter, diese dürfen jedoch nicht stark erhitzt werden. Zum Braten kann Bratbutter, in der Schweiz auch unter der Bezeichnung eingesottene Butter, in Deutschland Butterschmalz, verwendet werden. In Reformkostgeschäften gibt es auch nicht chemisch gehärtetes Kokosfett, das gut erhitzbar ist. Gehärtete Fette, Mischfette, Bratcremen und Margarinen lehnen wir ab. An Ölen bevorzugen wir handelsübliches Sonnenblumen- oder Olivenöl. Diese können Sie auch zum Braten bei mässigen Temperaturen verwenden.

Von Fachleuten werden kaltgepresste Öle mit mehrfach ungesättigten Fettsäuren als besonders wertvoll empfohlen. Britische Forscher haben jedoch grössere Mengen davon an den Arterienwänden gefunden, also ausgerechnet in Ablagerungen, von denen man annahm, sie würden durch diese Art von Fettsäuren verhindert. Aufgrund dieser Forschungsergebnisse kann man sich die teuren Spezialöle (Leinöl, Distelöl, Safloröl usw.) und kaltgeschlagene Margarinen sparen.

Zucker und Getreide

Wenn Sie Gewichtsprobleme oder gesundheitliche Schwierigkeiten haben, sollten Sie keine zucker- und getreidehaltigen Produkte essen, bis das gewünschte Resultat erreicht ist.

Getränke

Die Getränkeauswahl ist bei der kohlenhydrat- und säurearmen Ernährung bescheiden. Wasser ist das natürlichste und preisgünstigste Getränk. Wenn das Leitungswasser unbedenklich ist, sollten Sie dieses vorziehen, denn auch Mineralwasser sind je nach ihrem Gehalt an Mineralien mehr oder weniger bekömmlich. Bohnenkaffee und Schwarztee sind bei Mengen von zwei bis drei Tassen pro Tag für die meisten Menschen nicht nur verträglich, sie fördern auch die Verdauung und stabilisieren den Kreislauf. Am Nachmittag und Abend kann man auf koffeinfreien Kaffee ausweichen. Verwenden Sie keinen löslichen Instantkaffee. Auch Getreide-, Früchte- und Malzkaffees sind nicht zu empfehlen. Sie enthalten Kohlenhydrate und meist geröstete Zuckeressenzen. Kräutertees wie Lindenblüten, Thymian, Fenchel, Melisse können in mässigen Mengen (eine bis zwei Tassen täglich, nicht literweise) getrunken werden.

Medizinaltee wie beispielsweise Salbei, Kamille, Baldrian sollten nicht regelmässig genossen werden. Tees mit harntreibender Wirkung wie Schachtelhalm (Zinnkraut oder Katzenschwanz), Brennnessel, Birkenblätter sowie Blutreinigungs-, Nieren-, Rheuma- und Abführtees sind zu meiden, ebenso sauer schmeckende Tees (Hagebutten, Karkade, Früchte und Fruchtschale). Um etwas Abwechslung zu bieten, haben wir im Institut einige bekömmliche Teemischungen zusammengestellt. Diese sind lediglich als Bereicherung gedacht, sie haben keine spezielle gesundheitliche Wirkung. Trinken Sie die Tee ungesüsst. Auch Kräutertee kann übrigens mit Rahm verfeinert werden.

Empfohlen – beschränkt toleriert – zu meiden

Um das gewünschte Ziel zu erreichen, sind gewisse Einschränkungen unumgänglich. In der folgenden Auflistung sind gebräuchliche Lebensmittel in für die Schaub-Kost geeignete, für gesunde und wenig übergewichtige Personen in kleinen Mengen akzeptable oder generell zu meidende Esswaren eingeteilt. Die Einteilung stützt sich auf unsere eigenen Erfahrungen. Beachten Sie, dass auch als bekömmlich bezeichnete Produkte sich ungünstig auswirken können, wenn sie in zu grossen Mengen, zur falschen Tageszeit oder in einer ungeeigneten Kombination mit anderen Speisen konsumiert werden. Die unter «toleriert» aufgeführten Erzeugnisse werden nicht empfohlen, sie sind als Erweiterungen für gesunde Menschen zu verstehen. Der Genuss dieser Produkte kann den Abbau von Übergewicht wie auch die Verbesserung von Beschwerden verzögern.

EMPFOHLEN	TOLERIERT	ZU VERMEIDEN
Zuträgliche Lebensmittel	**In kleinen Mengen zulässig** (nur für gesunde Personen)	**Nicht zuträgliche Produkte**
Getränke Brunnen-, Quell- und Leitungswasser, Mineralwasser ohne Kohlensäure, Wasser oder Tee mit Birnell, Bohnenkaffee Kakao, Schwarz- und Grüntee, Kräutertees	Mineralwasser mit Kohlensäure, Milch, Bier, auch alkoholfrei, Wein (keine sauren Sorten), Spirituosen, nur ungezuckerte Getreidekaffee	Obst-, Trauben-, Orangen-, Grapefruitsäfte, saurer Most, fruchtsafthaltige und gesüsste Tafelwasser, Sauermilch- und Molkengetränke, Sauerkraut- und Gemüsesäfte, Essigwasser, Hagebutten-, Karkade-, Fruchtschalentee, harntreibende Tees, Eistee, isotonische Getränke
Milchprodukte Tafel- und Frischkochbutter, Bratbutter (Butterschmalz), Vollrahm ohne Bindemittel, *Käse von fester Konsistenz, Ziegen- und Schafkäse (*ohne Stabilisator)	Camembert, Weiss- und Blauschimmelkäse, Mascarpone, italienischer Ricotta/Topfen	Joghurt, Quark, Kefir, Molke, Sauermilch, Buttermilch, saurer Rahm, quarkähnlicher Frischkäse, Kräuter-, Gewürze-, Nusskäse

Eiweiss

PRAKTISCHER TEIL

	EMPFOHLEN	TOLERIERT	ZU VERMEIDEN
Eiweiss · **Fleisch**	Alle Fleischarten, wenn möglich von Tieren aus Freilandhaltung, Fleisch- und Wurstwaren ohne Pökelstoffe, Nitrat und Phosphat	Fleisch- und Wurstwaren mit industriellen Gewürzen, geräuchertes und getrocknetes Fleisch	Personen mit Beschwerden, Haut- und Figurproblemen sollten industriell gewürzte Fleisch- und Wurstwaren meiden
Fisch	Süsswasser- und Meerfisch, Fischkonserven in Olivenöl oder Salzwasser, geräucherter Fisch, sofern nur mit Salz gewürzt	Fischgerichte mit Zitrone, Mehl, Paniermehl, Wein oder wenig Essig zubereitet	Personen mit Beschwerden sollten industriell gewürzte Fischprodukte meiden
Pflanzl. Eiweisse · **Hülsenfrüchte**	Geschälte Puffbohnen, Erbsen, Linsen, Mungobohnen, Glasnudeln, jeweils als Beilage	Ungeschälte Bohnen und Linsen, sofern sie keine Blähungen verursachen	Grüne Mungobohnen, Sojabohnen, Sojamehl, Sojamilch, Tofu, industriell aufbereitete Sojaprodukte und -saucen
Gemüse	Alle Gemüsesorten, ausgenommen die unter nicht empfohlenen aufgeführten. Sellerie/Lauch als Würzgemüse	Tomaten, Spargeln, Sellerie, Lauch (Porree), Randen (rote Bete), Peperoni, Zwiebeln, Knoblauch	Spinat, Brennnesseln, die grünen Blätter von Mangold (Krautstiel), Lattich, Rhabarber
Kohlenhydrate · **Salate**	Blattsalate nur aus Freiland, Endivien, Chicorée, Chinakohl, Spitzkohl, Kohl, Gemüsesalate nur gekocht	Gurken und Karotten, sofern sie roh vertragen werden, Radieschen, Rettich, Nüsslisalat (Feldsalat)	Spinat-, Brennnessel-, Sauerampfer-, Sauerkleesalat, rohes Sauerkraut
Früchte	Süsse Äpfel, Birnen, Bananen, Melonen, süsse Trauben, Kaki, Sharonfrucht, Pomelo, Mango, Papaya, süsse Ananas, grüne Feigen, Avocados	Kirschen, Pfirsiche, Aprikosen, Zwetschgen, Pflaumen, Erdbeeren, Himbeeren, Brombeeren, süsse Mandarinen und Orangen	Saure Äpfel, Birnen, Orangen, Grapefruits, Zitronen, Kiwi, Heidelbeeren, rote, weisse, schwarze Johannisbeeren, Holunder, Hagebutten, Sanddorn

	EMPFOHLEN	TOLERIERT	ZU VERMEIDEN
Kohlenhydrate		**Trockenfrüchte** Bananen, Datteln, süsse Äpfel, Birnen, ungezuckerte Ananas in kleinen Mengen. Minimal gezuckerte Ananas, Mango, Papaya, ungeschwefelte Aprikosen und Rosinen	Zwetschgen, Pflaumen, Mirabellen, Feigen, geschwefelte Dörrfrüchte (sehr helle Farbe)
	Getreide Brot und alle Getreideprodukte sind für Personen mit Beschwerden und Gewichtsproblemen nicht empfohlen.	Weissbrot, Halbweissbrot (Graubrot), Reis, Teigwaren, Mais, Hirse, wenig Mehl für die Zubereitung von Gerichten	Vollkornbrot, Früchte-, Sesam-, Leinsamen-, Kleiebrot, Knäckebrot, Zwieback, Getreideflocken, Vollreis, Vollkorn- und Sojateigwaren, Griess, Mehlspeisen, Schleimsuppe, Kleie
Besonderes		Nüsse sofern sie vertragen werden. Pilze sofern sie vertragen werden.	

PRAKTISCHER TEIL

Anleitung für die Küche

Massangaben und Produkte-Verzeichnis

100 ml = 1 dl
EL   = Esslöffel
TL   = Teelöffel
ML   = Mokkalöffelchen
Msp.   = Messerspitze
Rahm   = Sahne = Schlagobers

Glasnudeln aus Mungobohnen

Glasnudeln enthalten weder Getreide noch Gewürz und sind deshalb für Allergiker besonders geeignet. Erhältlich sind sie in asiatischen Lebensmittelgeschäften und in Einkaufszentren in der Asien-Abteilung. Die Glasnudeln sind meist in Beuteln zu 100 g abgepackt (für drei bis vier Portionen). Mitunter sind auch Beutel zu 250 g (für acht bis zehn Portionen) oder kleine Päckchen (42 g für eine bis zwei Portionen) im Angebot. Verwenden Sie in der Schaub-Kost keine Soja- oder Reisnudeln.

Die Glasnudeln 5 Min. in kaltem Wasser einweichen, dann das Wasser abgiessen und die Nudeln mit einer Schere zerschneiden (es sind Endlosnudeln). In ½ l Wasser 100 g Glasnudeln, 1 gestr. TL Salz, 30 g Butter oder 2 EL Öl aufkochen und 10 Min. leicht köcheln lassen. Butter oder Öl sind notwendig, sonst kleben die Nudeln zusammen.

Agar-Agar

Agar-Agar ist ein Algenpulver, das sich anstelle von Gelatine zur Herstellung von Pudding und Sülzen eignet.

Würz-Grundlagen

In der kohlenhydrat- und säurearmen Ernährung werden keine industriell aufbereiteten Esswaren und Würzprodukte verwendet. Die darin enthaltenen Zusatzstoffe verursachen immer wieder Probleme im Verdauungsbereich. Würzen Sie mit Salz, Pfeffer und anderen natürlichen Gewürzen sowie mit frischen, getrockneten oder tiefgekühlten Küchenkräutern. Auch die in Tuben oder Gläsern erhältlichen Senfpasten enthalten Zucker, Genusssäure und Konservierungsmittel. Wir verwenden deshalb Senfpulver. Sie können dieses in Streugläschen abfüllen und damit Eier-, Käse- und Fleischspeisen oder Saucen würzen.

Salatsauce
2 – 3 EL Sonnenblumen- oder Olivenöl, 2 – 3 EL Rahm, wenige Tropfen Essig, 1 Prise Salz, Pfeffer, 1 Msp. Senfpulver, weitere Gewürze oder Küchenkräuter nach Wahl (auch getrocknet oder tiefgekühlt).

Rahmwürzcrème
50 – 100 ml Vollrahm (Schlagrahm), 1 Prise Salz, Pfeffer, 1 Msp. Senfpulver, alles zusammen steif schlagen. Weitere mögliche Zutaten: Dill, Estragon, geriebener Meerrettich.

Mayonnaise
2 Eigelb, 1 Prise Salz, Pfeffer, Senfpulver, 1 TL Essig, ¼ l Öl. Eigelb, Salz, Pfeffer, Senfpulver und Essig mischen, dann das Öl im Faden unter ständigem Rühren mit dem Schneebesen oder Mixstab dazu fliessen lassen. Das Eiweiss können Sie steif schlagen und unter die Mayonnaise ziehen, sie wird dadurch leicht und luftig. Die Mayonnaise kann in einem Glas mit Schraubdeckel im Kühlschrank eine Woche aufbewahrt werden.

Grundbrühe für Suppen und Saucen
Eine Grundbrühe kann mit den bekannten Gewürzen zubereitet und nach Belieben mit weiteren Zutaten ergänzt werden. Wenn Sie eine gehaltvolle Brühe haben möchten, kochen Sie darin ein Stück Rindfleisch (Siedfleisch) oder ein Suppenhuhn. Die Kochzeit richtet sich nach den Zutaten. Wenn nur Gewürze und Gemüse (vegetarisch) verwendet werden, genügt eine Garzeit von ½ Std., mit Huhn beträgt sie ¾ Std., mit Fleisch 2 Std. Man kann jeweils ein grösseres Quantum Brühe auf einmal zubereiten und sie in Eiswürfelbeutel oder Konfitürengläschen abgefüllt tiefkühlen; dadurch ist immer welche verfügbar. Auch das Kochwasser von Salzkartoffeln kann als Brühe verwendet werden.

Gewürze für die Brühe
Auf 3 – 4 l Wasser 6 Pfefferkörner, 1 Lorbeerblatt, 1 Gewürznelke, 1 Stück Macis (Muskatblüte), einige Chilikörnchen (Peperoncini), evtl. ein Zweiglein Thymian oder Rosmarin sowie pro Liter Wasser 1 TL Salz. Die Gewürze können in einem Tee-Ei mitgekocht und nachher bequem entfernt werden.

Würzgemüse für die Brühe
Um Blähungen zu vermeiden, werden auf 3 l Wasser nur 2 EL in Würfelchen oder Streifchen geschnittene Gemüse (Sellerie, Lauch/Porree, Liebstöckel, Ingwer, getrocknete Pilze, evtl. ein wenig Peperoni) in die Brühe gegeben. Sie können frische, getrocknete oder tiefgekühlte Gemüse verwenden; diese Zutaten dürfen auch gegessen werden. Wir empfehlen, die gemischten Würzgemüse zum Tiefkühlen locker in eine Plastikdose zu füllen, so dass kleine Mengen davon entnommen werden können.

PRAKTISCHER TEIL

Suppen

Die Grundbrühe kann für Kartoffel-, Glasnudel- oder Einlaufsuppe verwendet werden. Für Einlaufsuppe 1–2 Eier mit 2–3 EL Rahm verquirlen und in die heisse Brühe geben, aber nicht mehr kochen.

Saucen

Mit der Grundbrühe können Sie Saucen zu Fleisch-, Fisch- oder Eiergerichten zubereiten. Für eine gebundene Sauce 1–2 TL in wenig kaltem Wasser aufgelöstes Kartoffelstärkemehl und etwas Rahm in die Brühe geben und kurz aufkochen.

Menügestaltung

Das Frühstück

Die meisten Menschen sind ein süsses Frühstück gewohnt. An Stelle von Konfitüre oder Müsli essen wir süsse Früchte. Diese werden immer geschält, dürfen jedoch nicht gerieben (geraffelt) oder püriert werden. Zum Obst kommen immer Eiweissspeisen hinzu (Käse, Ei, evtl. auch Fleisch). Das Ei kann nach Belieben weich oder hart gekocht sein und wird mit Salz gegessen. Essen Sie das Ei vor dem Obst, es wird dann leichter verdaut. Käse kann zusammen mit Früchten gegessen werden. Wenn Sie mögen, können Sie die Käsescheiben mit Butter belegen. Eine Rösti mit Spiegeleiern oder eine Käseomelette sind besonders für Personen geeignet, die intensiv Sport treiben, Schwerarbeit leisten, untergewichtig sind oder tagsüber wenig Zeit haben, um richtig zu essen.

Getränke

Zum Frühstück empfehlen wir Bohnenkaffee oder Schwarztee. Diese Getränke regen die Produktion der Verdauungssäfte an und stabilisieren den Kreislauf. Sie können nature oder mit Rahm getrunken werden. Milch, Zucker und Süssstoffe sind nicht erlaubt. Für Kinder beachten Sie die Angaben beim Speiseplan für Kinder.

Drei Wochen-Menüplan

Der nachfolgende Menüplan für drei Wochen erlaubt es ihnen, die Schaub-Kost einmal auszuprobieren. Drei Wochen sind keine Ewigkeit und Sie werden staunen, was sich in so kurzer Zeit alles bessern kann. Sie brauchen den Menüplan nicht stur zu befolgen. Sie können die Frühstücksvorschläge untereinander tauschen, die Mittagessen und die Abendessen. Was Sie nicht tauschen sollten, sind Frühstück und Mittagessen beziehungsweise Mittag- und Abendessen. Wir wünschen guten Appetit und gutes Gelingen.

Frühstücks-Vorschläge

F1)   Standard-Frühstück

1 Ei, 30 – 50 g Käse, evtl. mit einer Scheibe Butter belegt. Nach Wahl ½ Apfel, Birne, Kaki oder ein Stück Melone. Dazu können Sie (aber müssen nicht) die Hälfte einer kleinen Banane essen. Das Obst in Schnitze schneiden und mit dem Früchtebesteck (Gabel und Messer) essen.

F2)   Standard-Frühstück mit Rahm

Das Obst in Würfelchen oder Scheibchen schneiden, in ein Schälchen geben und mit flüssigem Rahm oder Rahmschaum übergiessen. Dazu sollte immer eine Eiweissspeise (Käse, Ei) gegessen werden.

F3)   Birnen-Käse-Frühstück

Eine Birne schälen, in Achtel schneiden und auf dem Teller hübsch anrichten. Dazu nehmen Sie verschiedene Käsesorten und Butter. Wenn Sie eine ganze Birne verspeisen, empfehlen wir, keine Banane dazu zu nehmen (zu viel Fruchtzucker). Käse und Butter können Sie essen, bis Sie satt sind.

F4)   Frühstück mit Trauben

Käse nach Wahl, evtl. Butter, dazu 6 – 8 grosse, süsse Traubenbeeren. Die Traubenbeeren aufschneiden, Kerne entfernen und die Beeren auslutschen (Haut und Kerne nicht schlucken). Nehmen Sie zu den Trauben noch ½ Banane.

F5)   Käse-Omelette

2 Eier, 50 ml Rahm, 1 Prise Salz verquirlen. Butter oder Öl in der Bratpfanne erwärmen, die Eiermasse hineingeben und 1 – 2 EL geriebenen Käse darauf streuen. Zugedeckt bei mittlerer Hitze stocken lassen. Zur Omelette kann etwas Obst gegessen, oder es kann auch ohne Käse zubereitet werden. Wenn Sie es süss mögen, können Sie ein wenig Birnendicksaft darüber träufeln.

F6)   Rösti mit 2 Spiegeleiern

Gekochte Kartoffeln mit der Röstiraffel reiben oder in Würfelchen schneiden. In der Bratpfanne Öl oder Bratbutter erwärmen, die Kartoffeln hineingeben und mit Salz überstreuen. Bei mittlerer Hitze unter sorgfältigem Wenden goldbraun braten. Gegen Ende der Bratzeit können noch einige Butterflöckchen oder 1 – 2 EL geriebener oder in Würfelchen geschnittener Käse dazugegeben und mitgebraten werden. Die Rösti kann auch aus rohen Kartoffeln zubereitet werden.

Mittagessen-Vorschläge

Das Mittagessen
Es besteht aus wenigen, aber gehaltvollen Speisen. Der Anteil eiweisshaltiger Produkte (Fleisch, Fisch, Eier, Käse) darf ruhig etwas üppig ausfallen. Wenn Sie Gewicht verlieren möchten, essen Sie nur ca. 60 – 100 g Kartoffeln und wenig Gemüse oder Salat (Kohlenhydrate). Damit Sie sich dennoch über mehrere Stunden gut genährt fühlen, können Sie die Gerichte mit einer Rahmsauce zubereiten, mit geschlagenem Rahm (Rahmwürzcrème) garnieren oder ein Stück Butter dazu essen (keine gekaufte Kräuterbutter).

M1) Gekochtes Rindfleisch, Kartoffeln, Karotten, Rahmwürzcrème (siehe Rezept)
Das Rindfleisch in heisses Wasser geben, aufkochen und abschäumen, die Gewürze und Würzgemüse (vgl. auch Schaub-Kochbuch) der Brühe hinzufügen und knapp am Siedepunkt 2 Std. garen. Die letzte halbe Stunde Kartoffeln und Karotten mitkochen. Essen Sie wenige Karotten, sie enthalten viele Kohlenhydrate.

M2) Schalenkartoffeln, Thunfisch- oder Käsesalat, Bohnen- oder Karottensalat
Die Schalen der Kartoffeln sollten nicht gegessen werden. Der Thunfisch- oder Käsesalat kann mit Salatsauce oder Mayonnaise angemacht und mit einem gekochten Ei garniert werden. Gekochte Bohnen oder Karotten mit Salatsauce oder Rahmwürzcrème zubereiten. Zu Schalenkartoffeln passen auch Käse und Butter oder ein Fleischsalat.

M3) Kalbsragout, Butterkartoffeln, Broccoligemüse
Die Fleischwürfel bei mittlerer Hitze allseitig anbraten, mit Salz und Pfeffer würzen und bei niedriger Hitze zugedeckt garen, wenn erforderlich 2 – 3 EL Grundbrühe oder Kochwasser von Salzkartoffeln dazugeben. Dann das Fleisch aus der Pfanne nehmen. In wenig kaltem Wasser 2 TL Kartoffelstärkemehl auflösen und mit 200 ml Brühe zum Bratensatz geben, gut umrühren und aufkochen. Etwas Rahm hinzufügen und das Fleisch nochmals in der Sauce erwärmen. Butterkartoffeln: Salzkartoffeln mit zerlassener Butter abschmelzen. Broccoli (oder anderes Gemüse) in etwas Brühe garen, kann mit gehacktem Ei garniert werden.

M4) Käse-Omelette (siehe F5)
Dieses ist zusammen mit einem Salat oder mit einem Stück Melone ein vollwertiges Mittagessen.

M5) Poulet (Hähnchen), gebratene Kartoffelwürfelchen, Gurkengemüse

Das Hähnchen mit Salz, Pfeffer und Senfpulver würzen. Es kann in der Bratpfanne angebraten und zugedeckt fertig gegart oder in einem Bratfolienbeutel auf einer feuerfesten Schale im vorgeheizten Backofen gebraten werden (Garzeit ca. 40 Min. bei 200 Grad). Bratkartoffeln aus vorgekochten Schalenkartoffeln. Sie können auch Kartoffelwürfelchen im Salzwasser halb weich garen und dann in der Bratpfanne fertig braten. Gurken sind gekocht bekömmlicher als roh. Die Gurken schälen, in wenig Brühe oder Kochwasser von Salzkartoffeln bei schwacher Hitze weich kochen und mit etwas Rahm abschmecken (Kochzeit 15 Min.).

M6) Hechttranchen gebraten, Dillkartoffeln, Salat nach Wahl

Die Hechttranchen würzen, bei niedriger Hitze beidseitig sanft anbraten und zugedeckt ein wenig durchgaren. Salzkartoffeln mit gehacktem Dill bestreuen und mit zerlassener Butter übergiessen.

M7) Eier an Safransauce, Thymiankartoffeln, Fenchelgemüse

Pro Person 2 Eier 7 Min. im Wasser oder Eierkocher kochen, kalt abschrecken, schälen und warm stellen. 3 gehäufte TL Kartoffelstärkemehl in wenig Wasser auflösen, 250 ml Brühe sowie eine Msp. Safran dazugeben und zusammen aufkochen. Vom Herd nehmen, 50 ml steif geschlagenen Rahm unterrühren und die Sauce über die Eier geben (reicht für 4 bis 6 Eier).
Thymiankartoffeln: Einen Zweig Thymian mitkochen, evtl. Thymianblättchen über die Kartoffeln streuen.
Fenchelgemüse in Streifchen schneiden, in Öl kurz andämpfen, wenig Brühe dazugeben und weichköcheln (1 Fenchelknolle für 4 Personen).

M8) Geschnetzeltes Fleisch an Rahmsauce, Glasnudeln mit Pilzen

Das Fleisch (Kalb, Rind, Lamm, Geflügel) anbraten und bei niedriger Hitze zugedeckt schmoren lassen, evtl. 2 – 3 EL Brühe hinzufügen. Das fertig gegarte Fleisch in einer Schüssel warm stellen, 2 gehäufte TL Kartoffelstärkemehl in wenig Wasser auflösen, zusammen mit 200 ml Brühe und etwas Rahm zum Bratensatz geben, kurz aufkochen und über das Fleisch giessen.

PRAKTISCHER TEIL

Abendessen-Vorschläge

Das Abendessen
Dieses sollte knapp gehalten werden. Damit Sie trotzdem nicht Hunger leiden, wählen Sie sättigende Nahrungsmittel. Kohlenhydrathaltige Produkte (Kartoffeln, Banane) können (aber müssen nicht) in kleinen Mengen dazu gegessen werden. Wenn Sie abends die Kohlenhydrate über einige Zeit ganz meiden, werden Sie mehr Gewicht verlieren. Es mag am Anfang ungewohnt sein, Käse ohne Brot und Fleisch oder Fisch ohne Beilagen zu essen – haben Sie Mut zum Experiment. Getränke: leichten Tee nach Wahl oder Wasser.

A1)   Käse mit Butter oder Mandelpüree (Mandelmus)
Die Käsescheiben mit einer Scheibe Butter belegen oder mit Mandelpüree bestreichen. Dieses Abendessen wird von Schauber(inne)n häufig gewählt, weil es so einfach ist und man mit wenig satt wird.

A2)   Rührei
1 – 2 Eier mit je 3 EL Rahm und einer Prise Salz verquirlen, in der Bratpfanne Butter oder Öl erwärmen, die Eiermasse hineingeben und unter sorgfältigem Wenden bei mittlerer Hitze stocken lassen.

A3)   Käse-Omelette (siehe F 5)
Abends sollten Sie nur die Hälfte der zum Frühstück oder Mittagessen zulässigen Menge essen.

A4)   Glasnudeln mit Spiegelei
Dieses Gericht ist ideal zum Aufbrauchen von Resten. 2 – 3 EL gekochte Glasnudeln aufwärmen oder leicht anbraten, auf einen vorgewärmten Teller geben und mit 1 EL geriebenem Käse bestreuen. Ein Spiegelei braten und draufgeben.

A5)   Thunfisch (siehe M2)
Thunfisch (ca. 80 g) kann nature oder als Salat zubereitet werden. Zum Thunfisch schmeckt ein Stück Banane ausgezeichnet. Nehmen Sie aber nur die Hälfte einer kleinen Banane oder eine Babybanane. Den Thunfischsalat können Sie mit gekochten Eierscheiben, einigen Oliven oder Zwiebelringen garnieren.

A6)   Fischfilet an Rahmsauce
Das Fischfilet (100 – 150 g) mit etwas Kartoffelstärkemehl bestäuben. 1 Ei mit Salz, Pfeffer, Senfpulver und evtl. gehackten, frischen oder getrockneten Küchenkräutern (provençale oder italienische Mischung) in einem flachen Geschirr zerklopfen. Das Fischfilet durch die Eimasse ziehen und in Butter oder Öl bei mittlerer Hitze beidseitig braten. Das Filet auf dem Teller warm stellen, 3 – 4 EL Rahm zum Bratensatz geben, aufkochen, eindicken lassen und über den Fisch geben.

A7)   Fleisch an Rahmsauce

Dazu eignen sich Schnitzel, Kotelett, Entrecôte (Rippenstück), Hohrücken- oder Filetsteak. Für ein Abendessen sollten 80 – 120 g reichen. Bratbutter oder Öl gut erwärmen (nicht stark erhitzen), das Fleisch hineingeben, mit einem Spritzschutzdeckel (Metallsieb oder aus Papier) decken, je nach Dicke des Stücks 3 – 5 Minuten braten, wenden und erst jetzt mit Salz, Pfeffer, Senfpulver und allenfalls weiteren Gewürzen nach Wahl würzen. Nochmals kurz braten, auf den Teller geben und warm stellen (Rahmsauce siehe oben unter Fischfilet).

A8)   Fleischwaren

Jede Art von selbst gewürzten Fleischgerichten ist erlaubt. Bei der Schaub-Kost liegt das Problem von gekauften Fleischwaren in den industriellen Gewürzen. Wenn Sie gerne kaltes Fleisch essen, können Sie Reste von selbst zubereitetem Braten oder gekochtem Rindfleisch aufschneiden. Mit Rindfleisch lässt sich auch ein vorzüglicher Fleischsalat, mit Hähnchenresten oder einem Suppenhuhn ein Geflügelsalat zubereiten. Zu kaltem Fleisch können Sie abends eine halbe Avocado mit Rahmwürzcrème oder wenig Kartoffelsalat servieren. Gekochtes oder gebratenes Fleisch kann in Portionen tiefgekühlt werden.

Zwischenverpflegungs-Vorschläge

Die Zwischenverpflegung
Eine Zwischenverpflegung ist für insulinpflichtige Diabetiker unumgänglich und sinnvoll bei Untergewicht, Neigung zu Unterzuckerung oder bei langen Zeitabständen zwischen den Mahlzeiten. Welche Produkte Sie wählen, hängt von Ihren Verpflegungsmöglichkeiten ab. Einige der nachfolgenden Vorschläge können Sie nur zu Hause umsetzen, ausser Haus müssen Sie sich nach den Gegebenheiten richten. Wenn am Arbeitsplatz ein Kühlschrank verfügbar ist, können verderbliche Esswaren dort aufbewahrt werden. Unterwegs im Auto können Sie eine Kühltasche mit Kühlelementen im Kofferraum mitführen. In guten Haushaltgeschäften sind auch kleine Kühlbeutel mit passenden Kühlelementen erhältlich.

Z1)   Käse-Sandwich
Zwei Scheiben Käse mit Butter dazwischen. Wenn Sie das Käsehäppchen ein bisschen süss mögen, legen Sie ein Streifchen Dattel oder 3 – 4 Rosinen auf die Butter.

Z2)   Rahmschaum mit Käse
Geriebenen Käse (1 – 2 EL) mit Rahmschaum vermischen.

Z3)   Rahmschaum mit Banane
Die Hälfte einer kleinen Banane oder eine Babybanane in Scheibchen schneiden und mit Rahmschaum vermischen.

Z4)   Gekochtes Ei oder Eiersalat
Für die Verpflegung ausser Haus sollten die Eier ca. 7 Min. gekocht sein, damit das Eigelb nicht mehr zerfliesst. Wenn der Eiersalat über Mittag gegessen wird, können Sie ein wenig frischen Salat darunter mischen. Eier immer mit Salz essen.

Z5)   Hacksteak
Bereiten Sie mehrere Hacksteaks auf einmal zu, sie können tiefgekühlt werden und eignen sich für eine warme oder kalte Mahlzeit zu Hause wie unterwegs. Zutaten: 500 g Hackfleisch, 1 Ei, 1 EL Kartoffelstärkemehl, Salz, Pfeffer, Senfpulver, weitere Gewürze oder gehackte Küchenkräuter nach Wahl. Alle Zutaten vermengen, mit der Küchenmaschine oder von Hand verkneten, Steaks formen und bei mittlerer Hitze beidseitig anbraten. Dann die Hitze reduzieren und die Steaks zugedeckt ca. 25 Min. schmoren lassen. Mit dem Bratensatz können Sie eine Sauce zubereiten.

Z6) Agar-Agar-Pudding

Zutaten: 100 ml Wasser, 1 gehäufter TL Agar-Agar-Pulver, 150 ml Rahm, 2 Eier, 2 TL Birnendicksaft oder 1 gehäufter EL Bananenflocken,1 Prise Salz, evtl. 1 TL ungezuckertes Kakaopulver. Das Agar-Agar und evtl. Kakaopulver in der Pfanne im kalten Wasser auflösen, 100 ml Rahm, Salz, Birnendicksaft oder Bananenflocken hinzufügen und unter ständigem Umrühren aufkochen. Die Eier mit den restlichen 50 ml Rahm in einem weiten Krug verquirlen und die kochende Crème unter ständigem Schlagen dazugiessen. Die noch flüssige Masse in Gläser oder Puddingförmchen füllen und stocken lassen. Der Pudding kann im Kühlschrank 2 Tage aufbewahrt und in gut schliessenden Gefässen auch mitgenommen werden.

Produkte-Unverträglichkeiten

Manche vertragen die einen oder anderen Lebensmittel oder Gewürze nicht gut oder gar nicht, mitunter auch solche, die in unserem Ernährungskonzept empfohlen sind. Meist wissen die Betroffenen, was ihnen nicht bekommt, sie sollten diese Produkte zu Beginn der Kostumstellung meiden. Es ist jedoch möglich, dass eine Lebensmittelallergie oder Unverträglichkeitsreaktion durch die Regeneration der Verdauungsorgane mit der Zeit verschwindet. Zu beachten sind auch die Kombination der Speisen und deren Zubereitungsart. Wer glaubt, Käse sei schwer verdaulich, muss bedenken, dass vielleicht das dazu verzehrte Brot die Beschwerden verursacht. Manchmal bleibt eine Empfindlichkeit oder eine Abneigung gegenüber bestimmten Produkten bestehen. Diese Nahrungsmittel können gegen andere derselben Kategorie ausgetauscht werden, beispielsweise Eier gegen Käse oder Fleisch. Der Speiseplan wird dann zwar monotoner, aber damit lebt es sich immer noch besser als mit Beschwerden.

Medikamente und Präparate

Bei gesundheitlichen Schwierigkeiten ist der Zusammensetzung von Medikamenten und auch so genannten Naturheilmitteln besondere Beachtung zu schenken.

Viele dieser Produkte enthalten Zucker, Milchzucker, Zuckerersatzstoffe oder Hefe als Trägersubstanz oder Überzug, und diese können den Heilungsvorgang behindern. Einige Zuckerarten werden mit Fachausdrücken bezeichnet, wodurch sie für manche Verbraucher nicht mehr erkennbar sind, zum Beispiel: Fruktose = Fruchtzucker, Dextrose = Traubenzucker, Laktose = Milchzucker. Milchzucker wird in Reformkostgeschäften zur Regulierung der Darmflora und Darmtätigkeit empfohlen. Er kann jedoch von Erwachsenen gar nicht mehr verdaut werden und verursacht mehr als alle anderen Zuckerarten eine starke Darmgärung und damit eine Übersäuerung des Organismus. Der Organismus stellt ab dem dritten bis vierten Lebensjahr die Produktion des Enzyms Lactase für die Verdauung von Milchzucker ein. Homöopathische und biochemische Medikamente sowie Mineralstoff- und Kalkpräparate in Form von Tabletten, Kügelchen oder Pulver enthalten vielfach Milchzucker als Trägersubstanz. Aus diesem Grund sollten Naturheilmittel wenn immer möglich – wenn überhaupt – in Tropfenform eingenommen werden. Oft sind solche Mittel bei einer verdauungsgerechten Ernährung gar nicht mehr erforderlich.

PRAKTISCHER TEIL

Vitamine, Aufbau- und Stärkungsmittel

Problematisch sind Vitamin-, Aufbau- und Basenpräparate, Nahrungsergän-
zungsmittel, Kräuterextrakte, Diabetiker-, Diät- und Light-Produkte, Stärkungs-
mittel, Elixiere, zuckerlose Erfrischungs- und Hustenbonbons und Kaugummi.
Viele sind mit Zucker, Honig, Sorbit, Mannit, Xylit und vielen anderen Zusätzen
aufbereitet, und diese Stoffe können Blähungen, Durchfall und Allergien hervorrufen. Auch Hefe und Milchsäure gelten derzeit als gesundheitsfördernd und
werden manchen Produkten zugegeben, die gegen Mangelzustände empfohlen werden. Den Verbrauchern ist es kaum möglich, die Wirkung und allfällige
Nebenwirkungen solcher Präparate zu überprüfen, besonders wenn mehrere
Erzeugnisse gleichzeitig eingenommen werden. Aus diesem Grund empfehlen
wir, nur wirklich notwendige Medikamente einzunehmen.

Die Verdauungsorgane und ihre Pflege

Reinigung

Überlastete Verdauungsorgane reagieren genau wie übermüdete Menschen: Sie sind teilweise verkrampft und zum Teil erschlafft. Dadurch sind die normalen Funktionen und somit auch die Ausscheidung und die natürliche Selbstreinigung beeinträchtigt. Kotrückstände und Schlackenstoffe lagern sich in den Gedärmen ab und bilden den Nährboden für zahlreiche Beschwerden und Krankheiten sowie für Hautunreinheiten, schlechten Mundgeruch und übel riechende Transpiration.

Will man den Gesundheitszustand verbessern, dann müssen diese Unratdepots ausgeräumt werden. Man sollte jedoch die Eingeweide nicht mit Schleimhaut reizenden Abführmitteln, Abführtees oder den Stuhlgang fördernden Produkten wie sauren Speisen oder Saftgetränken, Pflaumen, Feigen, Früchtewürfeln, Vollkornprodukten, Leinsamen, Kleie und so weiter anregen, denn solche Prozeduren schädigen den Darm durch die Einwirkung von Säuren, durch die mechanische Reizung der Schleimhäute mit groben, harten Bestandteilen oder mit Kernchen und Körnchen noch mehr. Am schonendsten lässt sich die Reinigung mit einer Bitterwasserkur durchführen, wie sie in diesem Buch beschrieben ist.

Das Wurzelsystem des Menschen

Der Verdauungsapparat ist das Wurzelsystem des Menschen – der Inhalt der Verdauungswege ist das Erdreich des Organismus. Im oberen Teil des Verdauungstraktes (Mund, Magen, Dünndarm) wird die Nahrung von den Verdauungssäften zerlegt und in eine für den Organismus verwertbare Form umgebaut. Dieser Speisebrei bildet den Nährboden für alle Organe, Gewebe und Säfte. Aus ihm werden die Körperzellen aufgebaut und erneuert. Aus ihm bezieht der Körper seine Energie und die Betriebsstoffe sowie die Grundstoffe für die Produktion von Verdauungsfermenten und Hormonen. Im unteren Teil des Verdauungskanals (Dickdarm) sammeln sich die unverdaulichen Nahrungsbestandteile zur Ausscheidung.

Voraussetzung für einen optimalen Gesundheitszustand sind gesunde, leistungsfähige Verdauungsorgane. Der Mensch kann nur gesund bleiben oder werden, wenn er seinem Körper die richtigen Speisen und Getränke zuführt und diese auch ordnungsgemäss verdaut werden. Deshalb sollten die Nahrungsaufnahme und die Speisekombination auf das Leistungsvermögen des Verdauungsapparates abgestimmt sein.

Lässt das Befinden oder Aussehen zu wünschen übrig, dann deshalb, weil der Verdauungsapparat und sein Inhalt nicht in Ordnung sind. Um eine Verbesserung zu erreichen, empfiehlt sich neben einer verdauungsgerechten Ernährung zu Beginn auch eine Reinigung der Verdauungswege. Besonders am Anfang der Kostumstellung ist dies hilfreich und wird von vielen als Wohltat empfunden.

Die Reinigung der Verdauungswege

Zu diesem Zweck trinkt man beim Aufstehen ein grosses Glas Wasser (nach Belieben temperiert). Wenn das Trinkwasser wenig geniessbar ist, kann man kohlensäurefreies Mineralwasser nehmen. Bei der Wahl des Mineralwassers empfehlen wir, die verschiedenen Sorten selber auszuprobieren. Man wählt jenes, das einem geschmacklich zusagt und mit dem man sich auch wirklich wohl fühlt. Mineralwässer mit einem niedrigen Mineraliengehalt sind zu bevorzugen.

Die Bitterwasser-Trinkkur

Bei Stuhlgangschwierigkeiten kommt die Bitterwasser-Trinkkur zur Anwendung. Angezeigt ist sie bei Verstopfung, bei Durchfall, wenn der Stuhl den Darm ungeformt verlässt, wenn häufig Blähungen auftreten und übelriechende Winde abgehen, sowie wenn öfters Stuhldrang, Juckreiz oder ein brennendes Gefühl am Darmausgang wahrgenommen wird.

Durch die Umstellung auf die kohlenhydrat- und säurearme Ernährung kann mitunter am Anfang Verstopfung auftreten, denn diese Kost enthält nur wenig Ballaststoffe. Auch sind die Nahrungsmittel so ausgewählt und die Mahlzeiten so zusammengestellt, dass keine saure Darmgärung entsteht. Die Ernährungswissenschaft hält zwar Speisen und Getränke, die auf den Stuhlgang anregend wirken, für gesundheitlich wertvoll, in Wirklichkeit aber können sie den Darm schädigen. Ballaststoffreiche Nahrung (Roh- und Vollwertkost) ist schwer verdaulich, und die groben, harten, kantigen Bestandteile von Kernchen, Körnchen, Schalen, Splittern, Fasern, Kleie und so weiter können die empfindlichen Schleimhäute der Verdauungswege reizen. Grössere Mengen Obst, saure Früchte, Beeren, Obst- und Gemüsesäfte, Sauermilchprodukte, Kompotte und mit Zucker (auch Rohzucker), Honig, Obstkonzentrat oder anderen Süssstoffen aufbereitete Speisen und Getränke verursachen Gärungszustände. Der Darm bemüht sich, diesen für ihn unangenehmen und schädlichen Inhalt möglichst rasch wieder auszuscheiden. Dadurch kann es zu mehreren (meist ungeformten) Darmentleerungen am Tag kommen. Dies wird als positiv gewertet, denn kaum jemand ahnt, dass der Körper mit solchen scheinbar harmlosen stuhlgangfördernden Produkten übersäuert wird.

Um eine wirkliche Verbesserung des Gesamtbefindens zu erreichen, sollte der Verdauungsapparat schonend gesäubert werden. Aggressiv wirkende, die Darmschleimhaut reizende Nahrungs- oder Abführmittel sind zu meiden. Der Verdauungsspezialist Dr. med. Franz Xaver Mayr gab seinen Patienten jeweils in Wasser aufgelöstes Bittersalz. Es findet von alters her Verwendung bei der

Darmreinigung und hat sich bestens bewährt. An den etwas herb bitteren Geschmack kann man sich gewöhnen. Es soll auch nur vorübergehend oder in Ausnahmefällen angewendet werden.

Wer die Bittersalzkur nicht unter Aufsicht durchführt, nimmt das Bitterwasser jeden zweiten Tag am Morgen gleich nach dem Aufstehen, mindestens eine halbe Stunde vor dem Frühstück. Bei hartnäckiger Verstopfung kann man es während drei bis vier Wochen täglich einnehmen. Dazu einen Teelöffel Bittersalz in wenig heissem Wasser auflösen, 2 dl kaltes Wasser dazugeben und rasch trinken. Die angegebene Wassermenge sollte eingehalten werden, vom Salz kann man je nach Stuhlgangschwierigkeiten einen Teelöffel mehr oder weniger gehäuft nehmen. Kleinere Kinder weigern sich, das nicht sehr gut schmeckende Bitterwasser zu trinken. Sollten sie unter Verstopfung leiden, genügt es, wenn sie morgens nach dem Aufstehen und circa zehn Minuten vor den Hauptmahlzeiten gewöhnliches Wasser trinken. Bei hartnäckiger Verstopfung kann ein Einlauf vorgenommen werden.
Nach Einnahme des Bitterwassers erfolgt die Entleerung normalerweise kurz nach der nächsten Mahlzeit. Danach ist die Angelegenheit meist erledigt, weitere Ausscheidungen über den Tag kommen selten vor. Es ist jedoch wichtig, dass nach dem Essen genügend Zeit für den Aufenthalt am stillen Örtchen bleibt. Wird das Entleerungsbedürfnis unterdrückt, dann funktioniert es den ganzen Tag nicht mehr und man fühlt sich nicht wohl. Wenn am Morgen nach dem Frühstück zu wenig Zeit ist, kann man das Bitterwasser allenfalls eine halbe Stunde vor dem Abendessen einnehmen. Der Magen muss jedoch leer sein, zuvor darf während mindestens 4 Stunden nichts gegessen werden. Getränke können Sie zu sich nehmen. Der zeitliche Abstand zwischen den Mahlzeiten ist über Nacht länger, deshalb ist die Anwendung am Morgen nach Möglichkeit vorzuziehen. Am Anfang der Bitterwasserkur nehmen die Darmentleerungen bisweilen eine dünne bis wässerige Form an und riechen mitunter sehr unangenehm, denn oft werden auch alte Kotrückstände ausgeschwemmt.

Sehr zu empfehlen ist während der Kur die Anwendung der Bauchkompresse. Untergewichtige und geschwächte Menschen sollten die Bitterwasserkur unter Kontrolle durchführen. Durch Unkenntnis oder Unachtsamkeit können nämlich Kost- und Verhaltensfehler vorkommen, die zu einem weiteren Gewichtsverlust führen, ohne dass sich der Zustand der Verdauungsorgane verbessert. Gerade das darf nicht sein, denn der ganze Organismus kann nicht gesunden, wenn die Wurzeln krank bleiben. In solchen Fällen kann man sich an uns wenden.

Die ideale Entschlackungskur
Die Bitterwasserkur ist – zusammen mit der kohlenhydrat- und säurearmen Ernährung – ein vorzügliches Mittel für die allgemeine Entschlackung und zur Verbesserung des Befindens und Aussehens. Zu diesem Zweck führt man die

Kur während zwei bis vier Monaten wie vorgängig beschrieben durch. Der Tagesrhythmus sollte dabei dem Erfolg zuliebe nach Möglichkeit durch kleine Ruhe- und Erholungspausen und Aufenthalt an der frischen Luft unterbrochen werden. Übermüdung ist tunlichst zu vermeiden.

Für die Entschlackungskur wird das Bitterwasser während vier bis sechs Wochen morgens nüchtern (evtl. vor dem Abendessen, siehe oben) getrunken, bei Verstopfung am Anfang täglich. Wenn sich allfällige Unpässlichkeiten weitgehend gegeben haben und das Allgemeinbefinden sich zufrieden stellend gebessert hat, baut man die Trinkkur schrittweise ab. Man nimmt das Bitterwasser dann etwa drei bis sechs Wochen lang zweimal, später noch einmal pro Woche – an den übrigen Tagen das übliche Glas Wasser. Bei richtiger Verhaltensweise normalisiert sich die Darmtätigkeit durch die Kur meist so weit, dass das Bitterwasser in der Folge nicht mehr erforderlich ist. Das morgendliche Wassertrinken ist weiterhin ratsam. Um den erreichten Zustand und das Wohlbefinden zu erhalten, muss die kohlenhydrat- und säurearme Kost beibehalten werden.

Massnahmen bei hartnäckiger Verstopfung

Viele Menschen leiden unter starker Verstopfung. Ein Grund dafür ist der Konsum von Kleisternahrung in Form von Zucker, Süsswaren und Weissmehlprodukten. Auch industrielle Gewürzmischungen und damit gewürzte Produkte (Fleischwaren usw.) können Stuhlgangprobleme verursachen. Medikamente wie Eisenpräparate, Schmerz-, Beruhigungs- und Schlafmittel sowie Psychopharmaka sind ein weiterer Grund für massive Verstopfung. In solchen Fällen reicht das Bitterwasser mitunter nicht aus, um die Darmtätigkeit zu regulieren. Da ist der Einlauf eine weitere mögliche Hilfsmassnahme.

Der Einlauf

Mit einem Einlauf wird der circa eineinhalb Meter lange Dickdarm – oder zumindest ein Teil davon – gereinigt. Man kann ihn jederzeit, also vor oder nach einer Mahlzeit anwenden. Die Handhabung ist einfach, Erwachsene können ihn ohne fremde Hilfe sitzend auf dem WC vornehmen. Bei Kindern und geschwächten Patienten kann er liegend appliziert werden. (Eine genaue Beschreibung für den Hausgebrauch wie auch das erforderliche Gerät ist im Schaub Institut erhältlich.)

Bittersalz und Einlauf im Krankheitsfall

Bittersatz gehört in jede Haus- und Reiseapotheke, auch ohne Einlaufgerät sollte man nicht auf Reisen gehen. Die meisten gesundheitlichen Störungen, kleine Unpässlichkeiten des Alltags (Kopfschmerzen usw.) und fieberhafte Erkrankungen können nur bei einem schlechten Darm-Milieu entstehen. Eine akute Verschlechterung von Krankheitszuständen im ganzen Körper (Schmerz-schübe usw.) wird meist durch Zersetzungsvorgänge in den Verdauungswegen ausgelöst oder zumindest verschlimmert.

Schlusswort von Stefan Schaub, Autor

Nun wissen Sie alles,was Sie brauchen um Gesund zu werden und um Krankheit zu vermeiden. Ihre Art zu Leben hat sie an den Punkt gebracht, dass Sie heute dieses Buch lesen. Es ist an der Zeit etwas zu ändern und zwar grundsätzlich. Heute ist der erste Tag für den Rest Ihres Lebens und Sie haben es in der Hand zu bestimmen, wie dieses verlaufen wird. Ich wünsche Ihnen von ganzem Herzen, alles Gute dabei und vielleicht sehen wir uns eines schönen Tages in Bad Ragaz.

Register

Beruflicher Werdegang und wichtigste Stationen des Autors

Stefan Schaub, geb. 1965

Ausbildung
Absolvent der Deutschen Paracelsus-Schulen für Naturheilverfahren,
F. Bartl, HP Ingo Wunderlich, HP Rudolf Schnürch, D-München
Ausbildung in Akupunkt-Massage nach Penzel, HP Günther Köhls,
HP Johannes Müller, KG Michael Urhan, Penzel-Institut, D-Heyen
Atem-, Stimm- und Sprechschulung
Prof. Dr. Horst Coblenzer, Wien
Absolvent der NVS-Schule für Naturärzte (Naturärzte-Vereinigung der Schweiz),
Dr. Peter Codoni, HP Peter Schwarz
Kantonale Approbation zum Naturheilpraktiker, Gesundheitsdepartement des
Kantons St. Gallen, Schweiz, Kantonsarzt Dr. Felix Jungi

Lehrtätigkeit
- Fachlicher Leiter Anatomie und Dozent für Naturheilkunde an der NVS-Schule AG für Naturärzte, Naturärzte-Vereinigung der Schweiz
- Lehrbeauftragter für Anatomie am Institut für Kinesiologie, Zürich
- Lehrbeauftragter für Anatomie am Forum für Traditionelle Chinesische Medizin
- Lehrbeauftragter für Hygiene an der Fachschule Bio-Medica für Manuelle Therapien und TCM, Zürich
- Lehrbeauftragter für Humoralpathologie an der Paramed, Höhere Fachschule für Naturheilverfahren
- Lehrbeauftragter für Aschner-Methoden ZVMN, Zentralverband der Masseure und Naturmedizinischen Therapeuten
- Lehrbeauftragter für Ausleitverfahren an der Schule für klassische Naturheilkunde Zürich
- Ausbildungs-Assistent an den Lehrgängen für Akupunkt-Massage nach Penzel
- Schulleiter und Dozent an der Fachschule für Naturheilpraktiker(inn)en FNH AG
- Leiter des Biomedizinischen Forschungsprojektes Dermatophagos der FNH AG in Bad Ragaz. Kantonale Ethikkommission des Kantonsspitals St. Gallen, Dr. G. Kraienbühl
- Fachleiter Naturheilkunde, Zentrum Bodyfeet, Fachschule für Naturheilkunde und Manuelle Therapie
- Fachleiter Traditionelle Europäische Naturheilkunde an der Paramed in Baar
- Seit 1990 Praxistätigkeit im Schaub Institut

Berufliche Ausbildung und Tätigkeit von Paul und Milly Schaub

Autoren der ursprünglichen Fassung des Buches
«Fundamente des Gesundbleibens»

Paul Richard Schaub, 1913 – 2000

Ausbildung
Staatl. dipl. Physiotherapeut – Heilgymnast – Masseur
Staatl. dipl. Krankenpfleger (Diplome der Kantone Basel Stadt und Zürich)

Tätigkeit
5 Jahre Kantonsspital Zürich:
Universitätsinstitut für physikalische Therapie (Rheuma-Klinik), Prof. Dr. med.
Veraguth und Prof. Dr. med. van Neergaard
Medizinische Universitätsklinik, Prof. Dr. med. Löffler

5 Jahre div. Institutionen:
Inselspital Bern, urologische Abteilung, Prof. Dr. med. Wildbolz
Bürgerspital Basel, medizinische Universitätsklinik, Prof. Dr. med. Staehelin
Bethesda-Spital Basel, chirurgische Abteilung
Salem-Spital Bern, chirurgische Abteilung (und Autopsien), Prof. Dr. med. Matti
Krankenpfleger und Physiotherapeut in der Krankenanstalt Nidelbad, Rüschlikon, Dr. med. H. Hoppeler; praktischer Ausbildungsleiter der örtlichen Krankenpflege-Schule
20 Jahre Inhaber und Leiter eines Heimes für Chronischkranke und Rekonvaleszenten, angeschlossen an ein Institut für physikalische Therapie (Sauna-Anlagen – Gymnastiksaal – Bäder – Bestrahlungen, Solarium), Sternenstrasse 22, Zürich
Besuch von zahlreichen Lehrgängen und Symposien auch im Ausland auf dem Gebiet der Ernährungswissenschaft, der vegetativen Atemtherapie, der Bewegungslehre und Gymnastik
Praktische Mitarbeit in Kuranstalten bei Kuren nach Dr. med. F. X. Mayr unter Leitung eines erfahrenen Mayr-Kurarztes. Durchführung von Kuren nach Rickli und Kneipp sowie Fango- und Badekuren

Milly Schaub, 1926 – 2004

Ausbildung
Staatl. dipl. Physiotherapeutin (Diplom des Kantons Bern)
Staatl. dipl. Fusspflegerin (Diplome der Kantone Zürich und Bern)
Hausmutterschule Möschberg: Bäuerinnenschule mit Ernährungslehre nach
Bircher-Benner, Säuglingspflege, biologischem Gartenbau und Tierhaltung
Kneipp-Therapie, Oberweid, St. Gallen
Vegetative Atemtherapie, Dr. med. V. Glaser, D-Freudenstadt
Atem-Lösungsschule, Frau A. Schaarschuch, Krankengymnastin, Deutschland
Atem-, Stimm- und Sprechbildung, Prof. Dr. Horst Coblenzer, Wien
Lehrgang für das Gastgewerbe, Wirtefachschule Belvoir, Zürich
Praktische Mitarbeit bei Kuren nach Dr. med. F. X. Mayr

Tätigkeit
Kuranstalt Acquarossa (Fango- und Thermalbad)
Kuranstalt Schloss Steinegg (Schweiz. Verein für Volksgesundheit)
30 Jahre im eigenen Betrieb: Institut für physikalische Therapie und
Gesundheitsgymnastik
Während zehn Jahren Mitarbeit im angeschlossenen Heim für chronisch
Kranke

Literatur-Verzeichnis

Dr. med. F. X. Mayr

Lit. 1: Fundamente zur Diagnostik der Verdauungskrankheiten, erschienen 1921

Lit. 2: Die verhängnisvollste Frage: «Wann ist unser Verdauungsapparat in Ordnung?»

Lit. 3: Darmträgheit, Verlag Neues Leben, Thuringerberg

Lit. 4: Schönheit und Verdauung, Verlag Neues Leben, Thuringerberg

Dr. med. K. Schmiedecker

Lit. 5: Zeichen der Gesundheit, Verlag Neues Leben, Thuringerberg

Dr. med. Erich Rauch

Lit. 6: Die Darmreinigung nach Dr. med. F. X. Mayr, Karl F. Haug Verlag, Heidelberg

Lit. 7: Lehrbuch der Diagnostik und Therapie nach F. X. Mayr, Karl F. Haug-Verlag, Heidelberg

Dr. med. et Dr. phil. nat. Friedrich Sander, Frankfurt am Main

Lit. 8: Der Säure Basen – Haushalt des menschlichen Organismus

Lit. 9: Die Darmflora in der Physiologie, Pathologie und Therapie des Menschen Beide Hippokrates Verlag Marquardt & Cie., Stuttgart (vergriffen)

Dr. med. Wolfgang Lutz

Lit. 10: Leben ohne Brot, Selectra Verlag, Dr. Ildar Idris, Planegg vor München

Lit. 11: Die Lutz-Diät, Ariston-Verlag, Genf

Lit. 12: Cholesterin und tierische Fette, eine Neubewertung, SMV Edition Materia Medica, München

F. Koch, Chemiker

Lit. 13: Gesellschaft für bessere Gesundheit

Lit. 14: Saure Nahrung macht krank, Frech-Verlag, Stuttgart

Dr. med. Karl Rumler, Gmunden/Oberösterreich

Lit. 15 Das Vitamin C und der Zitronenwahn, Sonderdruck aus «Waerland Monatshefte», Nr. 2/1962

Prof. Dr. med. John Yudkin

Lit. 16: Süss aber gefährlich: Der Zucker-Report, Verlag Hoffmann und Campe

H. Leigthon Steward, Dr. Bethaea C. Morrison, Dr. Andrews S. Sam, Dr. Luis A. Blart

Lit. 17: Zucker-Knacker, Wilhelm Goldmann Verlag, München

Dr. C. P. Ehrensperger, Chemiker

Lit. 17: Krebskrank? Nein danke – ohne mich, Institut für Kreative Forschung IKF, Schafisheim

Dr. sc. nat. ETH Guido P. Jutz, Dr. med. Jean-Jacques Weidmann

Lit. 18: Der Säuren-Basen-Haushalt, Vita Reform-Verlag, Dulliken

Dr. Michael Worlitschek

Lit. 19: Praxis des Säuren-Basen-Haushaltes, Karl F. Haug-Verlag, Heidelberg
Prof. K. Pirlet
Lit. 20: Zur Problematik der Vollwerternährung, «Erfahrungsheilkunde»,
5/1992 (P. 345)
Lit. 21: Die Lehre von der Heilkraft der Natur, «Erfahrungsheilkunde», 11/1996
(P. 853)
Markus Schneider
Lit. 22: Ein Volk von IV-Rentnern, «Die Weltwoche», Nr. 17/03
Lit. 23: Lexikon der populären Ernährungsirrtümer, Eichborn-Verlag, Frankfurt
am Main Udo Pollmer, Andrea Fock, Ulrike Gonder, Karin Haug
Lit. 24: Prost Mahlzeit – Krank durch gesunde Ernährung, Verlag Kiepenheuer
& Witsch, Köln
Prof. Dr. med. Walter Hartenbach
Lit. 25: Die Cholesterin-Lüge, das Märchen vom bösen Cholesterin, Herbig
Verlagsbuchhandlung, München
Prof. Dr. I. Elmadfa, dipl. oec. troph. D. Fritzsche, Prof. Dr. H. – D. Cremer
Lit. 26: Die grosse Vitamin- und Mineralstoff-Tabelle, Gräfe und Unzer Verlag,
München
Jörg Blech
Lit. 27: Die Krankheitserfinder, wie wir zu Patienten gemacht werden.
2003, Fischer-Verlag Frankfurt/M.
Lit. 28: Lehrbuch der Diagnostik und Therapie nach Dr. F. X. Mayr, Seite 84,
Haug Verlag, Stuttgart, 1994

Studien
Studie 1: LRC – CPPT/Lipid Research Clinics Cardiovascular Primary
Prevention Trial
Studie 2: Helsinki Heart Study

Literatur zum Beitrag von Udo Pollmer, Seite 85f.
Kleiber M, Gütte JO: Der Energiehaushalt von Mensch und Haustier. Parey,
Hamburg 1967
Stanier MW et al: Energy Balance and Temperature Regulation. Cambridge
University Press, Cambridge 1984
McNeill Alexander R: Energy for Animal Life. Oxford University Press, Oxford
1999
Blumberg MS: Body Heat. Harvard University Press, Cambridge 2002
Hirschenhauser K et al: Monthly patterns of testosterone and behavior in pro-
spective fathers. Hormones and Behavior 2002; 42: 172–181
Gray, PB et al: Mariage and fatherhood are associated with lower testosterone
in males. Evolution and Human Behavior 2002; 23: 193–201
Pollmer U: Esst endlich normal! München, Piper 2005

Statistisches Bundesamt: Leben und Arbeiten in Deutschland. Ergebnisse des Mikrozensus 2003. Wiesbaden 2004

Bogaert V et al: Heritability of blood concentrations of sex-steroids in relation to body composition in young adult male siblings. Clinical Endocrinology 2008; 69: 129–135

Lynn Rosenberg et al: A prospective study of the effect of childbearing on weight gain in African-American women. Obesity Research 2003; 11: 1526–1535

Sowers MF et al: Changes in body composition in women over six years at midlife: ovarian and chronological aging. Journal of Clinical Endocrinology and Metabolism 2007; 92: 895–901

Björntorp P, Rosmond R: Obesity and cortisol. Nutrition 2000; 16: 924–936

Wang M: The role of glucocorticoid action in the pathophysiology of the metabolic syndrome. Nutrition & Metabolism 2005; 2: e3

Buwalda B: Behavioral and physiological responses to stress are affected by high-fat feeding in male rats. Physiology and Behavior 2001; 73: 371–377

Epel ES et al: Stress and body shape: stress-induced cortisol secretion Is consistently greater among women with central fat. Psychosomatic Medicine 2000; 62: 623–632

Rosmond R: Stress-Related Cortisol Secretion in Men: Relationships with Abdominal Obesity and Endocrine, Metabolic and Hemodynamic Abnormalities. Journal of Clinical Endocrinology and Metabolism 1998; 83: 1853–1859

Valsamakis G et al: 11ss-Hydroxysteroid Dehydrogenase Type 1 Activity in Lean and Obese Males with Type 2 Diabetes Mellitus. Journal of Clinical Endocrinology and Metabolism 2004; 89: 4755–4761

McVeigh K et al: Serious psychological distress among persons with diabetes – New York City, 2003. MMWR 2004; 53:1089–1092

Atanasov G et al: Coffee inhibits the reactivation of glucocorticoids by 11ss-hydroxysteroid dehydrogenase type 1: A glucocorticoid connection in the antidiabetic action of coffee? FEBS Letters 2006; 580: 4081–4085

McLean JA et al: Cognitive dietary restraint is associated with higher urinary cortisol excretion in healthy premenopausal women. Americna Journal of Clinical Nutrition 2001; 73: 7–12

Pecoraro N et al: Chronic stress promotes palatable feeding, which reduces signs of stress: feedforward and feedback effects of chronic stress. Endocrinology 2004; 145: 3754–3762

Ergänzende Literatur

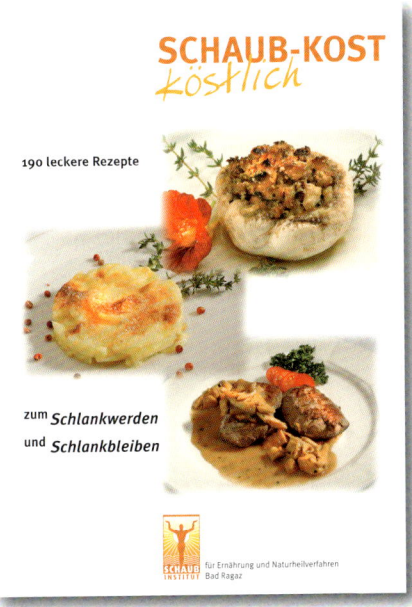

«Schaub-Kost köstlich»

Preis CHF 49.– / EUR 35.–
(+ Versand) bestellen bei
bestellung@schaub-institut.ch
oder unter Tel. +41 (0)81 302 60 40

Nach unseren Vorstellungen gesund und figurbewusst zu essen, ist nicht gleichbedeutend mit dem Abschied von der Lebensfreude. Ganz im Gegenteil: Sie können sich, Ihre Familie, Ihre Freunde und Bekannten mit neuen Kreationen überraschen und verwöhnen. Sie kochen sie sozusagen gesund und zu einer guten Figur. Glauben Sie uns, bei diesen Rezepten merkt niemand, dass er «Diätküche» vorgesetzt bekommt.

Geniessen Sie marktfrische Zutaten in gelungener Zusammenstellung raffiniert zubereitet. Wenn Sie wollen aufwändig, wenn nicht, geht's auch ganz schnell und einfach. Haben Sie den Mut zum Ausprobieren, Sie werden feststellen: Das Resultat kann sich sehen und vor allen Dingen essen lassen.

Schaub-Kost köstlich
- Die aktuellsten Grundprinzipien (Spielregeln) zum Schaub Gesundsystem
- 190 köstliche Rezepte von einfach bis sehr exklusiv
- 145 Seiten zum schlank werden und gesund bleiben
- Neuer Menüplan für drei Wochen
- Die neuste Liste der empfohlenen und nicht empfohlenen Lebensmittel
- Viele wertvolle Rezepte wie: Herstellung von eigenem Senf, Mayonnaise oder Essig
- Kochen für Gäste mit fünf 3-Gang Menüvorschlägen
- Und vielem mehr was Spass macht und Essvergnügen bereitet

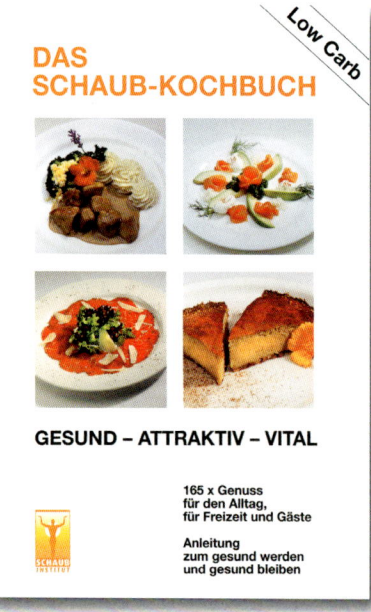

«Das Schaub-Kochbuch»

von Milly Schaub, 5. überarbeitete
Neuauflage 2008

Anleitung zum Gesund werden und
Gesund bleiben, aus dem Schaub
Institut
Kurzer theoretischer Aufbau zum
Schaub Gesundsystem,
165 x Genuss für den Alltag, für Frei-
zeit und Gäste, über 120 Farbbilder,
Glanzpapier, Ringbindung
ISBN-Nr. 3-907547-02-0

Preis CHF 49.– / EUR 35.–
(+ Versand)

Auf 177 Seiten mit über 120 Farbbildern entdecken Sie mehr als 160 Rezepte
für jede Lebenssituation. Vielseitig und abwechslungsreich ist die heilsame Ernährungsweise in diesem Kochbuch aufgezeigt.

Zusätzlich enthält es weitere wertvolle Informationen wie:
– Das ABC der Schaub-Kost (so wird's gemacht)
– Menüpläne für drei Wochen
– Liste der empfohlenen und zu meidenden Nahrungsmittel
– Tipps und Anregungen für die Zwischenverpflegung
– Sonderteil mit Rezepten für Snacks, Konfekt und Desserts
– Verpflegung ausser Haus
– Ernährung bei Sport und körperlicher Schwerarbeit
– Produktbesprechung, Bezugsquellen, Küchenhilfen
– Vorratshaltung
– und vieles mehr

– Schluss mit Hungerkuren, denn nur eine Lebensweise, die satt und leistungsfähig macht, kann auch leicht befolgt werden.
– Für ein gutes Gefühl im Bauch. Der Mensch lebt nicht nur von dem, was er isst, sondern vor allem davon, was er verdauen kann. Gönnen Sie sich ein Leben ohne Blähungen und Völlegefühl.
– Lebensfreude und Essgenuss als Grundlage zu mehr Gesundheit, Vitalität und Attraktivität.
– Praktisch und trotzdem abwechslungsreich für alle Lebenslagen und -bereiche.
– Keine Kalorien zählen, keine Tabellen führen, und – wenn man nicht will – auch keine aufwändige Kocherei veranstalten.

Das Kochbuch
– für Einzelpersonen oder die ganze Familie
– für Männer und Frauen
– auch für Kochbanausen

Weitere Literatur aus dem Schaub Institut

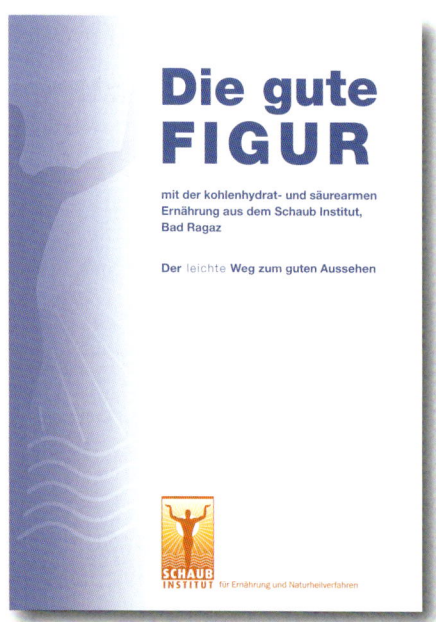

«Die gute Figur»

Verlag Pro Salute
ISBN. Nr.: 3-907547-09-8
Preis CHF 33.– / EUR 23.–
(+ Versand)

In diesem Buch ist der theoretische Hintergrund für den Laien erklärt, warum Frau bzw. Mann angenehm und einfach mit der kohlenhydrat- und säurearmen Ernährung das Gewicht korrigieren kann. Es werden die Hintergründe erläutert und praktische Anweisungen gegeben, wie die Bindegewebebeschaffenheit wieder verbessert werden kann.

- Lebensfreude und Essgenuss als Grundlage für eine gute Figur, straffes Bindegewebe und Vitalität.
- Der leichte Weg zum schönen Körper und damit mehr Spass am Leben
- Für ein gutes Gefühl im Bauch.
- Keine Kalorien zählen, keine Tabellen führen
- Für Sie und Ihn
- Über 30 000 zufriedene Kundinnen und Kunden in den letzten 30 Jahren.

Aus dem Inhalt:
- Warum Sie mit wenig Kohlenhydraten leicht abnehmen
- Wie sich Lebensmittelsäuren auf das Bindegewebe auswirken, es schwächen und was Sie dagegen tun können.
- Wie Sie Blähungen und Völlegefühl schnell loswerden
- Mit praktischen Menüvorschlägen für drei Wochen
- Übersichtliche Liste der empfohlenen und abzulehnenden Lebensmittel
- Weshalb der Jojo-Effekt ausbleibt
- und vieles mehr

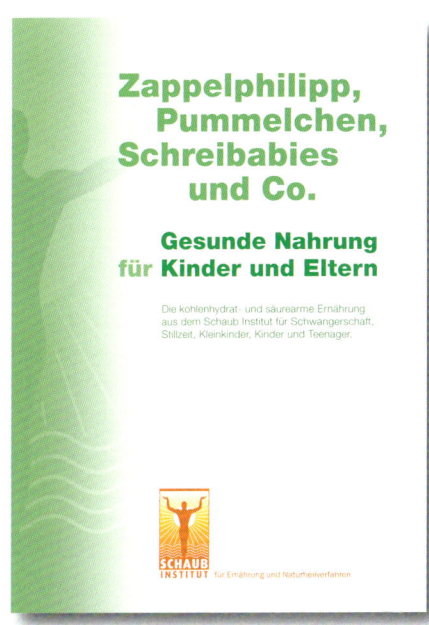

Gesunde Nahrung für Kinder und Eltern

Verlag Pro Salute
ISBN. Nr.: 978-3-907547-11-3
Preis CHF 39.– / EUR 28.–
(+ Versand)

In diesem Buch ist eine Ernährungsweise beschrieben, mit der Sie Ihre Gesundheit und die Ihres Kindes massgeblich beeinflussen können. Das Buch wurde aber nicht nur für Kinder und ihre Eltern geschrieben, es richtet sich auch an andere erziehungsverantwortliche Personen und – nicht zuletzt – auch an Teenager und junge Erwachsene mit den ihrem Altern entsprechenden Problemen.

In diesem Buch enthalten sind die alternativen Erklärungsmodelle über die Entstehung und Ursachen verschiedenster gesundheitlicher Probleme bei Kindern und Jugendlichen. Sie bekommen konkrete Verhaltensrichtlinien in die Hand, was Sie für Ihr Kind tun können, damit es wieder gesund wird. Ein nicht unwesentlicher Teil des Buches beschäftigt sich auch mit Verhaltensauffälligkeiten wie zum Beispiel bei ADHS oder Bulimie sowie Erkrankungen des Nervensystems wie Epilepsie. Ebenfalls gibt es Ratschläge für eine Schwangerschaft ohne Übelkeit und Erbrechen sowie Tipps zu Stillzeit und Säuglingsernährung aus der Sicht des Schaub Institutes für ruhige Nächte und fröhliche Tage.

Schonkost nach den Richtlinien des Schaub Instituts

Die Schonkost bewährt sich bei allen nachfolgend aufgeführten Beschwerden und Erkrankungen zur Unterstützung des Organismus im Heilungsprozess. Wir haben dieses Kapitel bewusst an den Schluss des Buches gesetzt, weil nur ein sehr kleiner Teil der Leserinnen und Leser betroffen sind.

Diese Schonkost ist angezeigt bei:
- Reflux / Aufstossen von Magensäure
- Ösophagitis / Entzündung der Speiseröhre
- Hiatushernien / Zwerchfellbruch
- Hyperacidität / Magenübersäuerung
- Gastritis / Magenentzündung
- Ulcus ventriculi und duodeni / Magen- und Zwölffingerdarmgeschwüren
- Morbus Crohn, Colitis ulcerosa / Dünn- und Dickdarmentzündungen
- Koliken, starken Flatulenzen / Blähungen, aufgetriebenem Bauch
- Colon irritabile / Reizdarm; Wundsein und Fissuren am Darmausgang
- Divertikulitis / Ausstülpungen der Darmschleimhaut
- vor und nach Magen- und Darmoperationen
- für Stomaträger / bei künstlichem Darmausgang
- Infektionen (Salmonellen, Amöben, Typhus und andere)
- Pankreatitis / Entzündung der Bauchspeicheldrüse
- Hepatitis / Gelbsucht
- Cholezystitis / Gallenblasenentzündungen
- Cholelythiasis / Gallensteinen
- allgemein in der Rekonvaleszenz
- als Aufbauplan nach einer Fastenkur

Die Schonkost

In der konventionellen Diätetik versteht man unter Schonkost hauptsächlich Schleimsuppe, Breinahrung, Zwieback und Toast. Unsere langjährigen Beobachtungen ergaben aber, dass eine kohlenhydratreiche Kost nicht zu befriedigenden Resultaten führt. Dem von uns erarbeiteten Schaub Gesundsystem liegt die Absicht zugrunde, mechanische und chemische Reizungen der Darmschleimhaut zu vermeiden. Mechanische Reizeinwirkungen entstehen durch grobe, harte oder kantige Nahrungsbestandteile wie Kerngehäuse, Schalen, Kernchen und Körnchen (von Beeren, getrockneten Feigen, Nüssen usw.). Diese können sich zwischen den Darmzotten festsetzen, Reizzustände verursachen und den Heilungsvorgang erheblich verzögern. Gemäss Aussagen von Chirurgen kommt es vor, dass Kleiespiesschen, Splitter von geschrotetem Leinsamen und andere scharfkantige Bestandteile in den Darmwänden stecken bleiben und chronische Entzündungen hervorrufen. Eine chemische Reizung wird vorwiegend durch Gärungszustände in den Verdauungswegen verursacht, da dabei extrem starke Säuren gebildet werden. Da konzentrierte Kohlenhydrate besonders schnell in Gärung übergehen, sind Zucker und Getreide in dieser Anleitung ausgeschlossen. Alle pflanzlichen Nahrungsmittel enthalten beträchtliche Anteile Kohlenhydrate. Aus diesem Grund empfehlen wir, Gemüse, Salat und Obst nur in beschränkten Mengen zu konsumieren und sie bis zum Übergang in Normalkost vorübergehend (2–5 Tage) ganz zu meiden. Auch in der Lebensmittelindustrie verwendete Zusatzstoffe können sich ungünstig auf die Magen- und Darmschleimhaut auswirken, weshalb industriell verarbeitete Erzeugnisse im Aufbau nicht erwünscht sind.

Hinweise zum Speiseplan

Da die Verdauungsorgane geschont werden sollen, kann und darf Schonkost nicht abwechslungsreich sein. Die Nahrungsaufnahme muss der Verdauungsleistung der Patient/innen angepasst werden. Es soll so viel gegessen werden, wie die Betreffenden wirklich brauchen. Sofern die Patientin, der Patient nicht untergewichtig ist, dürfen und sollen bei Appetitlosigkeit auch Mahlzeiten ausgelassen werden. Die Meinung, man müsse doch etwas essen, führt oft zur Überlastung der ohnehin schon geschädigten Verdauungsorgane. Bei Appetitlosigkeit ist auch die psychische Verfassung in Betracht zu ziehen, denn manchen Störungen im Essverhalten und Verdauungsbereich können seelische Ursachen zugrunde liegen.

Strenge Schonkost die ersten drei Tage

Frühstück

Kaffee oder Tee nach Wahl mit oder ohne Rahm. Rührei aus 2 Eiern mit dem Espressolöffel in ganz kleinen Bissen essen.

Zwischenmahlzeit (nur wenn erforderlich)

Ein Stück Käse mit Butter, ev. Eine halbe Tasse Sahne ganz langsam mit dem Espressolöffel löffeln.

Mittagessen

Wasser oder Tee.
Ein zartes mageres Stück Fleisch ca. 180 g (kein Schweinefleisch) an Rahmsauce, Kartoffelpüree (ca. 80 g) mit Butter und Sahne (mit dem Espressolöffel löffeln und gut einspeicheln).

Zwischenmahlzeit am Nachmittag

Kaffee oder Tee mit Rahm, flüssig oder geschlagen (geschlagener Rahm ist schwerer verdaulich). Ein Stück Käse mit Butter.

Abendessen

Tee nach Wahl mit oder ohne Rahm.
Ca. 150 g gebratenen Fisch an Rahmsauce. Falls der Gast es verlangt, kann er wenig Salzkartoffeln oder Glasnudeln dazunehmen.

Speiseplan ab dem dritten Wiederaufbau-Tag

Frühstück

Kaffee oder Tee.
1–2 weich gekochte Eier mit Salz. Die Eier müssen zuerst gegessen werden. Die Hälfte einer kleinen oder ein Drittel einer grossen Banane in Scheibchen schneiden und mit viel Rahm übergiessen und mit dem Espressolöffel langsam essen. Bei Bedarf noch ein Stück Käse.

Zwischenmahlzeit (nur wenn erforderlich)
Kaffee oder Tee.
Käse-Sandwich (zwei Scheiben Käse mit Butter dazwischen).

Mittagessen
Wasser oder Tee.
Fisch oder eine Eierspeise, dazu Salzkartoffeln. Dazu allenfalls wenig Fenchelgemüse
unter Zugabe von 5 g Backpulver (Natriumbikarbonat) ganz weich gekocht. Espresso
mit Rahm.

Zwischenmahlzeit am Nachmittag
Kaffee oder Tee mit Rahm.
Bei Bedarf eine halbe Banane zerdrückt mit viel Sahne, Käse und Butter.

Abendessen
Tee mit oder ohne Rahm.
Ein Stück gebratenes Hähnchen, ein Stück Fleisch oder ein Fischfilet an Rahmsauce
oder Käse mit Butter. Falls grosser Hunger vorhanden ist, können sehr wenig Kartoffeln oder Glasnudeln dazu gereicht werden.

Ab dem 7. Wiederaufbautag

Frühstück
Kaffee oder Tee mit oder ohne Rahm.

1. Variante	2. Variante	3. Variante
100 g Rösti mit zwei leicht gebratenen Spiegeleiern	Käse- oder Fleisch-Omelette	1–2 Eier, halbweich gekocht oder als Rührei, bei Bedarf noch ein Stück Käse. Dazu $\frac{1}{8}$ Melone oder $\frac{1}{2}$ Banane

Mittagessen
Wasser oder Tee.
Ein Fleisch- oder Fischgericht. Das Fleisch muss nicht mehr von zarter Qualität sein.
Es kann ein Braten, ein Ragout, gehacktes oder geschnetzeltes Fleisch oder ge-
kochtes Rindfleisch sein. Vegetarier nehmen Eier- und/oder Käsegerichte (z. B. Käse-
Omelette). Als weitere Beilage darf eine kleine Menge Gemüse gegessen werden.

Abendessen

1. Variante	2. Variante	3. Variante	4. Variante
Kartoffel-Raclette mit 80–100 g Käse und einer kleinen Kartoffel	2–3 EL Glasnudeln mit geriebenem Käse und zwei Spie-geleiern	Kaltes Fleisch (Bra-ten oder gekochtes Rindfleisch), dünn geschnitten	Thunfisch aus dem Olivenöl mit oder ohne (selbst ge-machte) Salatsauce

Eine Zwischenverpflegung ist bei diesen sättigenden Menüs kaum mehr erforderlich.
Allenfalls können Sie sich an die vorgängig aufgeführten Zwischenmahlzeiten halten.